艾贝母婴研究中心
编著

怀孕40周枕边书

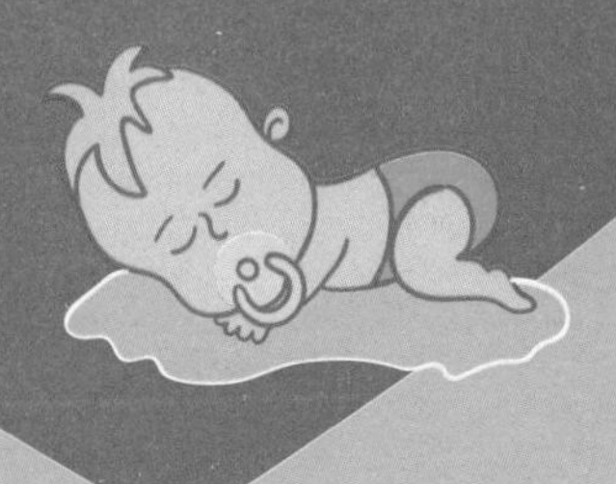

四川科学技术出版社

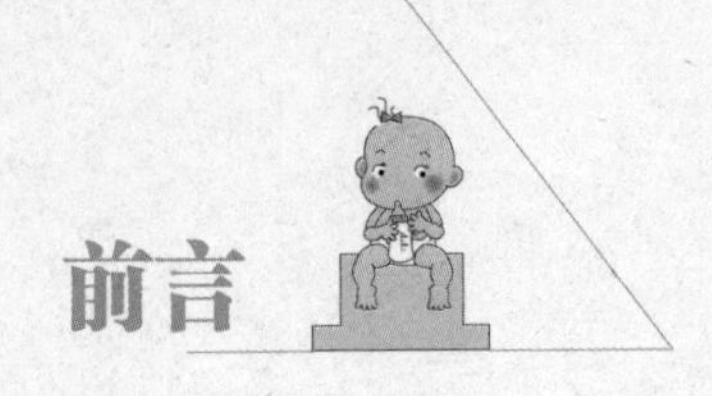

前言 PREFACE

40 周孕程，或许是这个世界上最神奇的体验了。孕妈妈都是伟大的，在面对孕期的诸多困惑、烦恼中，她们都会用无私与博大的母爱去包容接纳；40 周孕程，这种体验是不可能在其他地方获得的，也不能用任何别的体验来替代。孕育小生命拓展了孕妈妈的博大胸襟，这就是孕育生命的奇迹。

为了能帮助准备怀孕和已经怀孕的孕妈妈方便快捷地了解孕期常识。我们特意聘请优秀的孕产专家团队，综合国内外比较前端的孕产养育经验，精心编撰了这本《怀孕 40 周枕边书》。在编撰本书时，我们仔细挑选了孕育过程中最常见也是最重要的基本孕期知识，回避专业化、理论化的术语阐释，力求做到简单明了，通俗易懂。

本书详细地介绍了孕期生活的方方面面，包括孕前制订怀孕计划和十月怀胎幸福孕程；特别是在十月怀胎幸福孕程中，我们主要讲述了母胎的变化、孕期生活起居、科学膳食养生以及胎教常识和孕期常见病的护理。我们相信，通过本书的阅读，你一定会做好孕前准备，做好孕期护理，做好产后呵护，孕育最棒一胎。

40 周的怀孕历程，是一个漫长的过程，盼望着小天使的降生，则又是一种兴奋与煎熬的等待。衷心地希望这本书能成为你孕期的指导专家，为你在孕期生活中指点迷津，陪伴你走过十月孕程。

编　者

CONTENTS 目录

第1章

第2章

十月怀胎的幸福“孕程” 19

怀孕 40 周

枕边书

PART

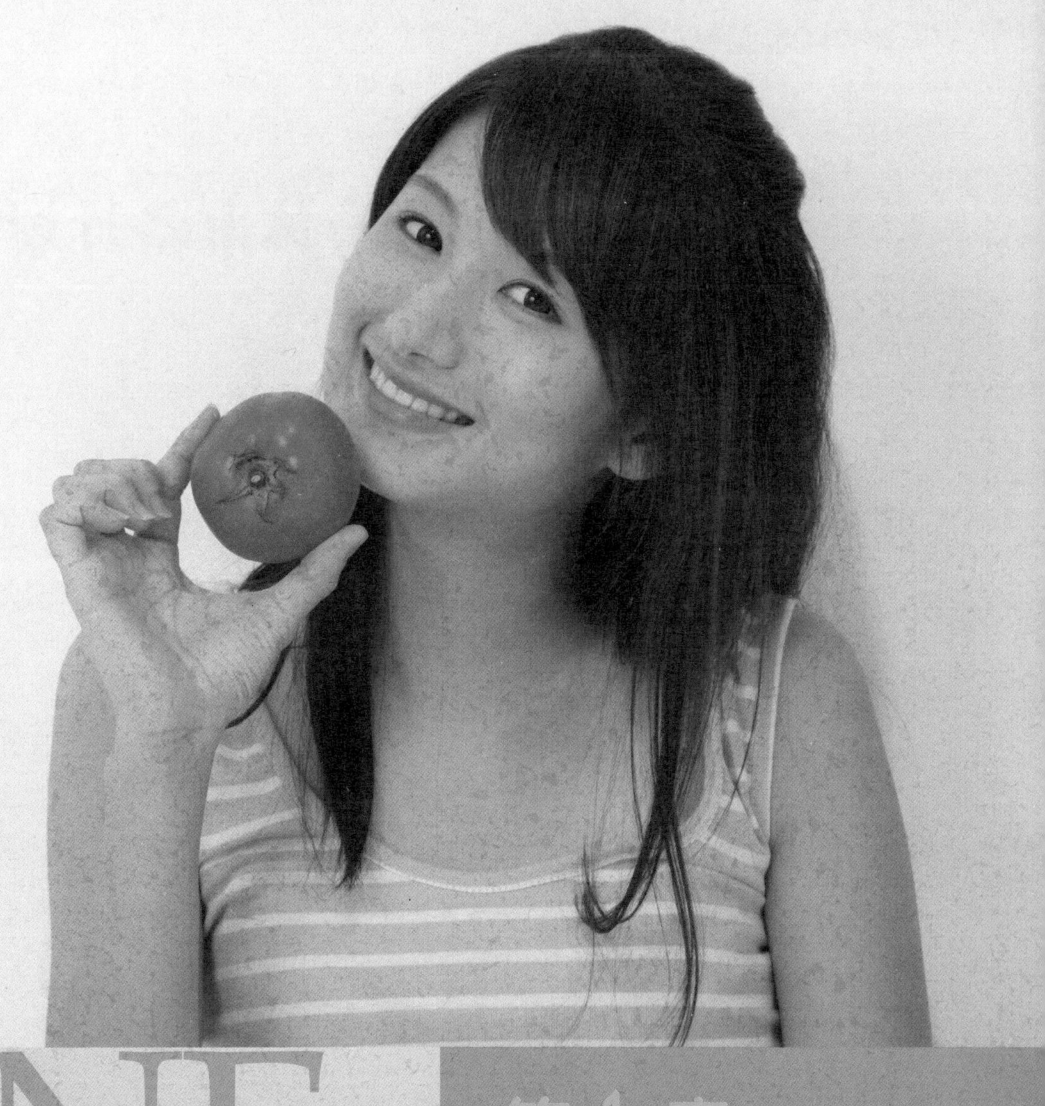

ONE 第1章

做个完美的孕育计划书

一、孕前的身体准备计划

1. 制定一个孕前计划表

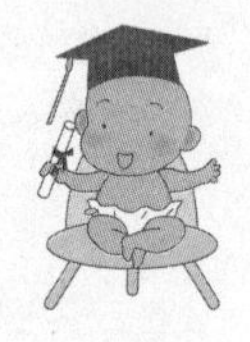

时间	事件	建议与备注
孕前1年	定下怀孕的大致时间	1年中的7月上旬到9月上旬受孕最好，此期果蔬丰富，次年分娩期的气候也适宜坐月子
孕前11个月	注射乙肝疫苗	如果备孕女性不确定体内是否有抗体，可先做抗体检测，再接种疫苗
孕前8个月	注射风疹疫苗	如果接种后就立刻发现怀孕，应立即请医生进行严密地检查，看是否会对胎儿造成伤害，以确保没有问题
孕前7～6个月	做一次全面的身体检查	备孕女性可以去医院计划生育科或妇科做相应的检查
	看牙医，治牙病	孕前应将牙病彻底治愈。若经牙医检查确定牙齿没有问题，则只需在孕期洁牙就可以了
	调养身体，改变不良的生活习惯	戒除一些不良的饮食和生活习惯，如吸烟、喝酒、喝咖啡、喝可乐等
	停服某些有致畸作用的药物	如果备孕女性患有慢性疾病，长期服用某种药物，停药前需要征得医生的同意
	停服避孕药	如果服药期间意外受孕，应及早去医院咨询医生，看是否有必要中止妊娠，以防生育畸形宝宝
孕前6～4个月	测基础体温，找出排卵期	至少需要综合3个月的体温测量表才能准确得出自己的排卵期
	开始补充叶酸（孕前3个月）	每天服用叶酸片0.4毫克
孕前1个月	放松心情	备孕女性和准爸爸都应尽可能地放松心情，不要出差、加班或者熬夜，也不要焦虑不安、紧张或担忧

2. 做一个全面的孕前体检

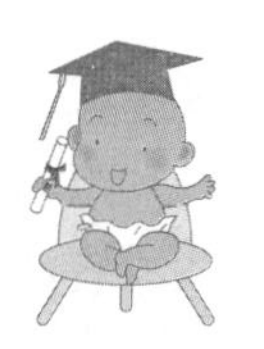

现在结婚不用强制做婚检了，可是孕前的体检却必不可少。计划怀孕的夫妇，最好在孕前6个月去医院做一次专门为怀孕而做的体检，并根据体检结果调整自身的健康状态。

备孕女性的孕前体检项目

生殖系统

方法：白带常规，彩色B超。

目的：通过白带常规筛查滴虫、真菌、支原体、衣原体感染所致的阴道炎症，以及淋病、梅毒等性传播性疾病。如患有性传播疾病，最好先彻底治疗，然后再怀孕，否则会有流产、早产等危险；通过彩色B超检查是否有子宫肌瘤、卵巢肿瘤、子宫内膜异位等妇科疾病，这些疾病都是导致宫外孕的重要因素。

脱畸全套

方法：静脉抽血。

目的：检查风疹、弓形虫、巨细胞病毒。因为女性怀孕后有60%～70%的概率感染上风疹病毒，一旦感染，特别是妊娠头3个月，会引起流产和胎儿畸形。

肝功能和乙肝五项

方法：静脉抽血。

目的：如果母亲处于肝炎活动期，怀孕后会造成胎儿早产等后果；肝炎病毒携带者也有可能将病毒传播给宝宝，所以要提前确诊，进行干预。

尿常规

方法：尿液检查。

目的：检查孕妈妈的肾脏功能。有助于肾脏疾患的早期诊断。

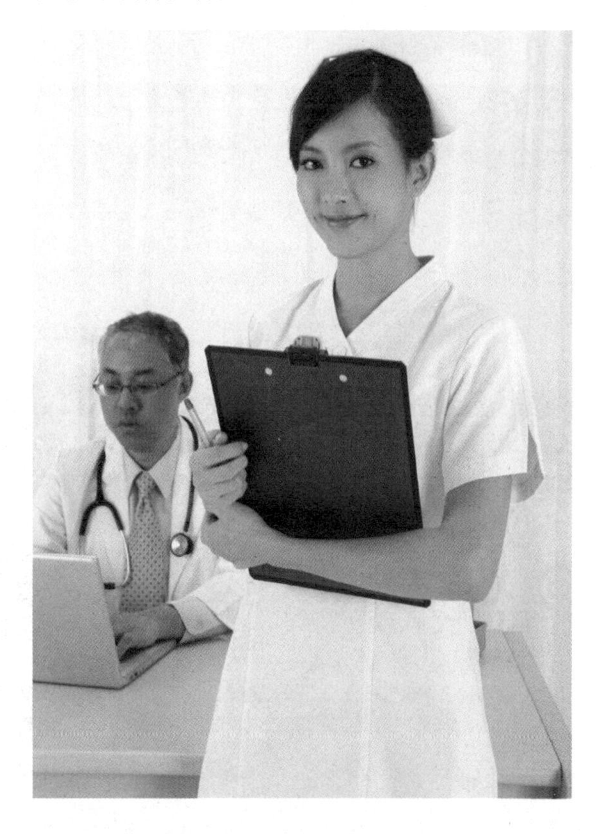

口腔检查

方法：看牙医。

目的：检查牙齿是否健康，如健康只需洁牙就可以了，不健康要及早治疗。

ABO溶血

方法：静脉抽血

目的：女性血型为O型，丈夫为A型、B型，或者有不明原因的流产史的夫妇，应该做血型和ABO溶血滴度检查，以避免宝宝发生溶血症。

妇科内分泌

方法：静脉抽血

目的：诊断月经不调等卵巢疾病，为受孕和孕期做好健康准备。

染色体

方法：静脉抽血

目的：检查遗传性疾病，只有家族遗传病史的备孕夫妇需在医生指导下做这项检查，避免遗传性疾病遗传给下一代。

准爸爸的孕前检查项目

准爸爸的健康决定了宝宝的健康，所以准爸爸最好也能在妻子孕前6个月陪同一起做个体

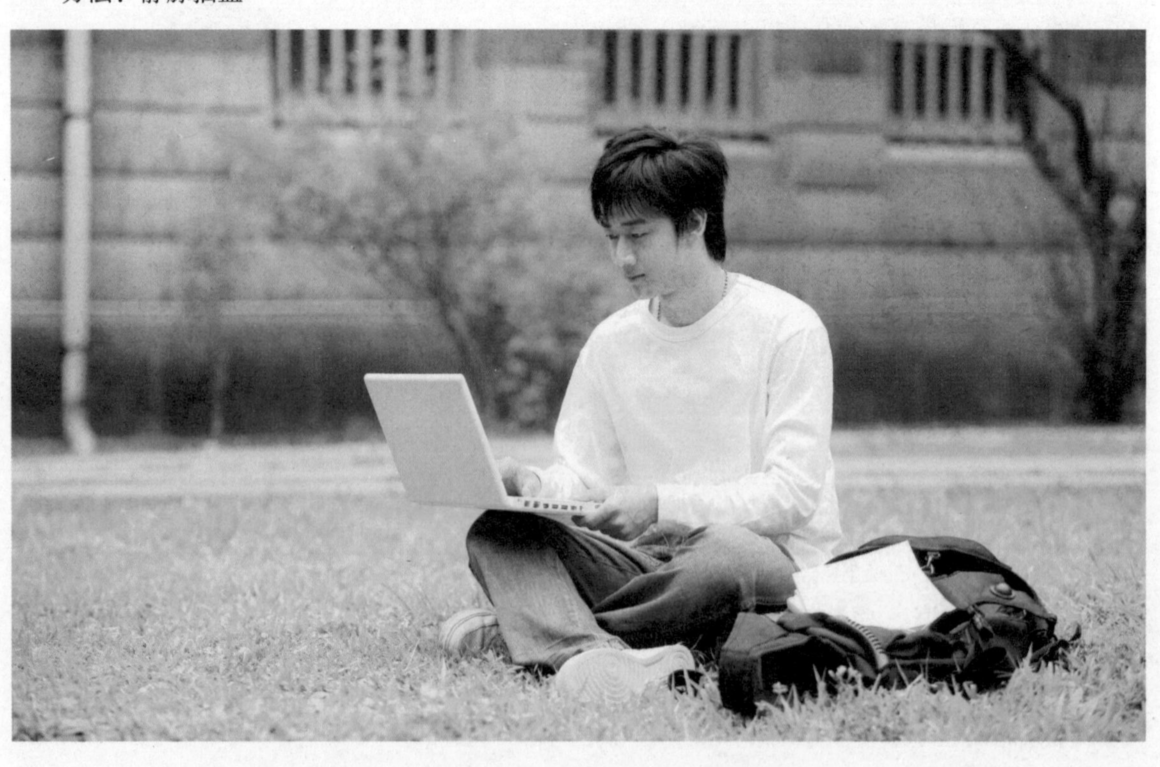

检。不过，跟备孕妻子的孕前体检不一样的是，丈夫孕前检查的重点是精液检查。

方法：通过手淫或戴避孕套的方法获取精液。

目的：通过精液检查得知准爸爸精子的数量、活动能力、形态、存活率等，以判断性功能的强弱。同时，可辅助诊断男性生殖系统疾病。

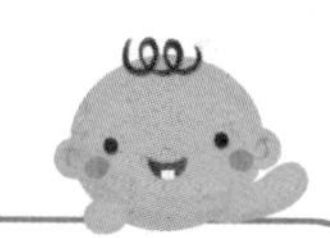

怀孕小便笺

准爸爸在做体检前，应主动告诉医生自己的健康状况，以及疾病史、家族遗传病史等。医生会根据这些情况，考虑是否有必要进行其他的检查。

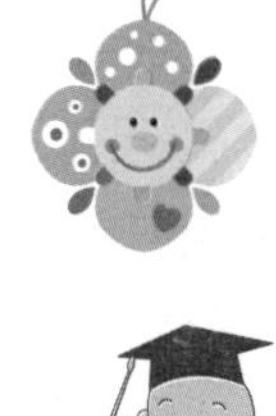

3. 一定要进行遗传咨询吗

遗传优生咨询是针对有关遗传病的病因、遗传方式、诊断、治疗及预防等问题，由临床医生和遗传学专家为患者进行解答、估计患者子女再发风险，并提出建议及指导的一种咨询。

遗传优生咨询的意义

减轻患者身体和精神上的痛苦，缓解患者及其亲属的心理压力，帮助患者及其亲属正确对待遗传病、了解发病概率，采取正确的预防、治疗措施，降低有害基因的频率，减少有害基因向子代传递的概率。

哪些情况下需要做遗传优生咨询

如果发现具有下列因素之一或更多时，最好在受孕前或怀孕早期去医院进行遗传优生咨询，听取医生的指导或采取必要的措施，防止先天缺陷胎儿的出生：

1. 大龄备孕女性。

2. 有不良生育史的备孕女性，如生育过先天性畸形、无脑儿、先天愚型及其他染色体异常患儿等。

3. 有反复流产、难孕、不能解释的围产期死亡（主要是多发性先天畸形）史的备孕女性。

4. 夫妻一方是染色体平衡易位携带者。

5. 有家族遗传病史或夫妻一方患有遗传疾病。

6. 备孕期或孕期有可疑致畸病毒感染的备孕女性。

7. 备孕期或孕期使用过致畸药物，如抗肿瘤药物、孕激素等的备孕女性。

8. 备孕期或孕期有有害物质接触史，如大剂量放射线、有害物质等。

9. 患有慢性疾病，如2型糖尿病（非胰岛素依赖型糖尿病）、癫痫、甲状腺功能亢进（甲亢）、自身免疫性疾病、慢性心脏病、肾脏病等的备孕女性。

10. 产前血筛查高危者，如先天愚型或神经管缺陷（NTD）筛查高危的备孕女性。

总之，凡有不良产史、家族遗传病史、高龄备孕女性及早期有感染病史、放射线接触史、有害工作或生活环境接触史、特殊用药史等危及胚胎和胎儿生长发育情况的备孕女性均可到产前诊断门诊进行遗传优生咨询，以保证生育一个健康、聪明的宝宝。

4. 孕前需要治疗的一些疾病

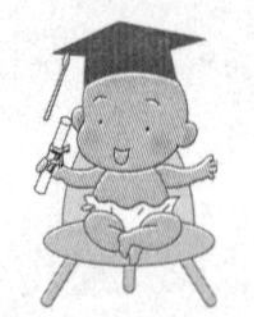

良种只有在肥沃的土壤上才能茁壮成长。想要生育一个健康、聪明的宝宝，备孕女性一定要有一个好的身体状况。有些疾病会影响怀孕的过程和结果。为了慎重起见，如果备孕女性患有一些不宜怀孕的疾病时，应积极治疗，待康复后再受孕。

贫血

贫血是一种女性常见病，严重贫血不仅给备孕女性带来痛苦，而且会对胎儿发育造成不利。

建议备孕女性在孕前就做好防治贫血的措施，如果属于缺铁性贫血，可以采用食疗的方法来减轻症状，如仍不好转，应在医生指导下服用铁剂，待贫血基本被纠正之后，方可怀孕。

推荐食疗食物：豆制品、猪肝、芝麻酱、海带、黑木耳等。

高血压

高血压患者怀孕后容易出现妊娠中毒症。慢性高血压的孕妈妈在怀孕后期将很难控制血压的急剧变化，会使胎儿营养供应受到影响，易发生胎盘早剥。

如果孕前患有高血压，应按医生嘱咐进行合理治疗，把血压控制在允许的范围，待症状基本消失后再妊娠，孕后应更加注意孕期检查，经常测量血压，并提防妊娠中毒症的发生。

饮食起居建议：采取多吃蛋白质含量高的食物，少吃较咸食物。此外，平时应避免疲劳过度、睡眠不足、精神压抑等不利因素的出现。

甲亢

甲亢对怀孕有很多不良影响，例如造成孕妇流产、胎盘早剥等；对胎儿的影响则是胎儿宫内发育迟缓，以及出生后的新生儿甲亢。

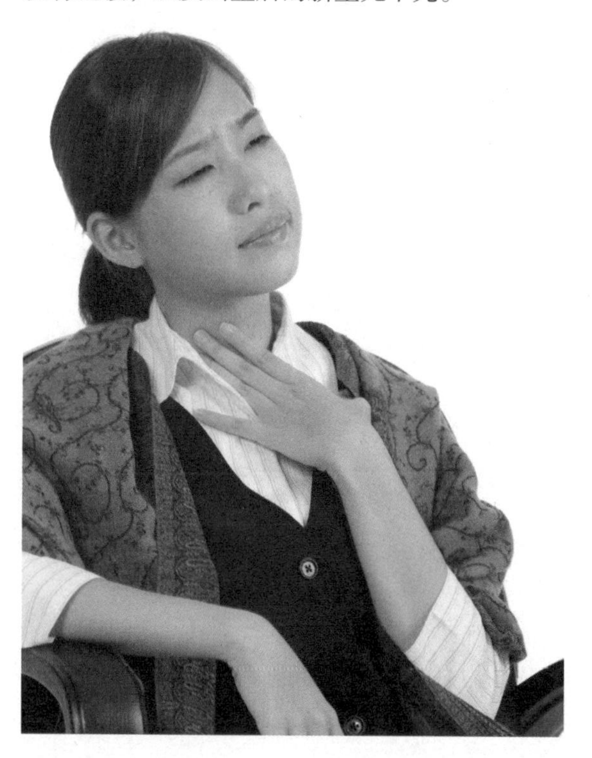

甲亢患者如果想要怀孕，必须在甲亢得到良好的控制后再怀孕。需要注意的是，在甲亢治疗期间怀孕时，一定要遵照医嘱，以确保孕妈妈和宝宝的健康，并且一定要重视产前检查。

牙周炎

牙周炎是牙齿周围软组织（即牙龈）发生了感染，女性怀孕后，由于孕激素水平升高导致牙龈充血，易出现牙周发炎，若孕前患有牙周炎，则可能发生急性病变，形成脓肿。不但影响进食，还可引起发热造成流产、早产，并且牙周脓肿需切开治疗，孕妇可能会因手术的刺激发生流产和早产。女性妊娠期间为尽量避免影响胎儿的生长发育，许多抗生素禁止使用或者慎用，有些特效药例如甲硝唑在妊娠期间应用是否安全，医学界仍颇有争议。因此，女性怀孕前应进行口腔检查，及早治疗，注意口腔卫生。

糖尿病

糖尿病患者如果怀孕，病情往往变化很大。一般情况下，妊娠会加重糖尿病患者的病情，而且危害胎儿，如果治疗不及时或发生其他感染，很容易出现酸中毒，发生危险。

糖尿病患者的患病程度不同，可能出现的情况也不相同。如属于轻型，不用胰岛素就可以控制住血糖，患者体质也好，可以在正确治疗控制好尿糖和血糖的情况下受孕，孕后要注意加强产前检查和自我保健。

饮食建议：孕期饮食控制要比孕前更严格些，并要获得医生的指导。

心脏疾病

所有患心脏疾病的女性都必须经医生允许方可受孕，因为有心脏疾病的患者在孕晚期很容易因无法负担分娩任务而发生心力衰竭。有心脏疾病的患者在怀孕后可能需要应用一些药物，甚至必须在医院住院接受治疗和监督，不可大意，整个孕期应获得医生的指导。

饮食起居建议：孕期要注意休息，每日至少保持有10小时的卧床休息和睡眠，并要注意防止情绪过度激动，孕晚期要吃得清淡些，并预防贫血和感冒，即使出现轻微感冒也应立即治疗，因为感冒容易引起心力衰竭。

霉菌性阴道炎

母亲患有霉菌性阴道炎，胎儿在分娩过程中可能感染上真菌，使得胎儿容易患上鹅口疮，影响日后吃奶。如果患有霉菌性阴道炎，应抓紧治疗，一般只需十余天就可以治愈，治愈之后一般不会影响到胎儿。

急性传染病

如果夫妻一方或双方患有急性传染病，如流感、风疹、传染性肝炎、活动性肺结核、病毒性脑炎、伤寒、麻疹等，暂不宜受孕，否则容易造成胎儿畸形，应先治愈。

5. 准备怀孕最好远离宠物

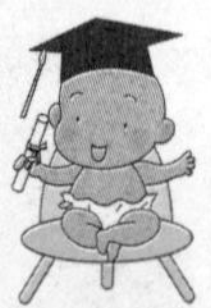

备孕女性为什么要远离宠物

宠物的确能给生活带来很多乐趣，但是在与宠物的亲密接触中，人体很有可能会感染上一种叫做弓形虫的致病原虫。普通人感染上这种致病原虫问题不大，可一旦孕妈妈感染上了，很容易导致胎儿发育畸形或智力低下。所以，在准备怀孕时，不如暂时将宠物交给其他人去养，或者将宠物送人吧。

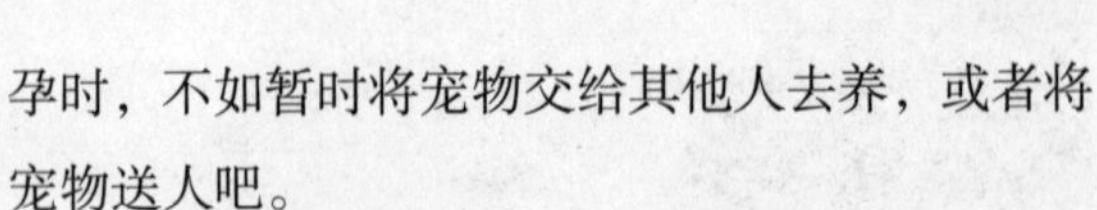

哪些动物会传染弓形虫病

哺乳动物与鸟类都可能携带有弓形虫，而又以猫最为突出。研究发现，猫与其他猫科动物是弓形虫的终宿主。

当人在和小动物亲密接触时，就有可能会被传染。除与小动物接触会被传染外，接触动物的粪便也会被传染。弓形虫卵囊会随着动物的粪便排出体外，干燥后形成只有通过显微镜才看得见的“气溶胶”随风飘散，经由呼吸道进入人体，之后通过血液播散到全身，使人感染上弓形虫病。

感染了弓形虫病会有什么症状

大部分正常的成年人感染上弓形虫病后不会出现明显症状，或是症状非常轻。只有一小部分人会发病，症状与流感相似：低热、流鼻涕、淋巴结肿大、头痛、肌肉关节痛及腹痛，这些症状几天后会随着人体产生的免疫力自行消失，通常都会自愈。可是，孕妈妈感染了弓形虫病，后果就比较严重，极易导致胎儿畸形。

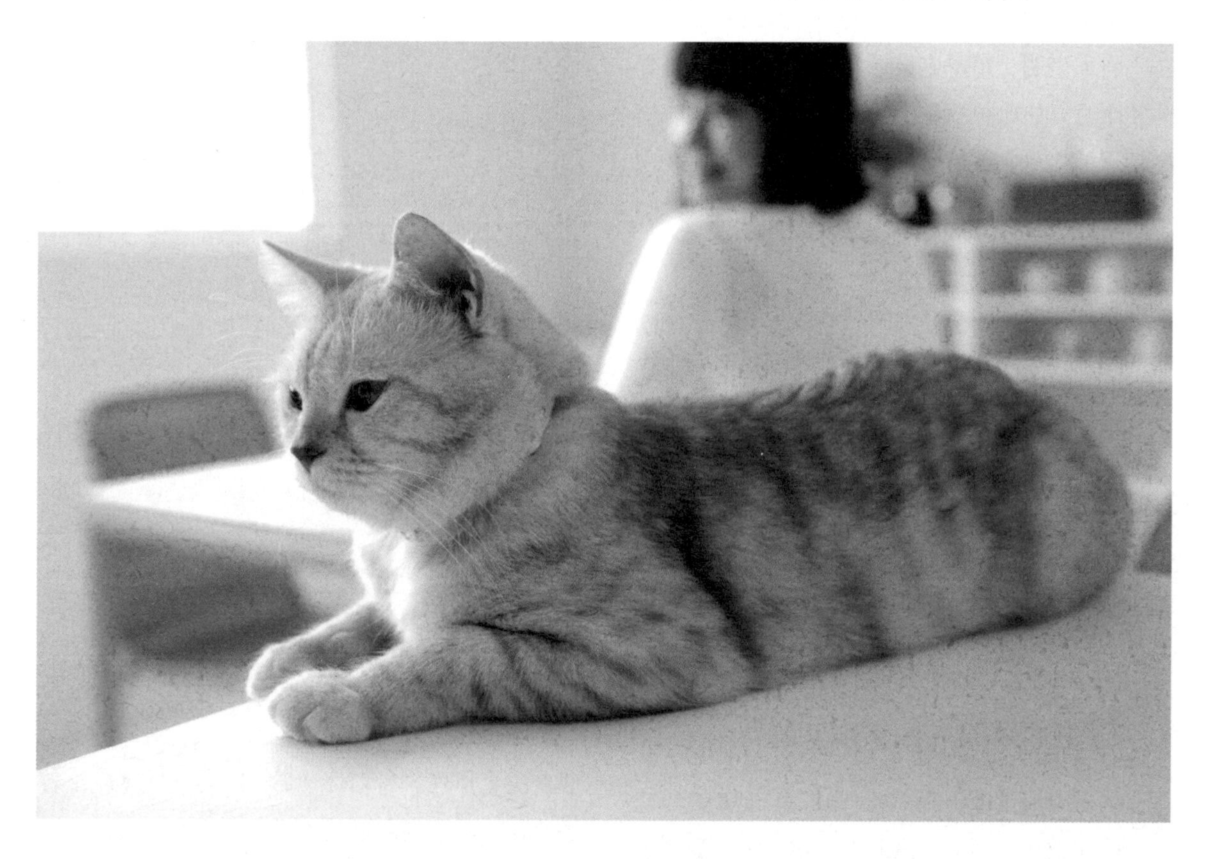

6. 保护精子、卵子要摒弃这些坏习惯

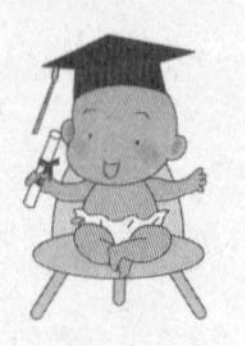

改掉对精子不利的生活习惯

对准爸爸来说，精子的数量、质量和活力是优生的保证，可近年来男性精液质量在全球范围呈普遍下降趋势，这与社会和环境因素不无关系，但更多地与生活习惯有关。

研究表明，精子成长要4个月时间，只要提前4个月开始改掉不良生活习惯，就能有效地提高精子的质量和数量。

避免接触有害物质

科学研究表明，许多物理、化学、生物因素作用于人体，对生殖功能会产生损害，使染色体异常，精子畸形，影响胎儿的正常孕育。

尽量少接触电磁辐射

X射线和 γ 射线是最早被确认能使睾丸生精功能受损的射线，少量的射线可使精子数量降低。

避免不良的气候环境

人在气候寒冷、高原缺氧或有毒物的环境中，由于机体不适应，内分泌的功能必然受到影响，使精子发育受到不良影响，造成精子数量减少、质量下降。

戒除不良嗜好

吸烟、酗酒、吸毒不仅影响身体健康，而且还是优生优育的大敌。

节制性生活

性生活频繁，必然使精液稀少，精子的数量和质量也会相应减少和降低。正常健康男性，以每3 ~ 4天性交1次，精子质量最高。

避免暴露在高温环境中

阴囊温度比体温低1 ~ 2℃。温度过高就会产生不正常的精子，并且使精子活动力下降，长此下去，会影响睾丸正常的生殖功能。建议准爸爸在妻子孕前避免长时间、经常性用较热的水洗澡。

改掉对卵子不利的生活习惯

除了年龄外，良好的生活习惯也对卵子质量起着决定作用。计划怀孕后，备孕女性就应该着手改掉一些不利卵子的不良生活习惯。

规律作息

经常熬夜、生活规律被打乱，身体的生物钟也会被打乱，直接影响内分泌平衡，使卵巢的功能发生紊乱，影响卵子的发育、成熟及排卵，而内分泌的调整是一个非常漫长的过程，因此养成早睡早起的作息习惯特别重要。

保持标准体重

太瘦或太胖都会降低怀孕的概率。

保持身体健康

女性身体越健康，卵子发生染色体变异的概率越低，不仅会如愿受孕，将来流产的危险性也小。除此之外还应在卵子质量最高的年轻岁月中受孕。

调理好子宫环境

子宫环境与子宫、子宫附件等女性生殖器官都有关系，一旦月经周期或经血情况有变，白带量多、夜尿多等情况出现，应该积极治疗、调理，然后再考虑受孕计划。

怀孕小便笺

痛经、经期提前或推后、排卵期出血、月经血块多、经量过多或过少，都可能是内分泌失衡的表现，如果月经连续3个月不正常的话，就应该去看医生。

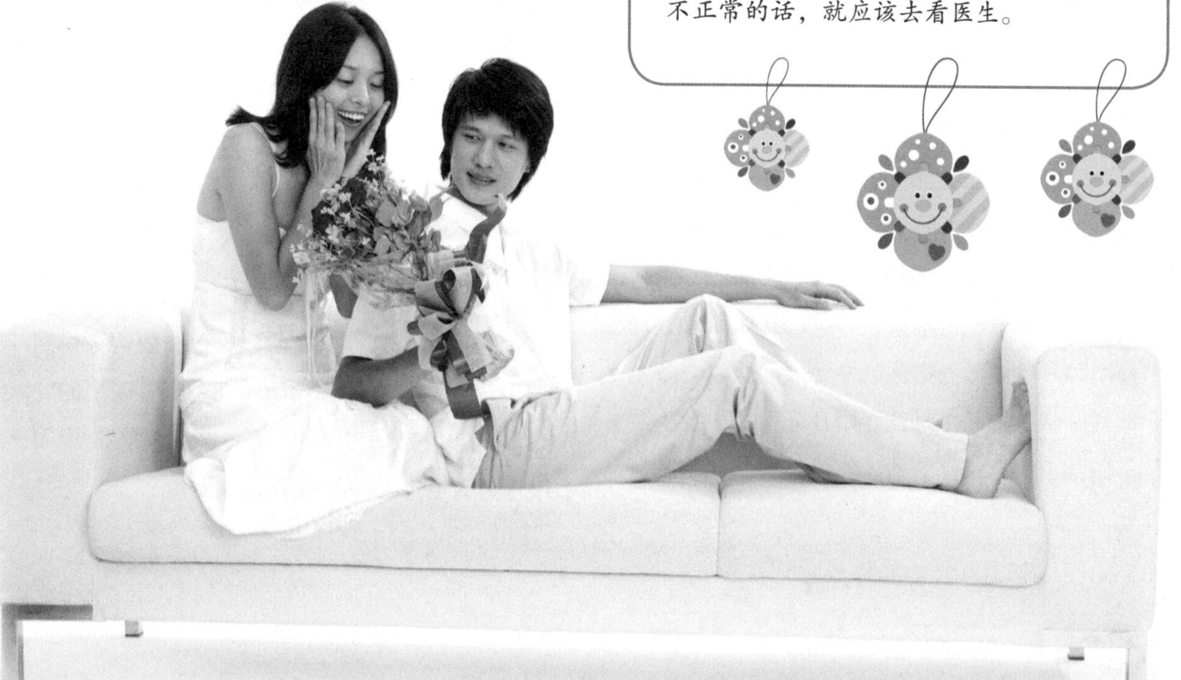

二、孕前的营养储备方案

1. 备孕，一定不要忘了补充叶酸

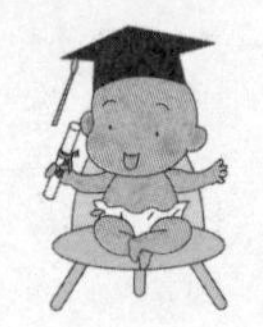

叶酸是B族维生素中的一种，因为最早是从菠菜叶中提取纯化的，故而命名为叶酸。它的主要作用是预防胎儿出生缺陷。同时，叶酸还是胎儿大脑神经发育必需的一种营养素，对胎儿的细胞分裂、增殖和各种组织的生长也有着重要的作用。孕前及孕期坚持补充叶酸，可将新生儿神经管畸形发生率降低70%，还可防止新生儿体重过轻、早产以及唇腭裂（兔唇）等。

什么时候开始补充叶酸

准备怀孕的女性最好从孕前3个月开始科学地补充叶酸，为什么这么早就开始补充呢？因为孕早期是胎儿中枢神经系统生长发育的关键时期，而当你知道自己妊娠时，已经怀孕1～2月，这时胎儿的脊索也已形成，心脏已开始跳动，许多预防神经管畸形的措施已经无效。所以，备孕女性最好从孕前3个月就开始补充叶酸，至少至孕早期结束，有条件的话，建议整个孕期都坚持补充。

每天叶酸的摄入量是多少

叶酸的摄入并非越多越好，世界卫生组织推荐备孕女性每日摄入叶酸400微克，即0.4毫克。如果过量摄入叶酸（每天超过1毫克），反而会干扰孕妈妈的锌代谢，锌一旦摄入不足，就会影响胎儿的发育。

建议备孕女性从孕前3个月开始，直到怀孕后3个月，每天坚持补充0.4毫克叶酸。

需要注意的是，如果你在孕前有过长期服用避孕药、抗惊厥药史，或是曾经生下神经管畸形的宝宝，则需在医生指导下，适当调整每日的叶酸补充量。

怎样科学选择叶酸补充剂

如今市面上有很多叶酸增补剂，要购买得到国家卫生部门批准的、预防胎儿神经管畸形的叶酸增补剂，一般每片0.4毫克。每天只需要服用1片就能满足1天的叶酸需求量。

除了叶酸片，还有不少专门针对备孕女性的营养素制剂以及孕妇奶粉等，也含有适量的叶酸。建议备孕女性认真查看营养素制剂、孕妇奶粉中的叶酸含量，以避免重复补充叶酸，导致叶酸摄入过量。

巧用食物来补充叶酸

富含天然叶酸的食物有很多，包括动物肝脏、豆类、绿叶蔬菜（如西蓝花、菠菜、芦笋等）、坚果、柑橘类水果和果汁、豆奶和牛奶等。你可以多摄入以上含叶酸较丰富的食物，保证每天所需的叶酸量。

此外，长期服用叶酸会干扰体内的锌代谢，也会影响胎儿的发育。所以，孕妈妈在补充叶酸的同时，还要注意补锌。

准爸爸也要注意补充叶酸

对正在备孕的男性来说，多摄入叶酸能降低染色体异常精子的比例，降低宝宝出现染色体缺陷的概率，使宝宝长大后患癌症的危险性降低。不过，由于精子的形成周期长达3个月，所以想要优生优育，准爸爸也要提前补充叶酸。

当然，准爸爸补充叶酸不必像备孕女性那样按计划服用叶酸片，只需要在日常饮食中注意多吃一些富含叶酸的食物即可。

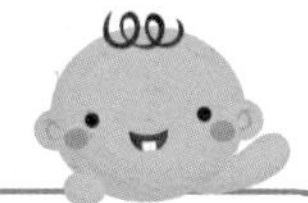

怀孕小便笺

叶酸容易受光和热的影响而失去活性，使得食物中叶酸的成分大大损失。因此，蔬菜要尽量吃新鲜的，储存得越久，叶酸损失就越多；烹调方法最好采用蒸、微波、大火炒的方式，避免长时间炖煮或高温油炸。

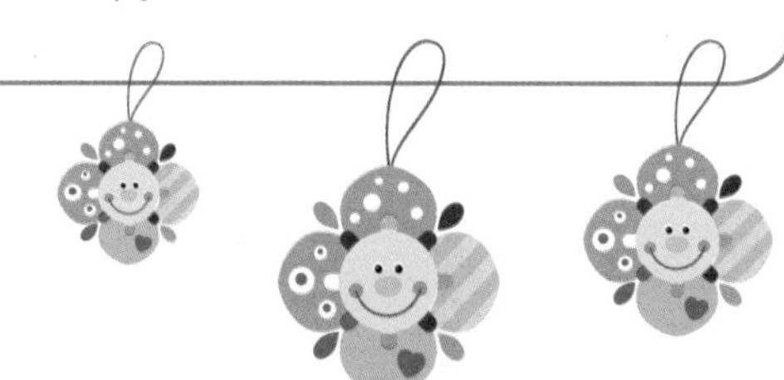

2. 排除身体毒素需要维生素C

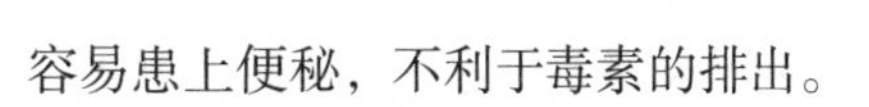

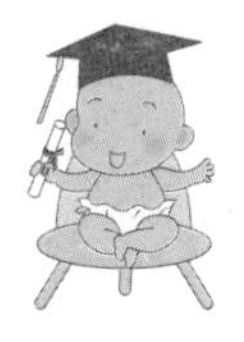

由于我们每天都会通过呼吸、饮食及皮肤接触等方式从外界吸收“毒物”，时间一长，这些毒物便会在体内堆积。女性怀孕后，活动量减少，容易患上便秘，不利于毒素的排出。

过多的毒素堆积在体内会使孕妈妈身体感到沉重不适，也会影响胎儿的生长发育，所以，

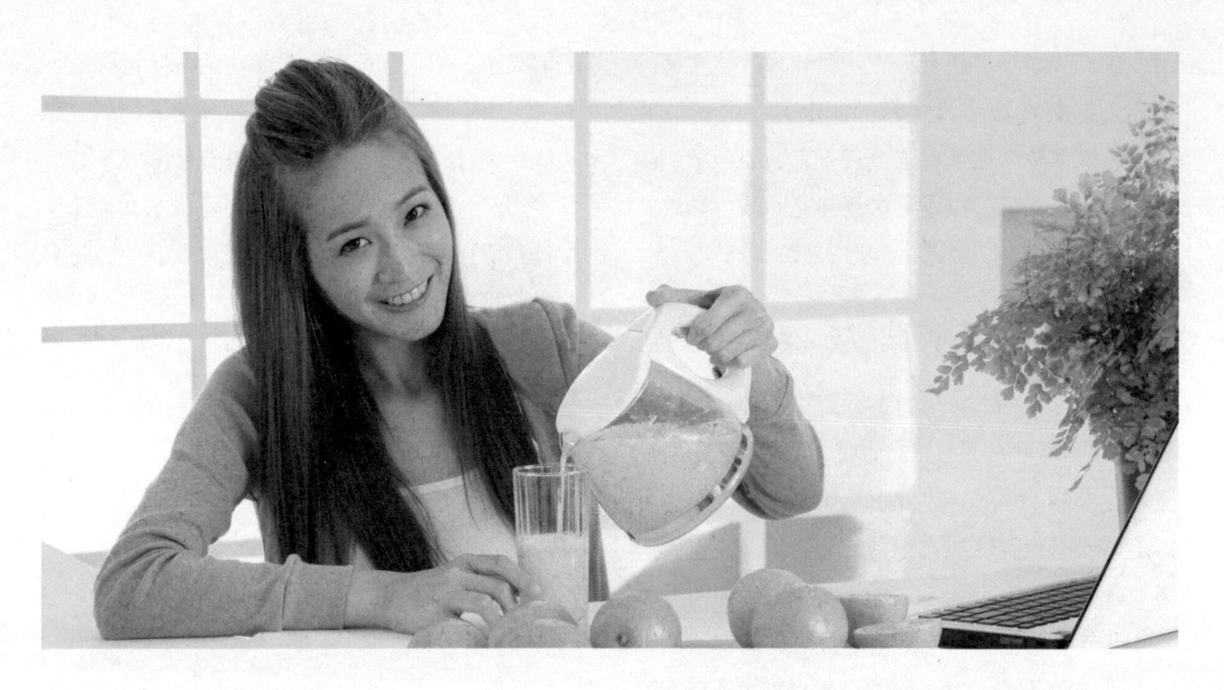

孕妈妈要注意将体内的毒素清除掉，为宝宝的生长发育打造一个健康干净的体内环境，也更有利于整个孕期的轻松生活。

哪些备孕女性急需补充维生素 C

1. 吸烟、酗酒及爱吃肉食的备孕女性需适量补充维生素 C。

2. 服用避孕药、抗生素、阿司匹林的备孕女性要增加维生素 C 的摄取量。

3. 一氧化碳会破坏维生素 C，所以住在都市的备孕女性要增加维生素 C 的摄入。

每天需补充多少维生素 C，如何补充

一般认为，成人每天摄入 100 毫克维生素 C 即可。按这个标准，我们完全可从日常饮食中得到补充，因为水果和蔬菜中的维生素 C 含量一般都很丰富，如柑橘类、莓类、绿叶蔬菜、西红柿、菜花、土豆等。

如果你此前不爱吃水果、蔬菜，建议你及时做出调整，适当增加蔬菜与水果在日常饮食中所占的比重。建议备孕女性每天吃 1 ~ 2 个苹果（或等量的其他新鲜水果），至少吃 1 ~ 2 种蔬菜。

3. 想增加受孕几率别忘了加锌

补锌能有效增加受孕几率

人体生长发育和维持正常生命活动所需要的微量元素很多，但直接与受孕有关的是锌。因为锌具有影响垂体促性腺激素分泌、促进性腺发育和维持性腺正常功能的作用。

无论备孕女性还是准爸爸，如果缺锌，都会影响受孕。缺锌会导致性成熟迟缓，性器官发育不全，性功能降低，严重的还会导致备孕女性乳房不发育、没有月经，准爸爸精液中精子数减少。因此，孕前一定要补充足够的锌，以提高受孕概率。

缺锌的表现有哪些

1. 畏食，食欲缺乏，消化能力减弱。

2. 免疫功能降低，易患各种感染性疾病，如感冒、腹泻。

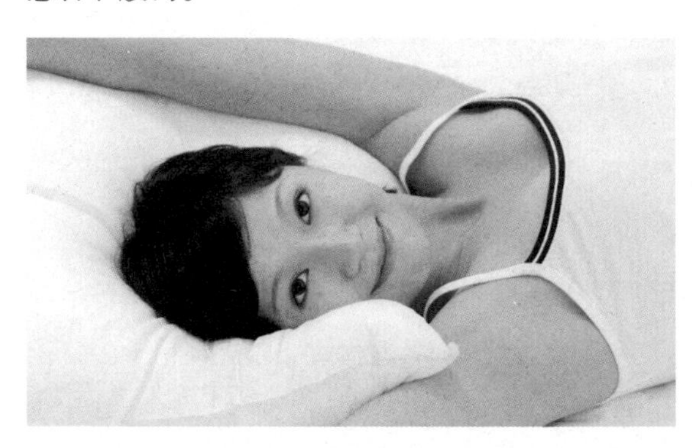

3. 皮肤干燥、炎症、皮疹，反复性口腔溃疡，伤口不易愈合。

4. 双手指甲出现白斑，白斑越多，缺锌越严重。

科学补锌的方法

锌普遍存在于食物中，只要不偏食，一般是不会缺锌的。不过，建议备孕夫妇增加摄入量，也就是多摄入一些含锌的食物，以满足身体所需。对于备孕女性来说，孕前每天补充20毫克锌，便可满足孕期生理对锌的增加需求。

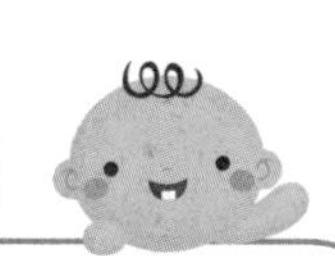

怀孕小便笺

锌是胎儿的身体和大脑发育所必需的营养素，孕妈妈孕期也需补充足够的锌以促进胎儿的正常发育，而孕前适当补锌能为孕期补锌做好充分的准备。

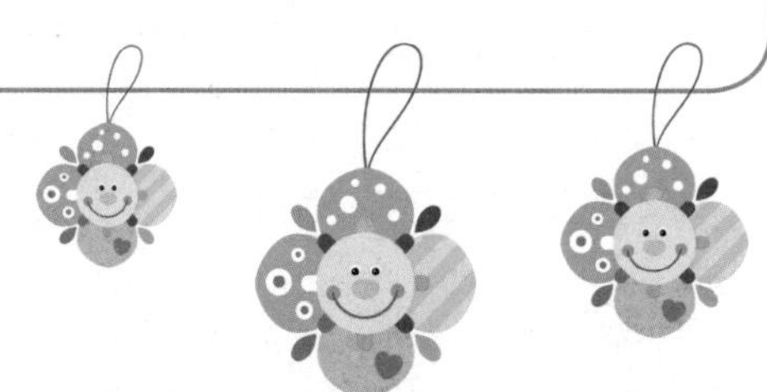

4. 补益卵子宜多食用的食物

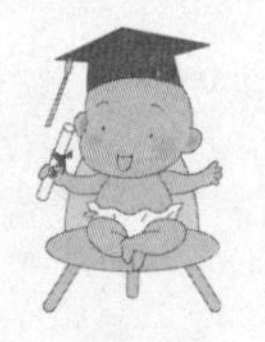

保证卵子的活力有利于形成优质的受精卵，增强孕育能力，更有助于生出健康聪明的宝宝。但是，对卵子有益的食物一定要注意加以选择，因为不正确的饮食有可能损害受孕能力，而正确的饮食则有助于保持并改善受孕能力。

下面就推荐一些能够补益卵子，提高备孕女性受孕能力的食物。

富含锌食物

锌有助于提高受孕能力，它也有助于提高卵子活力，因此备孕女性要有意识地多吃一些含锌的食物。我们推荐给备孕女性的食物如下。植物性食物：包括豆类、花生、小米、萝卜、大白菜等。动物性食物：以牡蛎含锌最为丰富，牛肉、猪肝、蛋类、猪肉等含锌也较多。其他食物：松子仁、芝麻、花生仁、核桃等。

富含抗氧化物质的食物

提高卵子的质量主要是要防止卵子被氧化，这与精子活力的保持是一样的，维生素E有助于提高精子活力也是这个道理，因此备孕女性可每天吃一些富含抗氧化物质与维生素C的食物。这类食物包括西红柿、橙子、苹果等新鲜蔬果。

豆浆

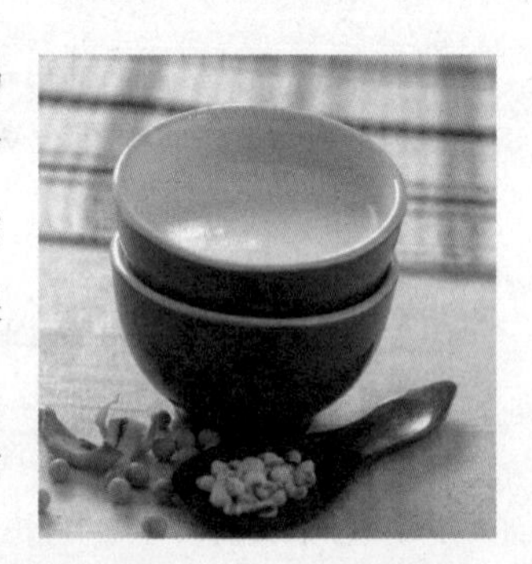

备孕女性每天喝一杯豆浆可起到调节内分泌和调理月经的作用，使月经周期保持正常，坚持一个月能明显改善心态和身体素质。

5. 补益精子宜多食用的食物

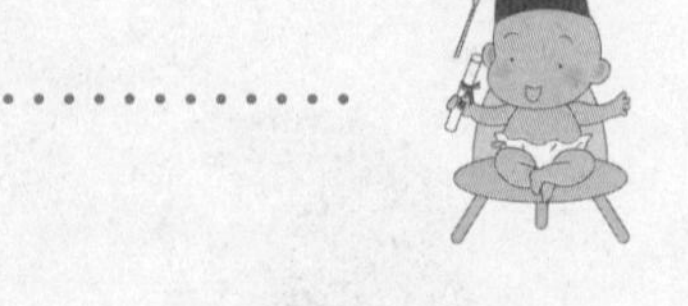

富含维生素E的食物

在所有维生素中，维生素E与男性生殖系统关系最为密切，主要有防止性器官老化，以及增强精子活力等多种作用。男性可在妻子备孕阶段多摄入含维生素E的食物，以提高精子活力，利于受孕。

植物油是维生素E最好的食物来源，如麦胚油、玉米油、花生油、芝麻油等。此外，含维生素E丰富的食物还有芝麻、核桃、瘦肉、乳类、蛋类、花生、莴笋、大豆、动物肝脏、蛋黄、玉米及黄绿色蔬菜等。

一般来说，正常饮食就能满足一天所需的维生素E。准爸爸可适当增加摄入量，以每天摄入10毫克为宜。如有必要，还可在医生的指导下服用维生素E制剂，如维生素E胶囊等。但是不可过量服用。

怀孕小便笺

食物中的维生素E在加工中容易被破坏，要想尽可能地获取食物中的维生素E，就必须调整烹调方式，烹调时温度不宜过高，时间不宜过久。烹调方式越简单、烹调时间越短，保留的维生素E就越多。

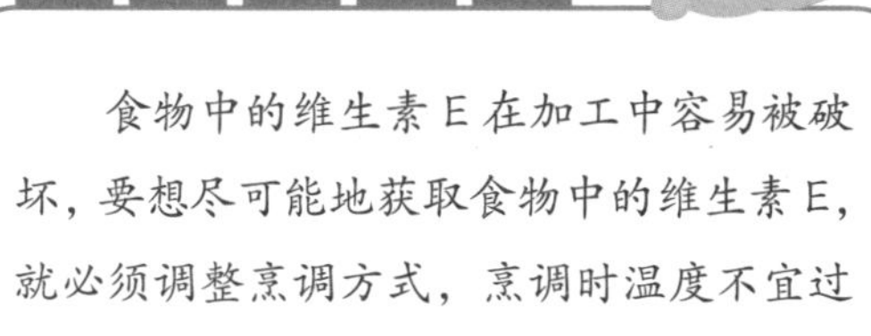

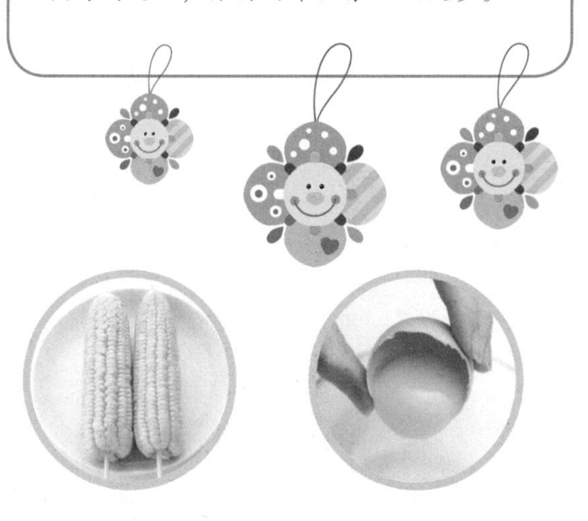

其他对精子有益的食物

准爸爸除了要补充维生素E外，还应适量补充其他同样有利于提高精子质量的维生素。维生素A：只存在于动物的组织中，蛋黄、奶、鱼肝油及动物肝脏中含量较多。

维生素C：新鲜蔬果，如青菜、韭菜、菠菜、橙子、大枣、山楂、猕猴桃等含维生素C较多。

维生素B_{12}：富含维生素B_{12}的食物包括动物肝脏、牛肉、猪肉、蛋、牛奶、奶酪等。

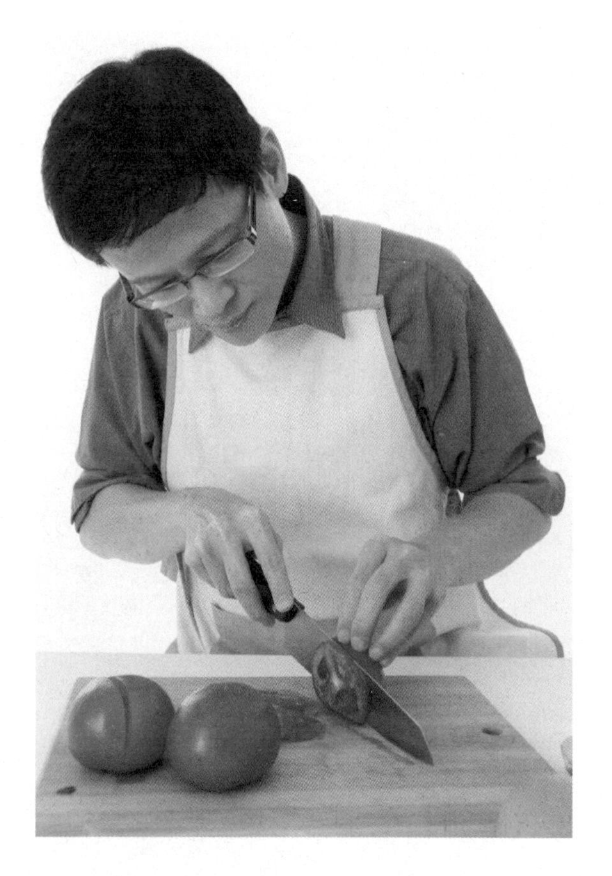

怀孕 40 周

枕边书

PART

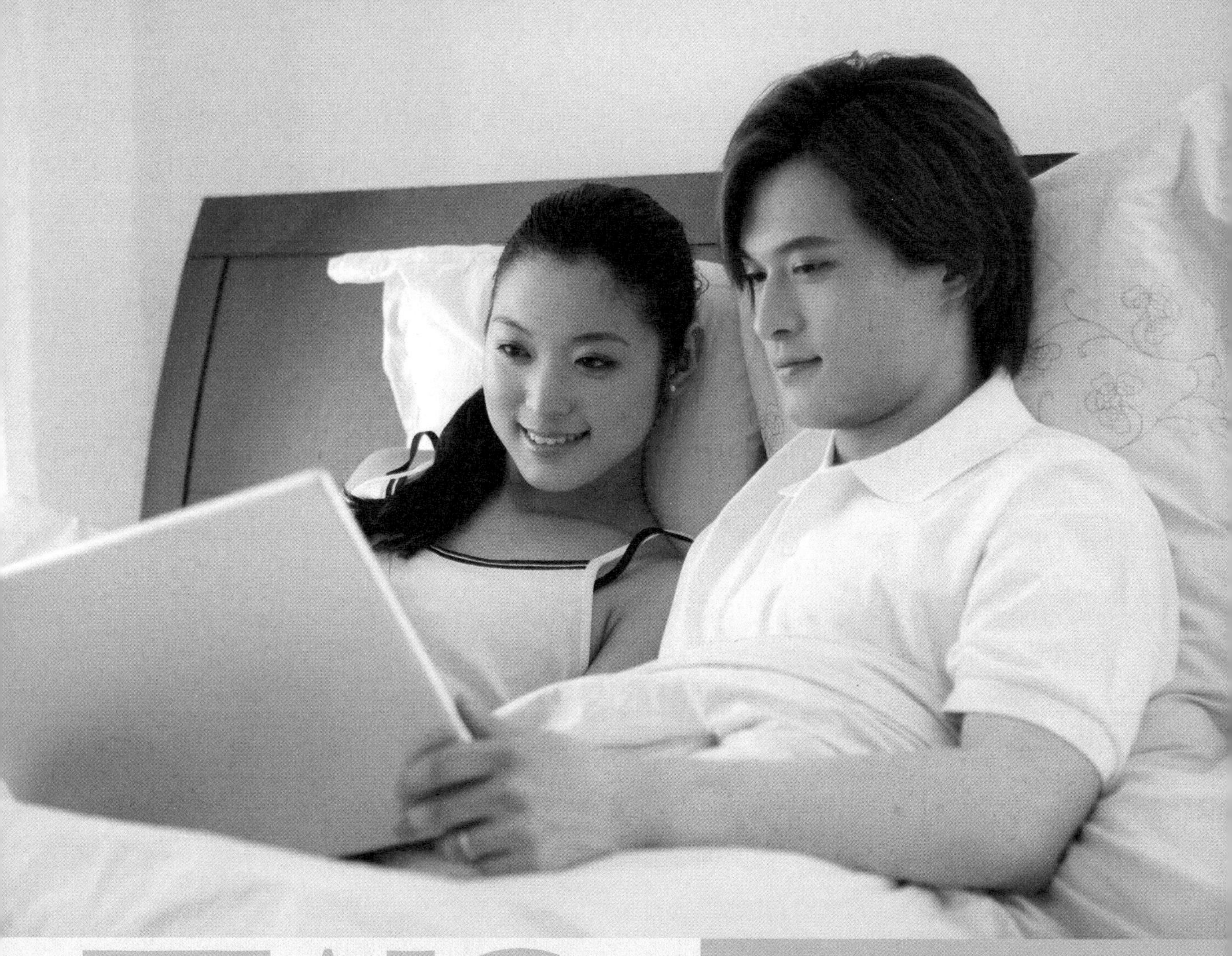

TWO 第2章

十月怀胎的幸福“孕程”

一、怀孕第 1 周

1. 预产期的推算方法

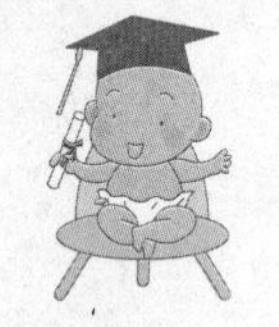

确定怀孕后，即可自行尝试推算预产期作为参考的数据，以便及早做好准备措施，迎接新生儿的降临。

根据以往的统计，预产期是由最后一次月经的第一日算起，加上 280 天（40 周）即是。事实上，正确的算法应该是：当精子、卵子结合后开始着床算起，再加上 266 天。不过一般人都无法确定受精日，所以前者的计算法较为方便，但这 280 天还包括了尚未怀孕的日子，所以月经周期不正常的孕妇，很难准确地测出预产期。

如果产期和预产期稍有出入，也不必担心，因为就医学观点来看，预产期前两周或后两周内分娩，都属于适期分娩。而怀孕未满 37 周分娩才称为早产；42 周后分娩，称为晚产或过期产。

由此可知，适期分娩有 4 周的弹性时间，不过，若记错最后一次月经的日期或月经迟来，则预产期往往有误，所以早产或晚产的说法，并非绝对正确。预产期的计算方式包括：

月经逆算法

这是最普通的计算方法。以 280 天（40 周）为依据来逆算，则最后一次月经来临当天的月份上加 9（或减 3），再于日期上加 7，即可算出。例如：最后一次月经来临的日期为 2 月 12 日，则 2 加 9 等于 11，12 加上 7 等于 19，预产期即为 11 月 19 日。又如最后一次月经来临为 8 月 20 日，则 8 减 3 等于 5，20 加 7 等于 27，预产

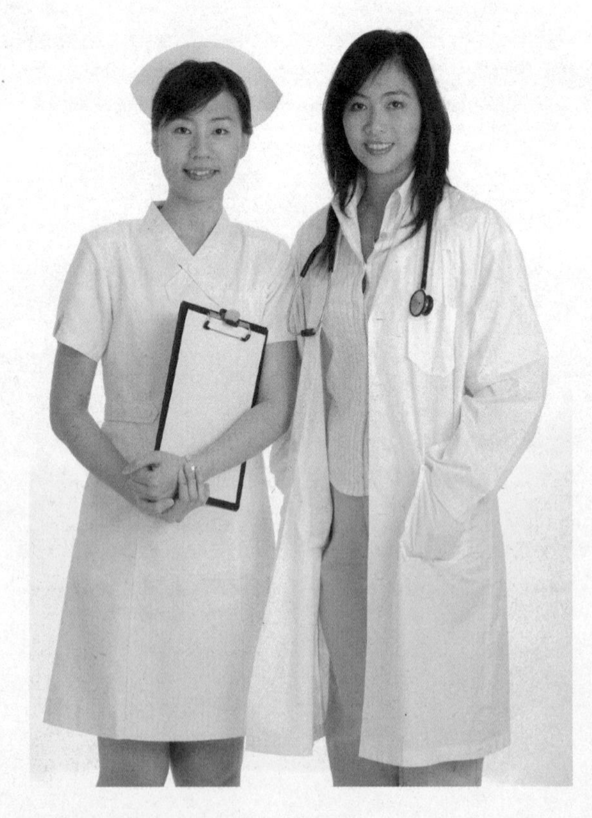

期为 5 月 27 日。这种逆算法是以 28 天的月经周期为计算基础，因此必须根据个人月经周期长短加以修正。

基础体温曲线法

若依基础体温曲线计算预产期，由排卵日到分娩为 266 ~ 270 天。排卵日一般也可视为受精日，因此，此法的准确性极高。基础体温曲线中，低温期的最后一天即为排卵日，再加上 38 周（266 天），或于此月的月份加 9、日数减 7 就是预产期。

子宫底高度

如果末次月经日期记不清，可以按子宫底高度大致估计预产期。妊娠四月末，子宫高度在肚脐与耻骨上缘之间（耻骨联合上 10 厘米）；妊娠五月末，子宫底在脐下 1 横指（耻骨上 15.3 ~ 21.4 厘米）；妊娠六月末，子宫底在脐上 1 横指（耻骨上 22.0 ~ 25.1 厘米）；妊娠七月末，子宫底在脐上 3 横指（耻骨上 22.4 ~ 29.0 厘米）；妊娠八个月末，子宫底在剑突与脐之间（耻上 25.3 ~ 32.0 厘米）；妊娠九月末，子宫底在剑突下 2 横指（耻骨上 29.8 ~ 34.5 厘米）；妊娠十个月末，子宫底高度又恢复到八个月时的高度，但腹围比八个月时大。

B 超检查

医生做 B 超时测得胎头双顶间径、头臀长度及股骨长度即可估算出胎龄，并推算出预产期（此方法大多作为医生 B 超检查诊断应用）。

怀孕小便笺

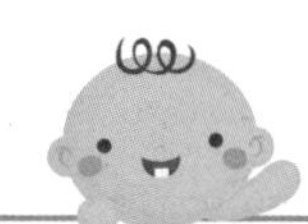

预产期可以提醒你胎儿安全出生的时间范围，但不要把预产期这一天看得那么精确。到了孕 37 周应随时做好分娩的准备，但不要过于焦虑，顺其自然，如到了孕 41 周还没有分娩征兆出现，有条件的应住院观察或适时引产。

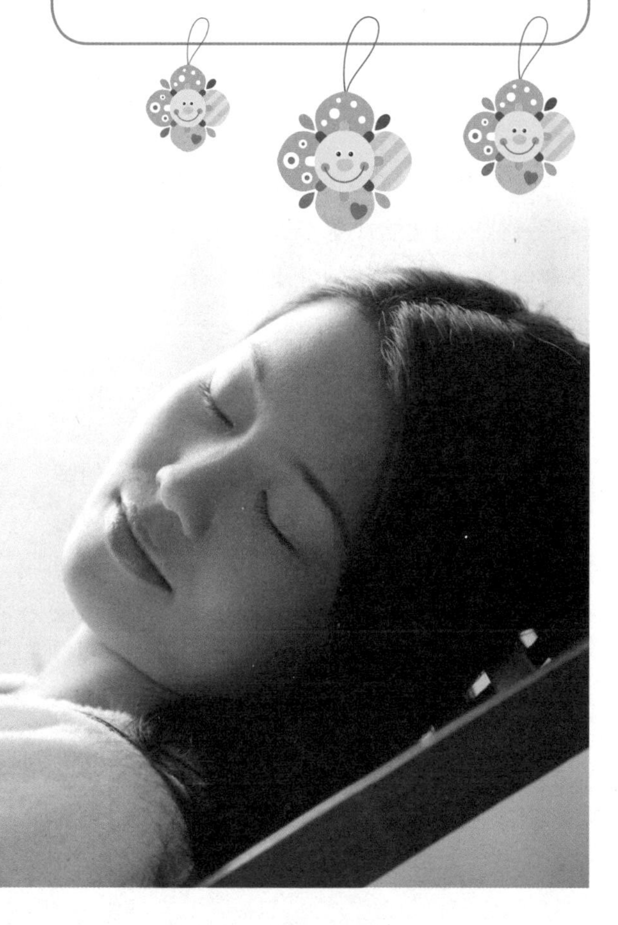

2. 胎儿发育与孕妈妈的变化

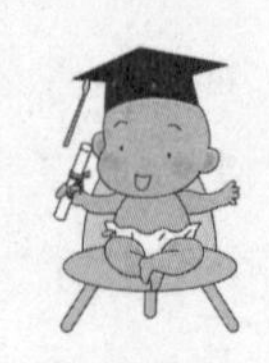

对于怀孕第 1 周来说，此时的精子和卵子还尚未结合，胎儿尚未形成。女性成熟的卵子直径大约为 0.2 毫米，而男性成熟的精子约 55 ~ 60 微米长，它们分别存在于爸爸和妈妈的体内。

此时的母体还没有受孕，孕妈妈应该调适好自己身体的内环境与生活的外环境，积极地为怀孕做好准备。

3. 准备一个安全舒适的环境

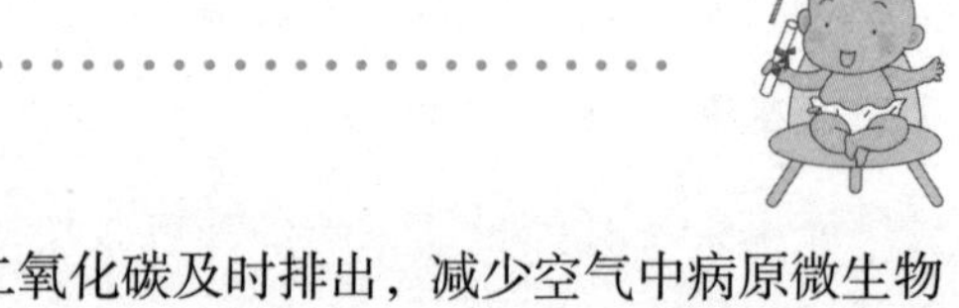

一个良好的家居环境对已经怀孕的女性来说非常重要。卧室的气氛、通风效果，房间装修后残留的有害物质等都会影响到孕妈妈的睡眠和健康，也与胎儿的健康成长有着密不可分的关系。

卧室要注意采光

卧室内的卧具摆放合适与否与孕妈妈的睡眠质量有直接的关系。卧室要选择采光、通风较好的地方；床铺要放在远离窗户、相对背光的地方。因为在窗户下睡觉容易受风着凉，从窗户照进的太亮的光线也会影响睡眠。

保持室内通风

卧室内要注意空气的流通，家中装有空调的家庭要常开窗换气，让新鲜空气进入，同时让室内的二氧化碳及时排出，减少空气中病原微生物的滋生。同时注意保证居室的温度、湿度适宜，如果空气过于干燥，可采用加湿器加湿，或是在室内放置两盆水。

给屋子去蟑灭螨

蟑螂携带的细菌病原体有四十多种，螨虫的分泌物足以引起过敏性哮喘、过敏性鼻炎和过敏性皮炎等变应性疾病，严重危害孕妈妈和胎儿的健康。此外，地毯是螨虫容易栖息的地方，卧室内铺有地毯的家庭一定要注意经常清洁地毯，如果不能保证清洁，可以把地毯卷起，暂停使用。

购买家具认环保

如果适逢孕期购买新家具，要尽量购买真正的木制品家具，选择环保性较强的材质；也可以在家具外面喷一层密封胶，以防止甲醛的散发。

房子装修要谨慎

装修材料中的有害物质，如甲醛、苯、甲苯、乙苯、氨等无法在短时间内完全散发掉，对孕妈妈的健康极为不利，这些有害物质还会增加胎儿先天性畸形、白血病的发病率。所以，怀孕前后如果打算装修房子，一定要选择环保、无污染的装修材料。装修之后至少要闲置 3 个月的时间再考虑入住。

4. 怎样提高孕妈妈的睡眠质量

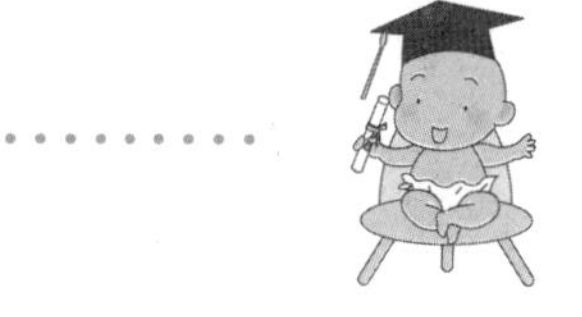

营造一个良好的睡眠环境可以帮助孕妈妈减少睡眠障碍，提高睡眠质量。

营造良好的睡眠环境

良好的睡眠环境要注意以下几点：

1. 卧室要选择采光、通风较好的地方，床铺要远离窗户、相对背光。

2. 选择棉麻织品的床单和被罩。床单、被罩和人的皮肤直接接触，必须要符合卫生舒适的要求，要有较好的透气性和吸湿性。

3. 枕头内的填充品和枕头的高低要适合。一般认为，荞麦皮枕芯无论冬夏都适合，不会成为过敏原，可以大胆选用。

4. 经常将卧具放在阳光下晾晒，利用紫外线杀菌消毒。

此外，准爸妈还要注意卧室是休息睡眠的场所，不要把工作搬到卧室来做，尤其不要在床上办公，否则容易影响睡眠。

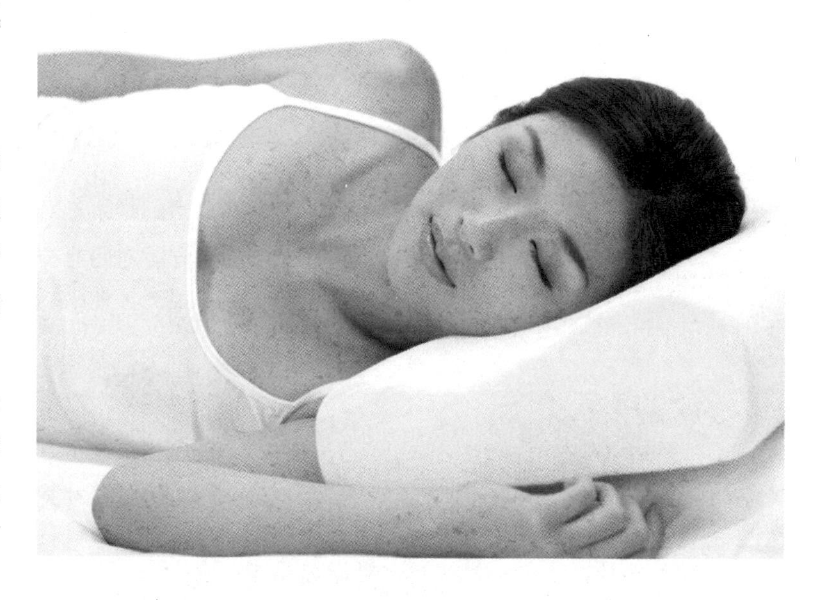

适宜的睡眠姿势

适宜的睡眠姿势对胎儿生长发育及防治妊娠并发症也很重要。

如果睡姿不对，如常采取仰卧位，会压迫下腔静脉，造成全身各器官供血量减少，出现头晕、恶心、呕吐、心慌、血压下降等症状，医学上称为“仰卧位低血压综合征”。一般妊娠早期，由于子宫增大不明显，睡姿不会对胎儿和母亲造成很大影响。妊娠 5 个月以后，子宫迅速增大，采取仰卧位时，就可能会出现“仰卧位低血压综合征”。持续时间越长或症状越重，越影响胎盘供血量，容易造成胎儿宫内发育迟缓、宫内窘迫或死胎。因此，孕妈妈要注意睡眠姿势的选择。

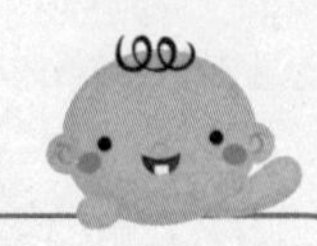

怀孕小便笺

从孕早期开始，睡眠的时候就建议孕妈妈使用左侧卧位睡姿。孕中期，如果孕妈妈感觉下肢沉重，可适度采取仰卧位，并可以用松软的枕头稍抬高下肢减缓不适症状。孕晚期，随着胎儿越来越大，适宜采取左侧卧位的睡姿，以纠正增大子宫的右旋，改善血液循环，增加对胎儿的供血量，帮助胎儿生长发育。

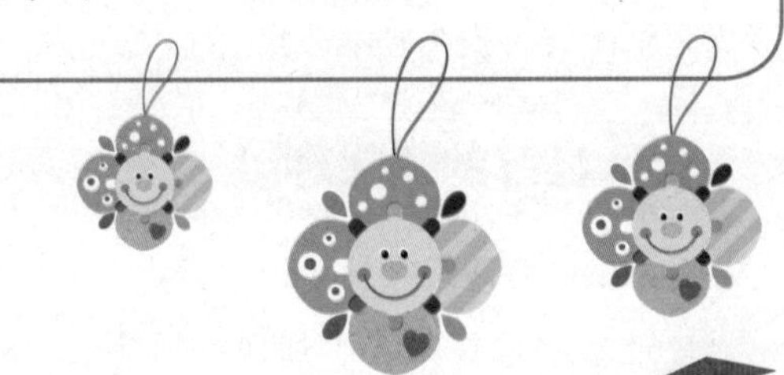

5. 做好孕后的饮食结构调整

孕妈妈在怀孕后需要及时调整自己的饮食结构。一要为胎儿发育提供充足的营养；二可通过饮食调整身体内部环境，为顺利度过孕早期的不适，安全过渡到孕中期打下基础。

多吃蔬菜水果

怀孕后每天最好都多吃一些新鲜蔬菜和水果，包括绿叶蔬菜和柑橘类水果。绿叶蔬菜能够提供叶酸和 B 族维生素，柑橘类水果能提供丰富的维生素 C，利于胎儿骨骼、血管等的生长，同时对胎儿神经系统的发育有着重要作用。胡萝卜、红薯中所含的胡萝卜素有助于胎儿视力和各种组织的发育。

平时吃蔬菜水果较少、比较爱吃肉的孕妈妈应把蔬菜水果调整作为一天中的主角，最好每天都能有所补充，如果不爱吃硬质蔬果，可以榨汁食用，如早餐可以饮用橙汁。每天的进餐时段都应安排一些绿色蔬菜，外加一些水果。工作的孕妈妈在上午、下午添加一个苹果、柑橘或西红柿等作为加餐。

孕期吃水果每日最好不超过 300 克，并应尽量选择含糖量低的水果，或以蔬菜代替，避免妊娠糖尿病的发生。

多食用一些粗粮

粗粮中含有多种对孕妈妈十分有益的微量元素，如全麦食品中含有多种微量元素，如铬等，这些微量元素不仅有助于胎儿的组织发育，而且也能帮助孕妈妈调节体内的血糖浓度；荞麦中的蛋白质含有丰富的赖氨酸，能促进胎儿发育，增强孕妈妈的免疫功能。荞麦中的铁、锰、锌等微量元素和膳食纤维的含量比一般谷物丰富，还含有丰富的维生素 E、烟酸等，能有效降低人体血脂和胆固醇、保护视力、促进肌体的新陈代谢等。

因此，孕妈妈要注意做到粗细搭配，尽量少吃过精过细的米、面，以免造成某些营养元素吸收不够。但粗粮也不要吃得太多，因为过多食用粗粮可能会影响消化和吸收。另外，吃粗粮时不要和乳制品、补充铁或钙的食物或药物一起吃，如要吃，最好间隔 40 分钟左右。不习惯吃粗粮的孕妈妈要改变习惯，慢慢适应食用粗粮；孕前已经开始吃粗粮的孕妈妈怀孕后也应当坚持下去。

多喝水

怀孕前与怀孕后都应当多喝水，怀孕后更应当注意多喝水，千万不要等到口干了才去喝水。

怀孕早期多喝水可以缓解孕吐，同时可以避免孕妈妈因剧烈呕吐而导致身体脱水，这在怀孕第 3 阶段更为重要，因为脱水可能会引起宫缩，导致早产。水可帮助身体加强新陈代谢，降低血液中引起孕吐激素的浓度，以减轻身体的不适。

因此，怀孕的孕妈妈要多喝水、喝好水，喝水应以白开水为主，同时尽量戒除咖啡、浓茶等对胎儿有影响的饮料。

孕妈妈的正确饮水方法是：孕早期每天饮水量以 1000 ~ 1500 毫升为宜，孕晚期每天饮水量最好控制在 1000 毫升以内。饮水方法应为每两小时喝 1 次水，每日保证 8 次即可。

改变不良饮食习惯

怀孕后一定要改变不良饮食习惯，注意饮食卫生、科学、合理。日常习惯在外应酬，爱吃油腻、辛辣、刺激性食品，长期饮酒、饮咖啡的孕妈妈要调整生活节奏，把可能对胎儿与自己有不利影响的饮食习惯一一戒除，回归到正常健康的饮食状态，饮食不规律的孕妈妈也应回到一日三餐规律的饮食状态。

6. 饮食注意符合 3 个要求

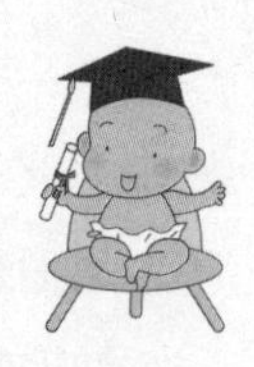

怀孕后孕妈妈的饮食应注意符合以下 3 个要求：卫生、营养全面、搭配合理。

符合卫生要求

与家庭烹调相比，外面的食物一般都多油、多盐，注重口感而忽略了对营养的保留与搭配。孕妈妈应该降低外出就餐次数，尽量在家食用清洁卫生、口味清淡的食物，尽量避免过分油腻与刺激性强的食物。

尽量保证营养全面

我们的身体在完成各种代谢活动时，需要蛋白质、脂肪、碳水化合物、水、各种维生素、矿物质和必需的微量元素，还需要纤维素等四十多种营养素。没有任何一种食品具备这么多的营养素。孕妈妈每日饮食应做到：

（1）保证优质蛋白质的供给。孕早期蛋白质的摄入量不应低于怀孕之前的摄入量，应注意选用容易吸收、消化的优质蛋白，如乳类、蛋类、豆制品、鱼类及肉类等。

蛋白质每日摄入量应不少于 35 克，此量如果换算成具体的食物，相当于粮食 200 克 + 瘦肉 50 克 + 鸡蛋 1 个。只有这样，才能保证母体的蛋白质平衡。

（2）补充适当的碳水化合物。孕早期孕妈妈每日应补充 400 ~ 500 克的碳水化合物。碳水化合物的补充可以避免因饥饿而导致母体血液中蓄积酮体，酮体积聚于羊水中，被胎儿吸收。如果胎儿摄入过多酮体，会对大脑发育产生不良影响。

富含碳水化合物的食物很多，如粳米、小米、玉米、面粉、薯类、糖等。

（3）补充足量的微量元素。某些微量元素的缺乏会导致胎儿生长迟缓，引起骨骼和内脏畸形，有的微量元素缺乏还可影响中枢神经细胞，甚至导致中枢神经系统畸形。因此，孕妈妈每日饮食中应尽量选择富含铜、锌、铁等的食物，帮助自己维持正常的生理需求。

富含铜、锌、铁等矿物质的食物有肉类、肝脏、核桃、芝麻、豆类、乳制品、海产品等。

饮食要搭配合理

孕妈妈的每日饮食要注意配比合理，尽量保证粮谷类食物、蔬菜、水果、动物性食品、乳制品、富含维生素的食物等的合理搭配，保证营养全面的同时注意不要过量。

孕早期孕妈妈应少食多餐，注意少吃油炸、高热量、含糖分高的食品等，除 3 次正餐外，可另加餐 2 ~ 3 次。晚上孕吐较轻时，可适当增加食量。

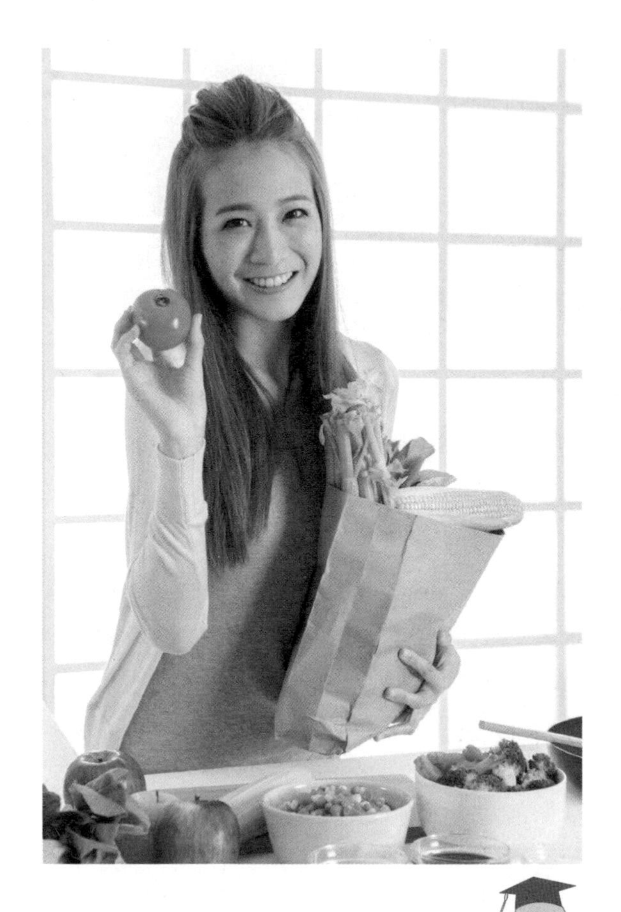

怀孕小便笺

许多孕妈妈在孕前就有吃零食的习惯，怀孕后，对营养的需求也逐渐加大，零食也成了孕妈妈补充营养的一大选择。对于孕妈妈来说，坚果和应季水果都是不错的选择。但是坚果应选择未加工的，市面上售卖的加工过的坚果应摒弃哦！

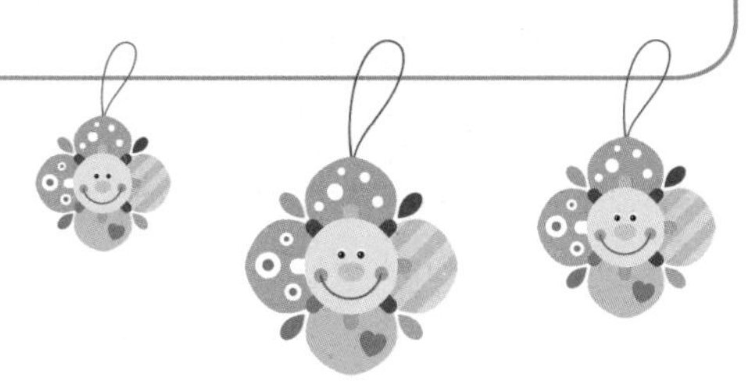

7. 了解什么是胎教

什么是胎教？是人们常说的“听一听轻柔的音乐、和腹中的胎宝宝说话”？是“保持愉快心情，多看美的事物”？还是像古籍中说的“目不视恶色，耳不听淫声，口不出秽言，食不进异味”？

胎儿具有惊人的能力，为开发这一能力而施行胎儿教育，近年愈来愈引起人们的关注。胎教，一方面是胎，一方面是教，胎儿是受体，与父母外界的施教结合就是胎教。这是从表层的理解，而今天的胎教观念，是指集人类优生、优育、优教等多项理论和实践活动为一体的一门学问。

胎教是临床优生学与环境优生学相结合的实际具体措施。

8. 胎教开始的最佳时间

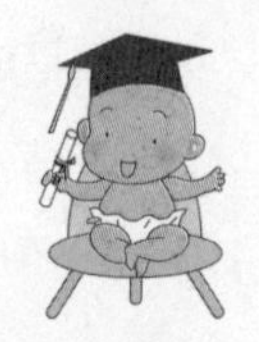

胎教是在优身受胎和优境养胎的基础上，通过母亲对胎儿身心发育提供良好的影响来实施的，是集优生、优育、优教于一体的实用科学。

从广义上来讲，在怀孕前后，父母为保证生育一个健壮、聪明的宝宝所采取的各种措施，例如：选择合适的怀孕时机、加强怀孕前后的营养、创造优美的生活环境、保持愉快轻松的情绪等等，就是胎教的开始。

从狭义上来说，胎教主要是指胎儿成长发育的各个时间段，根据胎儿各器官发育成长的实际情况，有针对性地、积极主动地给予适当、合理的信息刺激，使胎儿建立起条件反射，进而促进胎儿大脑机能、躯体运动机能、感觉机能及神经系统机能的成熟。

当胎儿的感觉器官发育成熟，能够接收到外界传达的信息，并且能够产生反应的时候，胎教才可以开始实施。要建立宝宝的条件反射，需要三方面的物质基础：

1. 要有反射中枢，也就是大脑、脊髓等中枢神经系统的重要组成部分。

2. 要有连接感受器、效应器及反射中枢的传出神经。

3. 要有接受外界刺激的感受器和效应器，人的眼、耳、鼻、舌及体表都是天然自备的感受器。

胎儿大脑和各感觉器官的发育状态，可参考下表：常用的胎教方法有以下几种。

器官	发育状态
听觉	24周时听觉系统已经基本建立，26周时听力几乎与成人相当，28周时对音响刺激已经具备充分的凡应能力
视觉	16～20周时视觉已经形成，29～32周，宝宝开始尝试睁开眼睛
触觉	一般而言，在16～20周，胎儿的触觉就形成了
大脑	12周时胎儿逐渐有了接受能力，16周时胎儿已能表示喜恶

9. 做好当父母的心理准备

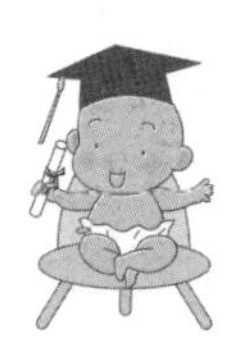

从怀孕前的紧张期待直到小生命的真正到来，准爸妈从身体到心理都经历了一系列奇妙的转变。现在天使就在怀中，马上就要实现当父母的愿望了，准爸妈高兴之余，也应该做好各方面的准备，尤其是要做好心理准备。

夫妻双方多交流，为彼此创造舒适的心理环境

和谐的心理环境可以帮助孕妈妈克服怀孕所引起的紧张情绪，使孕妈妈以轻松、平和的心态迎接孕育和分娩。

计划怀孕后，准爸妈一定要先留出一段时间进行家庭生活方式、心理双方面的调节，尽量营造温馨、和谐的家庭氛围，为优生优孕增添助力。

一般说来，营造和谐的心理环境需要做到：

1. 形成夫妻双方都比较适合的生活规律，消除由双方生活节奏不合拍产生的心理失调。

2. 培养对另一半的“包容”，消除采用对立、冲突的方式解决问题的心理倾向，使家庭气氛变得宽容、平和。

3. 多配合对方，善于引导对方走出困境，增强彼此看待问题、解决问题的协调性，加强双方的心理融合。

做好吃苦的心理准备

孕育宝宝是一项重大的生命工程，孕妈妈肯定要为此付出极大代价。怀孕后的妊娠反应、妊娠纹、蝴蝶斑、肥胖、静脉曲张等变化，可能让心理准备不足的孕妈妈惊异不已，并为此而郁郁寡欢。其实，怀孕虽然会使孕妈妈承受头晕、乏力、嗜睡、恶心、呕吐等身体不适，却给了孕妈妈一个鲜活可爱的小宝宝，孕妈妈也由此跨入被人赞颂的“母亲”行列，人生也必将变得更加丰富多彩。如果为这些肉体的痛苦而放弃体验做母亲的美妙感觉的机会，岂不是因小失大？尽管如此，当痛苦袭来时，大部分孕妈妈也可能只顾埋怨眼前的痛苦，而忘了保持冷静。所以，提前了解一些怀孕知识，做好为怀孕而吃苦的心理准备，是十分必要的。

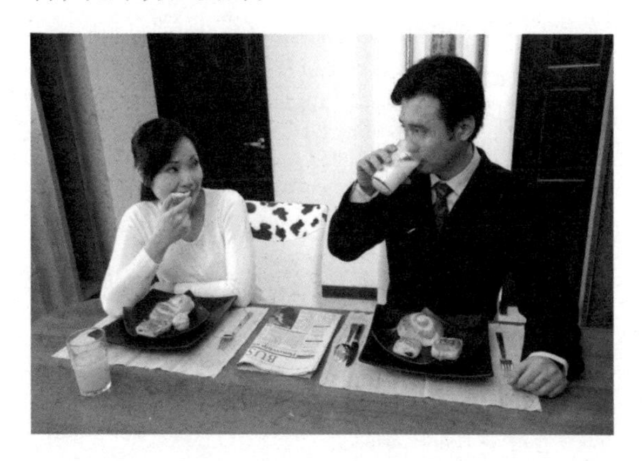

二、怀孕第 2 周

1. 胎儿发育与孕妈妈的变化

进入第 2 周，这时的母体已经进入排卵期，所以，对于孕妈妈来讲，就应该做好怀孕的准备了。因为你的身体将会排出成熟的卵子到达输卵管，等待精子的到来。

本周末开始排卵，因此走出了孕程的第一步，孕妈妈应该掌握好排卵的时间，在最佳的状态下受孕。精子处在良好的宫颈粘液环境中能存活 3 ~ 5 天，但是受孕通常只能发生在性交后的 24 小时。

2. 散步是孕早期最合适的运动

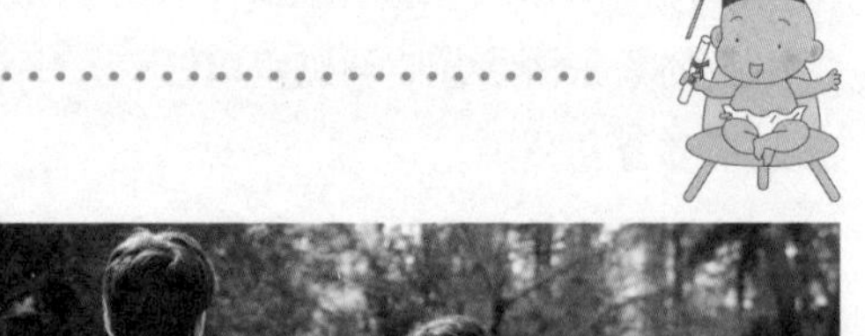

很多专家建议孕妈妈进行散步运动。每天保证 15 ~ 20 分钟的散步时间，对孕妈妈来说，不但有益自己的身体健康，对于胎儿的成长也有很好的补益作用。散步时，最好选择在空气比较清新的环境中，散步的时间不宜过长，速度也不宜过快。刚开始运动时，可以将步子放慢一些，每日早上起床后和晚饭后可到室外散散步，并适当增加些爬坡运动。散步的时间和距离以自己的感觉来调整，以不觉得劳累为宜。散步时不要走得太急，要缓慢地前行，以免对身体震动太大或造成疲劳。孕早期散步，最初 5 分钟要慢走，做一下热身运动，最后 5 分钟也要慢些走。在散步的过程中还可同时活动一下四肢，进行多方面的锻炼。

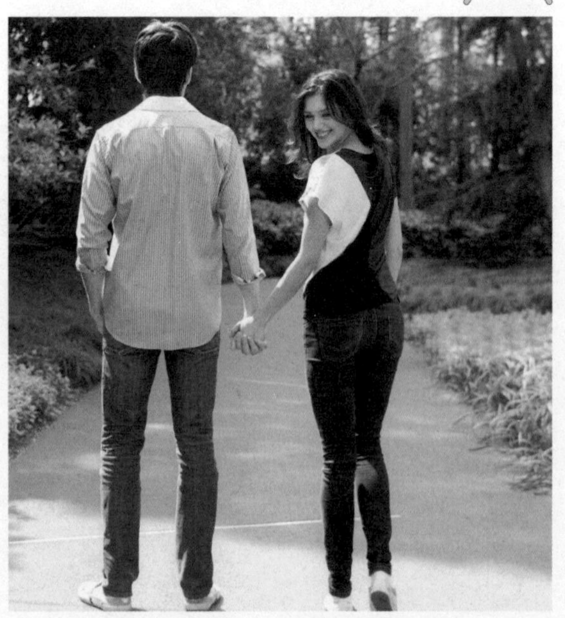

3. 孕早期要尽量节制性生活

妊娠 12 周以前，胚胎和胎盘正处在形成时期，胎盘尚未发育完善，如果此时受性活动的刺激，易引起子宫收缩，加上精液中含有的前列腺素，更容易对孕妈妈的产道形成刺激，使子宫发生强烈收缩，引发流产。而且性高潮时强烈的子宫收缩，有使妊娠中断的危险，所以孕早期 1 ~ 3 个月的孕妈妈应尽量避免性生活，特别是有习惯性流产史者，更应绝对禁止。

此外，如果孕妈妈有以下 5 种情形中的一种或一种以上，在孕早期甚至整个孕期都应该谨慎性生活，最好咨询妇产科医生获取专家意见。

1. 有习惯性流产历史的。

2. 有子宫颈闭锁不全历史的。

3. 有早产历史或胎膜早破症状的。

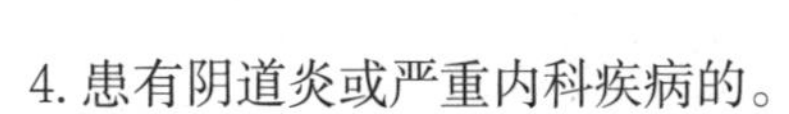

4. 患有阴道炎或严重内科疾病的。

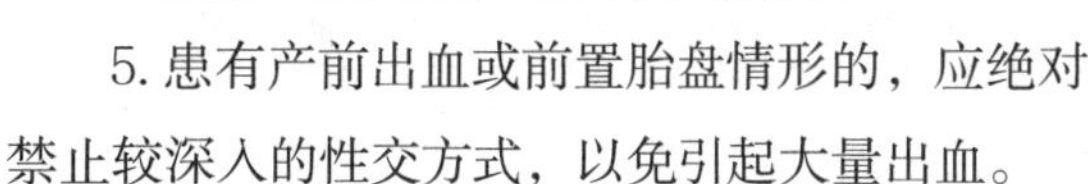

5. 患有产前出血或前置胎盘情形的，应绝对禁止较深入的性交方式，以免引起大量出血。

怀孕小便笺

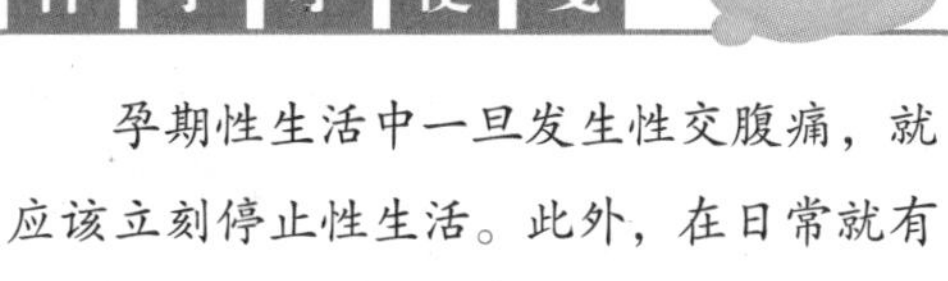

孕期性生活中一旦发生性交腹痛，就应该立刻停止性生活。此外，在日常就有性交腹痛的孕妈妈，在孕期进行性生活前一定要咨询医生，谨慎性生活。

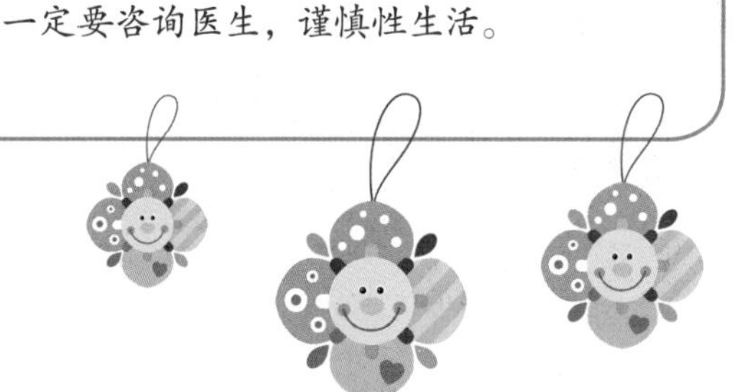

4. 别忘了补充叶酸

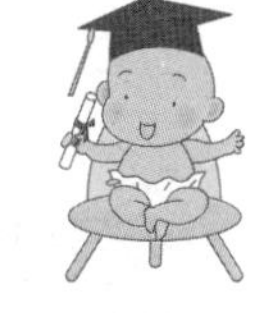

为保证胎宝宝神经系统的正常发育，要多吃含叶酸的食品，妊娠早期这项工作非常重要，因为早期正是胎儿神经器官发育的关键时期。孕妈妈应继续按照孕前指导，坚持口服叶酸片来保证每日所需的叶酸量。

此外，还要注意多吃富含叶酸的食物，如深绿色蔬菜（菠菜、油菜等）；动物肝脏（鸡肝、猪肝、牛肝等）；谷类食物（全麦面粉，大麦、米糠、小麦胚芽、糙米等）；豆类、坚果类食品（黄豆、绿豆、豆制品、花生、核桃、腰果等）以及新鲜水果（枣、柑橘、橙子、草莓等）。

5. 孕早期一日食谱举例

餐点	食用内容
早餐	牛奶：250毫升；白糖：10克
	馒头：标准粉100克
	酱猪肝：10克
	芝麻酱：10克
午餐	米饭：粳米100克
	豆腐干炒芹菜：芹菜100克；豆腐干50克
	排骨烧油菜：排骨50克；油菜100克
	蛋花汤：鸡蛋50克；紫菜5克
午点	草莓：100克
	面包：50克
晚餐	二米饭：粳米50克；小米25克
	鲜菇鸡片：鸡胸片50克；鲜蘑菇50克
	海蛎肉生菜：海蛎肉20克；生菜200克
晚点	牛奶：250毫升

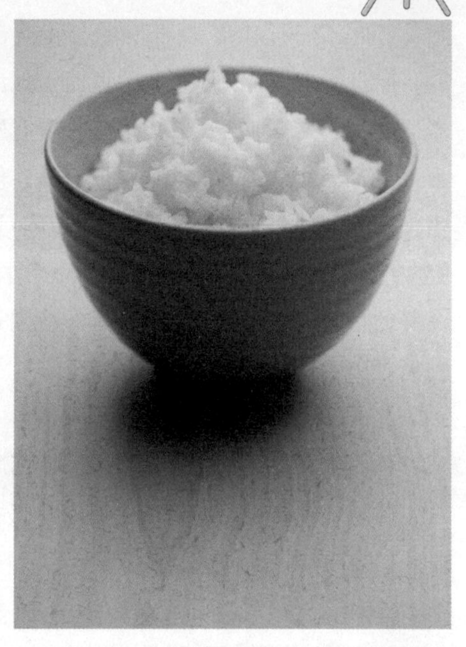

6. 注意认识实施胎教的真正目的

实施胎教的主要目的是让胎儿的大脑、神经系统及各种感觉功能、运动功能发育更健全完善，为出生后接受各种刺激、训练打好基础，使孩子对未来的自然与社会环境具有更强的适应能力。准爸妈千万不要把胎教神化，更不要受到某些宣传的误导，认为只要胎教就能孕育出神童来，更不要因为孩子长大后发现并不如愿，就表现得非常失望而放弃教育。胎教一定要脚踏实地科学地进行。

要有健康、聪明的孩子，不要急于求成，而要选择最佳的方案进行科学胎教。科学的胎教需要准父母对胎教有正确认识，学习相应的知识、技能，用科学的方法进行。

胎教应按自然的发展规律，按胎儿的月龄及

每个胎儿的发展水平进行。做到不放弃施教的时机，也不过度人为干预。在自然和谐中有计划地进行胎教，这样才可能获得最大的效果。

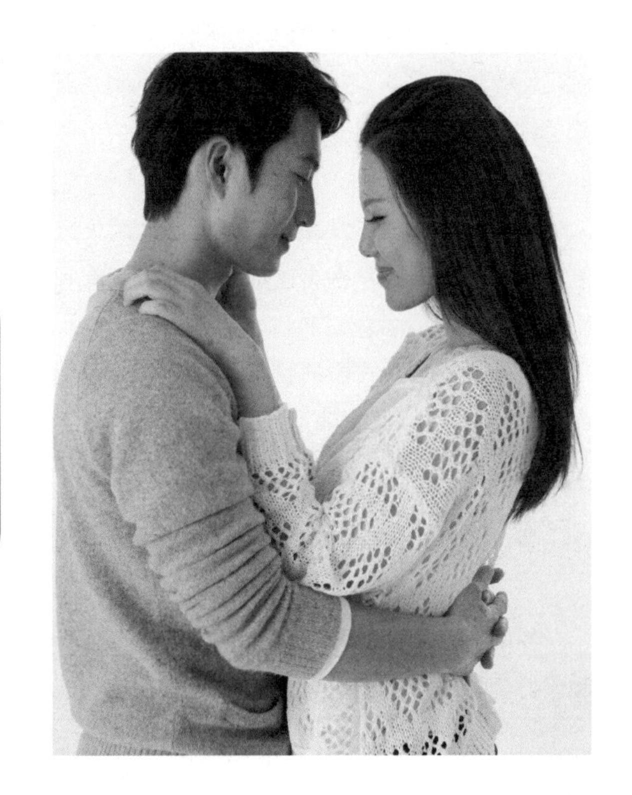

怀孕小便笺

准爸妈在进行胎教的时候，心中不能有一丝急功近利的思想，而应该怀着即将与胎儿相见的喜悦心情进行胎教，因为不顺应自然而去人为地制造天才是一种徒劳的行为。

7. 情绪胎教：为宝宝选“未来照片”

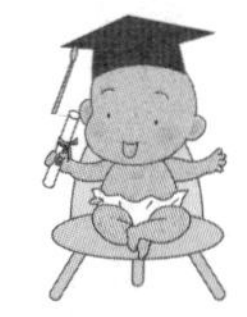

当你怀着一颗无比期待的心情等待宝宝的到来时，你眼中所见到的宝宝都是那么可爱，同时你的心情也会变得特别的靓，这种“靓”心情，自然会影响到你的胎宝宝，他的“心情”也会变靓。

你可以在卧室床头挂上大幅漂亮宝宝的图片，也可以将你喜欢的各种大小的宝宝像贴在床头。如果你可以找到你和丈夫小时候的漂亮照片，也可以经常拿出来翻看，或是贴在床头，这样，你就可以将它们当做是宝宝未来的样子，每天当你醒来，总可以与胎宝宝一起陶醉在这种美好的心情中。

8. 调节情绪，迎接排卵日

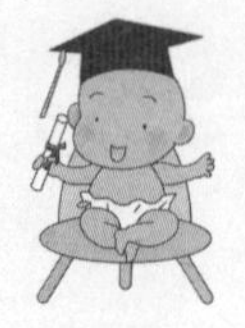

此时的胎宝宝还没影儿呢，但是这两天可能是你的排卵日，掌握自己的排卵日将更有利于受孕。

快乐的心情、放松的状态有利于孕育新生命，对于压力过大的都市职场备孕妈妈来说，不妨去郊外或海边，开阔的蓝天、柔软的草地或沙滩，配上温暖的阳光、清新的空气，仔细倾听大自然的声音，可以带给自己最大的放松。在家也可以根据心情听不同的乐曲，如《春江花月夜》《高山流水》。

9. 孕妈妈应该记住这些数字

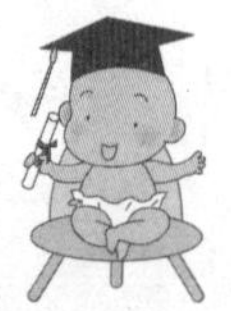

各位刚晋升的准爸爸孕妈妈们，以下数据你一定要记住了，如果能熟知这些数字，对实现优生和保护孕妈妈身体健康十分有益，因此介绍一下有关的数字，它们是：

妊娠反应出现时间	停经40天左右
妊娠反应消失时间	妊娠第12周左右
胎宝宝在母体的生长时间	40周，即280天，从末次月经的第一天开始
预产期计算方法	末次月经首日加7，月份加9（或减3）
首次检查时间	停经一个月内，或出现早孕反应时
产前检查时间	怀孕28周前每四周检查1次；怀孕28周以后，每两周检查1次；36周后，每周检查1次。若发现异常，应随时进行检查
自觉出现胎动时间	妊娠16～20周
胎动最频繁、最活跃时间	妊娠28～34周内
胎动正常次数	每12小时30～40次，不应低于10次，早中晚各测1小时，将测得的胎动次数相加乘以4，就等于12小时的胎动次数
早产发生时间	妊娠28～37周内
胎心音正常次数	每分钟120～160次
产程时间	初产妇12～16小时，经产妇6～8小时
过期妊娠超过预产期天数	14天

以上数据是孕妈妈应当掌握的，当有异常情况时，应及时去医院检查。

三、怀孕第 3 周

1. 胎儿发育与孕妈妈的变化

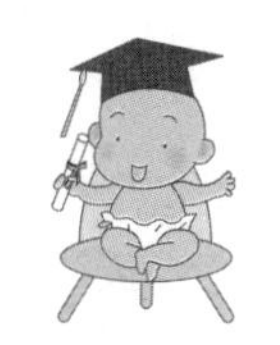

此时母体应该进入排卵期，如果机缘合适，你的卵细胞，或称卵子将与你的伴侣的精子结合，形成一粒单细胞，也叫受精卵，它仅有针尖大小，肉眼不可见。尽管此时的它是如此的渺小，但是在母体内的 266 天里，它将会完成令人震惊的创造性变化。这时候，原始的胎盘和胎膜也开始形成。

虽然精子和卵子已经结合在一起形成受精卵，但是作为母体的你却是还没有什么感觉，也有少数的人会产生慵懒、发寒或者发热的症状。这或许就是所说的“第六感”吧，如果感到有点累了就休息，这不但是你身体的需要，也或许是他的需要。

2. 孕期泡脚、泡澡应注意的事项

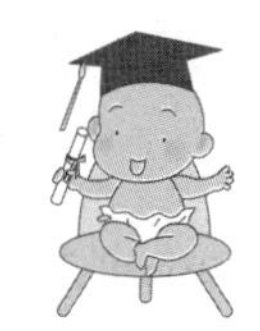

孕期可选择洗温水澡或泡脚的方式放松身体。孕期洗澡、泡脚需注意以下问题。

温度

水温以 37 ~ 39℃为宜。孕妈妈可以用手肘测试一下水温，和手肘温度差不多即可。也可以借助温度计，最好在洗澡的过程中随时注意温度计的数值变化。

须知，高于 39℃的水温只需要 10 ~ 20 分钟的时间就能够让孕妈妈的体温上升，由于孕妈妈的血液循环有其自己的特点，有的可能会因热水的过度刺激，致使心脏和脑部无法应对而出现休克、晕眩和虚脱等情况。

时间

洗澡时间不能超过 30 分钟。长时间在高温热水中，会使母体体温暂时升高，破坏羊水的恒温，损害胎儿的中枢神经系统。泡脚的时间控制在 20 分钟左右，泡脚时间过长的话，会引发出汗、心悸等症状。为防止感染，孕期尽量少泡澡。

安全

浴室内应增添防滑垫以防滑倒。泡完脚后不要随意对脚部进行按摩，因为脚底是身体很多部位的反射区，随意按摩，可能引起宫缩，导致流产。按摩型的洗脚盆，怀孕期间就不要再使用了。

此外，除非有专业人士的指导，否则泡脚时不要随意在水中添加药材。患有脚气的孕妈妈，病情严重到起泡时，不宜用热水泡脚，因为这样很容易造成伤口感染。

3. 工作中应避免频繁长途旅行与出差

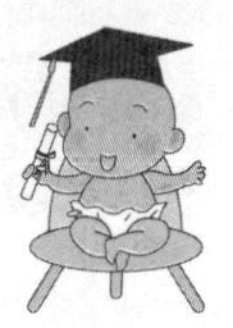

身为职场中人，不少孕妈妈都会面临经常出差的问题，对于那些需要经常出差且不得不去的孕妈妈，有一些状况要特别留意。

目前的喷气式客机大都在1万米以上的高空飞行，虽然机舱内的空气经过压缩后，并不会使气压变低，但与地面气压相比，仍然较低。孕妈妈一旦搭乘飞机时间过长，就会影响腹中胎儿的氧气供应。此外，长途飞行还会使得静脉血液回流受阻，造成足部水肿及疼痛，尤其是足部曾受过伤的孕妈妈面临的危害更大，因此，在飞机上也需要经常站起来走动一下。还要尽量避免一人出行，以防出现异常情况时无人照顾。同样，在乘坐火车时，孕妈妈也有必要站起来在车厢里走动走动，利于血液循环。

孕妈妈也要避免长途旅行。长途旅行搭载的交通工具通常为火车、飞机，这些场所人多嘈杂，空气流通也不太好，而且容易发生挤碰。还有一些孕妈妈喜欢闲暇时跋山涉水，怀孕后这些旅行与活动都应适当减少。孕早期，孕妈妈不要做过于剧烈的运动，一些活动不妨等到孕中期或者胎儿出生后进行。

4. 某些特殊工种的孕妈妈要调离岗位

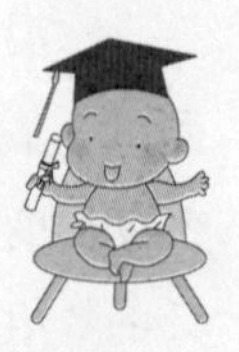

怀孕的前3个月是宝宝一生中发育最快的时期，也是最脆弱、最容易受侵害的时期。如果孕妈妈经常在充满病毒、高温、辐射、高化学物浓度、噪声大的地方工作，就容易使胎儿因为受环境影响而智力低下、畸形、死胎或流产。

所以，从计划怀孕的那天起，一些特殊工作的孕妈妈就应当考虑调动工作，离开不利于优生优育的岗位。

医护人员

身为医务工作者，必然经常与被各种病毒感染的患者密切接触，而其中的一些病毒（主要是风疹病毒、巨细胞病毒等）会对胎儿造成严重危害，使胎儿畸形或流产。从事传染病方面临床医务人员的孕妈妈在计划受孕期间最好申请暂时调岗，严防病毒性传染病的发生。

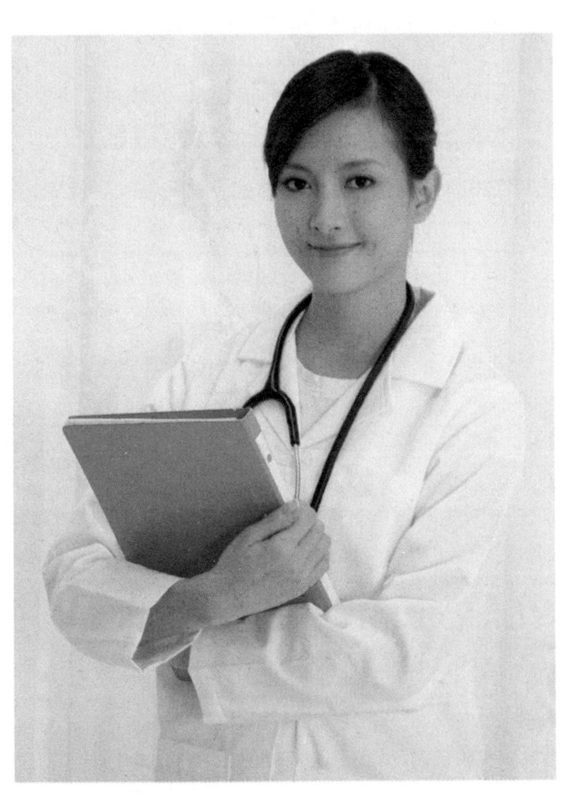

经常接触电磁辐射的孕妈妈

从事电磁辐射研究、电视机生产以及医疗部门的放射科工作的孕妈妈都属于这一类，应当早日离岗，避免畸胎、先天愚型胎儿和死胎的发生。

经常接触化学物质的孕妈妈

镉、铅、汞等重金属容易导致死胎和流产，二甲苯、苯、汽油等有机物会使孕妈妈流产率增高，氯乙烯可使孕妈妈所生宝宝患先天痴呆的概率提高。这些岗位的孕妈妈都应在孕前 1 年开始调换工种，规避化学物质对胎儿的伤害。

既然决定怀孕，就应该学会提高工作效率，尽量避免工作对生活时间的占用，在工作与生活之间找到平衡。如果工作任务繁重，先不要着急，可以先将工作分类，然后先做最紧急的 20%，再做次紧急或重要的 50%，剩下的 30% 可选择尽力而为或者放弃。

从事高温作业、振动作业，在噪声环境中工作的孕妈妈

工作环境的温度过高、振动过剧烈、噪声过大均可对胎儿的发育造成不良影响，在这些环境中工作的孕妈妈也应暂时调离岗位，以保证怀孕后的母婴健康。

5. 尽量远离这些有害的辐射源

电磁炉

电磁炉是各种家用电器中产生电磁波较多的，做饭时最好使用可以盖住整个炉面的大锅，以阻隔电磁波发出的能量，用完之后先切断电源，然后再把锅拿开。

微波炉

相对来讲，微波炉辐射最强，孕妈妈应尽量远离。

手机

接听手机时尽量佩戴耳机并且长话短说。手机在拨出但还未接通时辐射最强，此时要使它远离身体。建议孕妈妈在孕早期尽量少使用手机。

电视机、电脑

不要关灯看电视，与电视机距离不要低于 2 米，且连续看电视不要超过 2 小时。身体与电脑屏幕保持 30 厘米以上的距离，避免在电脑背面工作。

怀孕小便笺

海带、紫菜、青菜、萝卜、猪皮、橘子等食物具有清除体内有害放射性物质的作用，孕妈妈可以适当地多吃一些。

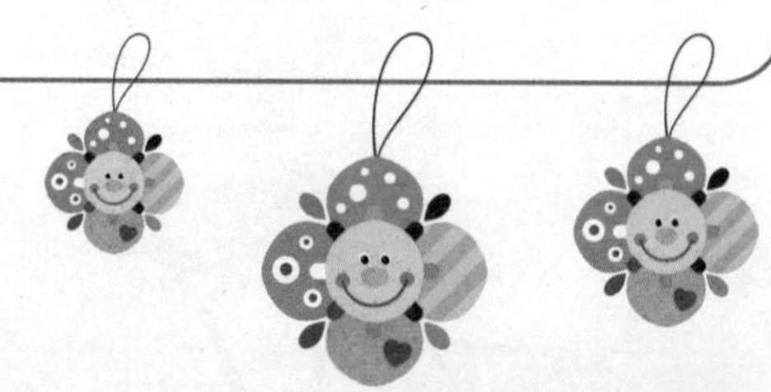

6. 坚持吃早餐对孕妈妈的重要性

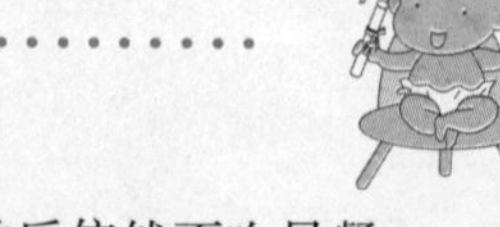

孕妈妈一定要坚持吃早餐

有的孕妈妈平时作息不规律，晚睡晚起，没有吃早餐的习惯；有的孕妈妈怀孕前就不注重早餐，觉得吃早餐太麻烦，而且由于不觉得不吃早餐有什么不适，于是怀孕后依然不吃早餐。

这些认识和习惯都是错误的。早餐对常人来说非常重要，对孕妈妈来说更加重要。

怀孕后，孕妈妈的身体负担逐步加大，不仅自身需要及时的营养补充，腹中的胎儿也需要从母体吸收营养用来生长发育，孕妈妈以为自己不吃早餐没有什么不适，但胎儿会在这种长期的不规律的饮食环境中受到伤害。不吃早餐还很容易引起孕妈妈低血糖导致头晕。到了孕晚期直至临产，特别是分娩时孕妈妈需要一定的体力，这都需要前期的营养和能量的储存。因此，孕妈妈怀孕后更要注意早餐质量，不仅要吃早餐，而且还要保证质量。

孕妈妈的早餐应该吃温热的食物，以保护胃气。可以选用热稀饭、热燕麦片、热奶、热豆花、热面汤等热食，这些都可以起到温胃、养胃的作用，尤其是在寒冷的冬季，这点特别重要。北方的孕妈妈还要注意改掉早餐吃油条、油饼的习惯，炸油条、油饼使用的明矾含有铝，影响宝宝智力发育，因此孕妈妈要尽量少吃油条、油饼。

有些孕妈妈由于之前没有吃早餐的习惯，在一开始吃早餐后，可能会存在些许不适，吃不下早餐，这时可以选择食用一碗杂粮粥、一个水煮蛋，再加上一些清淡小菜，慢慢调整胃口。

有些孕妈妈会有晨起恶心的症状，这往往是由空腹造成的，这种情况下，早晨醒来后可以先吃一些含蛋白质、碳水化合物的食物，如温牛奶加苏打饼干，这样可以缓解恶心症状，然后再去洗漱。

合理的早餐营养结构中 3 大产热营养素——蛋白质、脂肪、碳水化合物的产热值的比例应该在 12 ： 25 ： 60。

一日早餐推荐

牛奶或豆浆 1 杯、馒头 1 个或面包片 2 片、鸡蛋 1 个、适量蔬菜、少量肉类和水果，另可适当搭配果酱或蜂蜜，做到营养均衡。

7. 怎样正确食用“孕妇奶粉”

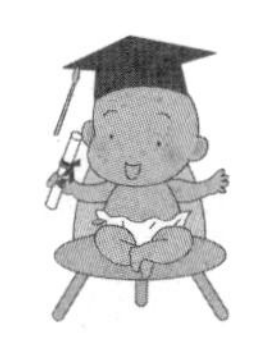

孕早期不用着急食用“孕妇奶粉”

“孕妇奶粉”是在牛奶的基础上，添加孕期所需要的营养成分，包括叶酸、铁质、钙质、二十二碳六烯酸（DHA）等营养素配制而成的，比较符合怀孕女性的营养补充特点。

合理科学地饮用“孕妇奶粉”可以保证孕妈妈和胎儿所需的营养成分，促进胎儿的正常发育和孕妈妈的健康；“孕妇奶粉”中锌的充足含量对孕妈妈分娩有利，因为锌有促进平滑肌收缩的作用，可缩短产程顺利分娩。

孕早期可以不用喝“孕妇奶粉”，到了妊娠

中、晚期可以将牛奶换成“孕妇奶粉”，以保障充足的营养。因为孕早期胚胎较小，生长比较缓慢，孕妈妈所需热量和营养素基本上与孕前相同。一般怀孕后，孕妈妈会比较注意饮食营养，而早期所需的营养又和普通人一样，所以在孕早期不需要马上食用“孕妇奶粉”，再加上早孕反应，孕妈妈可能也喝不下“孕妇奶粉”。

到了妊娠中期，随着恶心、呕吐等不适慢慢减退、消失，孕妈妈的胃口越来越好，胎儿所需的营养也越来越多。即便均衡饮食，也有相当一部分孕妈妈由于食量、习惯等，仍难以获得满足胎儿生长及自身健康的诸多营养素，尤其是钙、铁等。所以建议有条件的孕妈妈可以在孕中期、孕晚期，把孕期所需的牛奶换成“孕妇奶粉”，以弥补营养不足。

“孕妇奶粉”不宜多喝

“孕妇奶粉”虽好，但孕妈妈也不要大喝特喝，也不要在饮用“孕妇奶粉”的同时兼用其他牛奶制品，因为“孕妇奶粉”喝得太多或者和其他牛奶一同饮用会增加肾脏的负担，反倒不利于吸收。

孕妈妈日常饮用“孕妇奶粉”只要按照包装上注明的量，每天饮用2次，早晚各1次即可。而且每个人的饮食习惯不同，对营养素的需求也不完全相同，“孕妇奶粉”并不能面面俱到，孕妈妈最好能在医生的指导下进行适当地增减。

8. 孕期喝什么样的水有讲究

怀孕期间由于胎儿的需要，体内水分增加，血液稀释，对水的需求量比平时要大。因此，孕妈妈应该多喝水，喝什么样的水、怎么喝，也要加以注意，因为这直接关系到胎儿的健康。

儿种对身体有害的水

没有烧沸的自来水中含氯化物，对孕妈妈的健康不利。久沸或反复煮沸的水中，亚硝酸根离子及砷等有害物质的浓度很高，对胎儿的健康不利。

孕期喝什么水最好

白开水就是烧沸的自来水。自来水含有许多人体所需的微量元素及矿物质。因此，孕妈妈应该把白开水作为主要饮品。

孕期如何喝水

怀孕后身体代谢量加大，容易出汗，排泄功

能也会加强，这就需要足够的水分来参与代谢。孕妈妈可以根据季节、体重、工作性质等来决定每日的饮水量，通常情况下，每天至少要补充2000毫升的水（包括蔬菜、水果和汤中的水）才能满足身体的需要。

另外，还要掌握好喝水时间，早晨起床后喝1杯水，能够补充睡眠中丢失的水分，利尿通便；日间活动或工作过程中，每隔1～2小时喝1次水；晚饭后2小时喝点水。不要等到口渴才喝水，口渴说明细胞脱水已经达到了一定程度，体内水分已经失衡，是缺水的表现。

9.情绪胎教：开始记胎教日记

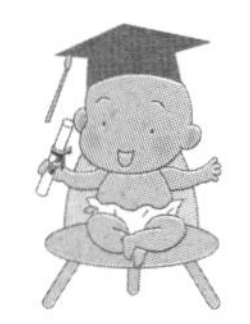

这一天，你像种子一样，在妈妈的肚子里发芽。

胎教日记是胎宝宝的成长记录，也是孕期的珍贵史料。孕妈妈可要认真写噢。

可以这样写：

年　　月　　日　　星期　　天气			
时间	日常行动	胎教内容	宝宝反应
6:00	起床、洗脸、刷牙、准备早点	告诉宝宝起床了，打开胎教音乐听一会儿	宝宝对音乐的反应
7:00	吃早点	吃之前给宝宝介绍早点食物	宝宝早上可能在睡觉，很安静
8:00	跟宝宝一起去医院检查	医生检查、胎位正常、心跳有力	医生摸在肚皮上，被宝宝狠狠踢了一脚
12:00	回家吃午饭	给宝宝念唐诗	宝宝有了回应，胎教有了效果
13:00～14:00	午休	起来以后，跟宝宝打个招呼	宝宝也休息好了，伸伸懒腰
15:00	教宝宝画画	连点画，给衣服上颜色	宝宝开始有点动静了
16:00～17:00	洗衣服、准备晚餐	介绍食物的名称、味道	宝宝很高兴，动了起来
19:00	老公下班	告诉宝宝，爸爸工作辛苦了	
21:00～21:30	给宝宝念个睡前小故事	宝宝抚摸胎教，给宝宝介绍爸爸一天的工作情况	宝宝开始很安静，听到爸爸的声音，动了起来

10. 准爸爸胎教：做些必要的生活调整

如果孕育已经确定，那么准爸爸就应该注意了，为了保证孕育的顺利进行，在此时，要把家庭的生活做些适当的调整，比如先帮妻子把烹饪这一家务事搞定，让她暂时远离厨房。你可以承担烹饪的主要任务，也可以请家人帮忙。总之，暂时要让孕妈妈远离厨房，这对孕育是很重要的；另外，要劝她别做剧烈的运动，别接触有害于孕育的事物，并且避免和她发生情绪冲突等。总之，要想到妻子现在是一个孕妈妈了，要在生活的各个方面、各个细节，提供给她合理的帮助，相信，就算你不能够做到十全十美，但是，只要你做了，多少还会让孕妈妈产生幸福的感觉，不会让她为独自承担孕育的辛苦而感到茫然。

在你做一些有益于帮助孕妈妈的事情的同时，不要表现得太紧张，或太过于限制，否则，这同样会引起孕妈妈的焦虑和紧张，那样反倒对孕育不利了。

11. 应当注意胎教的 4 大误区

胎教方法要根据胎儿的生长发育规律来进行，如果使用不当，不仅起不到胎教应起的作用，还可能会对胎儿造成一定的伤害。以下 4 大胎教误区，准爸妈应当尽量避免。

随时随地进行直接胎教

胎儿绝大部分时间在睡眠中度过，有时会翻身引起胎动，胎动并不是胎儿闲来和人玩耍，有可能是胎儿换个姿势继续睡觉。随时随地进行的胎教有可能打搅胎儿的睡眠，所以胎教应遵循胎儿生理和心理发展的规律，不能随意进行。

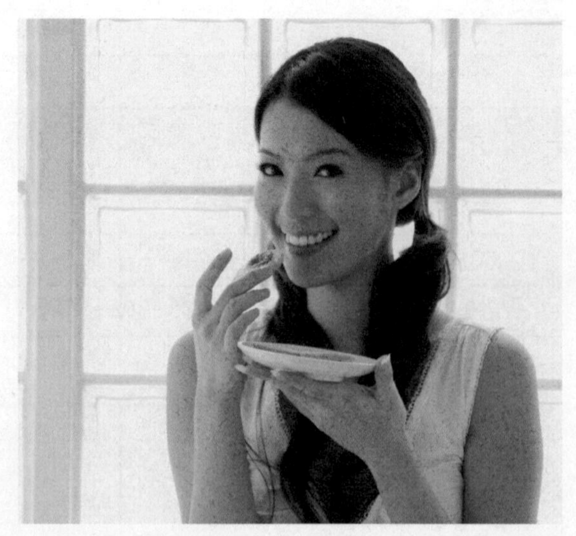

首先，一定要选择胎儿苏醒时进行胎教，且每次不超过20分钟。其次，每天要定时进行胎教，让胎儿养成规律生活的习惯，同时也有利于出生后再认知，为其他认知能力的发展奠定基础。再次，胎教要有情感交融。在施教过程中，父母应注意力集中，完全投入，与胎儿共同体验，建立起最初的亲子关系。

任何乐曲都拿来听

音乐通过母体的传递，被胎儿的听觉神经感受到时已不再是原有意义上的和谐的旋律与节奏，而只是一个单纯的物理声波，如果音乐选择不当，那就是有害的噪声，它有可能对胎儿造成干扰和易激惹性。

不管是什么音乐全都拿来给胎儿听是一种认识误区。最好听一些舒缓、欢快、明朗的乐曲，而且要因时、因人而选曲。怀孕早期，妊娠反应严重，可以选择优雅的轻音乐；怀孕中期，听欢快、明朗的音乐比较好。

胎教音乐越大声越好

不少孕妈妈，把“胎教音乐”当做培养“神童”智力的胎教法宝，并直接把录音机、收音机等放在腹部上，让胎儿听音乐。这是一种认识误区，特别是不合格的胎教音乐磁带，将会给母腹中的小宝宝造成一生无法挽回的听力损害。

除了要尽量避免嘈杂的音乐外，进行音乐胎教时，声源最好离孕妈妈腹部 2 厘米左右，一定不要将声源直接放在腹部上。音频应该保持在 2000 赫兹以下，声音不要超过 85 分贝。此外，孕妈妈还要注意不要听一些低沉、悲伤的音乐，多听一些优美、欢快的音乐。

直接胎教越早开始越好

胎儿绝大部分时间都是在睡眠中度过，而睡眠也是让胎儿迅速生长发育的方式，准爸妈们在宝宝还没有足够的认知、记忆能力的时候就进行胎教，既没有意义，更可能打扰胎儿睡眠，影响他们的生长发育。

可根据胎儿的生长发育规律，在合适的周数分别开展不同的胎教，如怀孕 16 周时可以逐步开始音乐胎教和语言胎教，怀孕 20 周时可经常使用抚摸胎教。

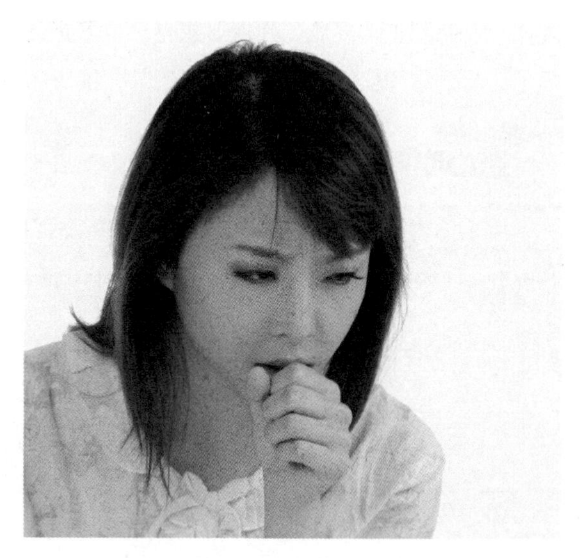

12. 学会识别怀孕的早期征兆

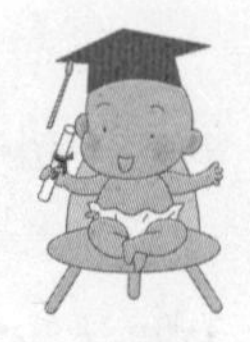

疲倦

刚刚进入怀孕的时候，孕妈妈可能会感觉到疲倦，但情况各不一样。有的就只感到困，特别想睡觉，可能刚起床就又想回床上睡觉。有的就是感觉特别累，做什么事都是有心无力。但是也有特殊情况，少数女性在怀孕后反而会感到精力充沛，容光焕发。孕妈妈要根据自己的情况正确地认识并做出具体的调整。

停经

停经是怀孕最为突出的一个标志。如果 1 ~ 2 周以上月经都没有来，而你平时月经周期还比较规律，没有不正常现象，你就要想自己是不是怀孕了。此时你怀孕的可能性很高，至少占 80%。

恶心呕吐

由于体内孕激素增加，怀孕早期时常会恶心和呕吐。孕激素的分泌，使子宫内膜不至于剥落，从而可以使妊娠正常进行。当它在血液内越来越多的时候，恶心的现象也随之增加。所以当你出现恶心和呕吐的时候，应该去医院看看，以及时检查出自己是否怀孕。

乳房改变

当怀孕一个月左右，乳房由于受到雌激素和孕激素的刺激，两侧乳房与乳头均会变大，还会不时地发胀，并伴以轻微的刺痛，乳晕的颜色加深。

小腹发胀

在怀孕的最初两个月里，由于子宫的增大，常会有小腹发胀的感觉。

尿频

如果月经过期不来，排尿不痛却经常有尿意，而解出来的尿液清澈透明，那么怀孕的可能性也很大。

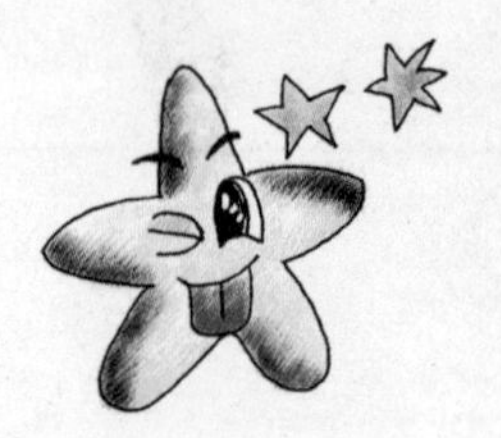
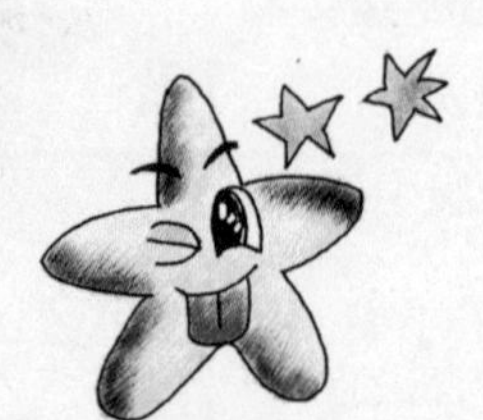
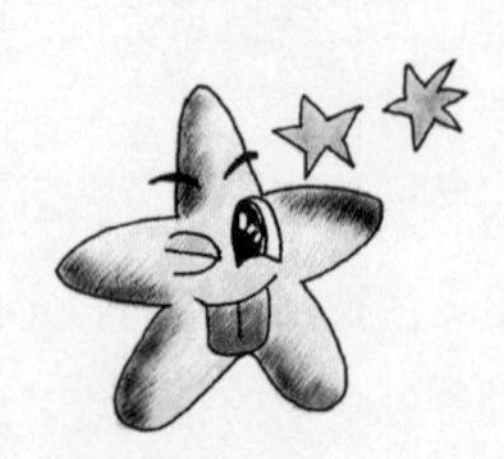

四、怀孕第 4 周

1. 胎儿发育与孕妈妈的变化

受精卵游进子宫腔内用 4 ～ 5 天完成着床，着床以后，羊膜腔才形成。现在的胎儿很不起眼，胎长约 0.4 厘米，很小又很柔软。受精一周后，受精卵开始不断地分裂，其中的一部分形成大脑，另一部分则形成神经组织。在本周末神经管、四肢、眼睛开始分化。

大多数孕妈妈还感觉不到怀孕的症状，有些敏感的妈妈可能感受到妊娠反应了，会出现类似“感冒”的症状，你可能会有轻微的不舒服，有时会感到嗜睡、疲劳，或在没有任何原因的情况下出现发烧、发冷等症状。出现这些症状别担心，过几天就会自动消失了。如果不能确定是否怀孕时，可以购买测孕试纸进行检查，或者到医院的妇产科检查是否妊娠。

2. 适当做一些柔缓的瑜伽运动

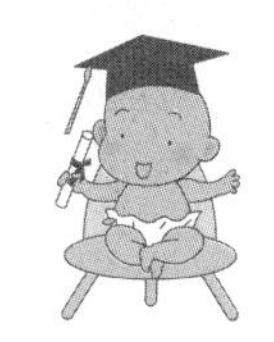

孕妈妈在怀孕后，可以小心地做一些柔缓的瑜伽动作。适当地练习瑜伽可以帮助孕妈妈减轻因怀孕引起的负重不适感，增强体质，并可以增强盆腔底部韧带的功能，对顺利分娩有一定作用。

适宜练习的瑜伽动作

由于每个孕妈妈的身体状况都会有所不同，再加上怀孕后身体的特殊性，专业的瑜伽教练通常会建议孕妈妈多做以下练习：

瑜伽静心的练习；强化腰腹部力量的练习；强化呼吸力的练习。

这样的练习运动幅度较小，但能使呼吸深长舒缓，保持精神的安定，加强腹压，增强腰力，对孕妈妈的身体抵抗力和心境调节都有好处。同时有利于孕妈妈血液循环的增强，由于胎儿与孕妈妈是血脉相连的，也增加了对胎儿的氧气和营养供给，可以促进胎儿大脑和身体的发育。

无瑜伽练习经验的孕妈妈不建议仓促开始

一切对胎儿与母体有益的锻炼都应当在确保安全并适合孕妈妈个人身体情况的前提下进行。孕前就已经有瑜伽练习经验的孕妈妈，可以在医生的许可下进行适当的练习，并且每次练习都应当确保动作的和缓与轻柔，每次练习时间以不超过半小时为宜。

孕前未接触过瑜伽的孕妈妈，尤其是一些身体状况并不是很健康的孕妈妈不适宜孕后仓促开始学练。因为孕早期正是流产的高发期，没有基础与经验的练习很容易对胎儿造成影响。如果有练瑜伽的打算与热情，最好在怀孕前就开始尝试接触，并学习基本技巧。一定要请专业的瑜伽教练讲授正确的瑜伽姿势，避免错误的姿势为自己带来困扰。

怀孕4个月后，母体与胎儿的情况都比较稳定，这时如果想练习瑜伽，也可以找专门的孕妈瑜伽馆与专业的教练尝试学习，无论何时都应避免选择那些强度大的动作来练习，一切动作都应以缓和的动作和从容的心情去做。

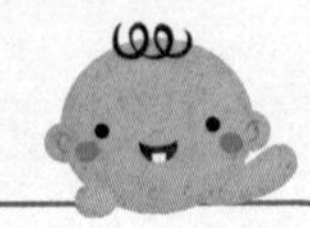

怀孕小便笺

孕妈妈如果存在以下问题，应该及时前往医院进行咨询，得到医生的同意方可进行锻炼。

有早产或有习惯性流产经历，或人工流产3次以上。怀孕期间曾出现下腹部痉挛绞痛、阴道点滴性出血或大量流血现象。患有严重心脏病或肺病。怀孕前或怀孕后患有糖尿病。患有高血压。肢体残疾或患有肌肉骨骼疾病。孕双胞胎或多胞胎。

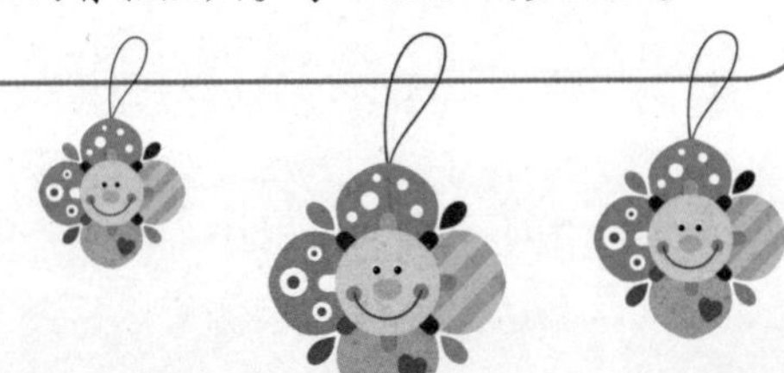

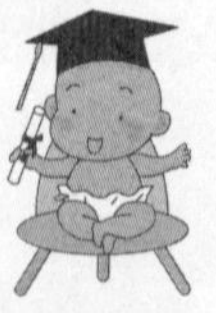

3. 教你保持好心情的4大法宝

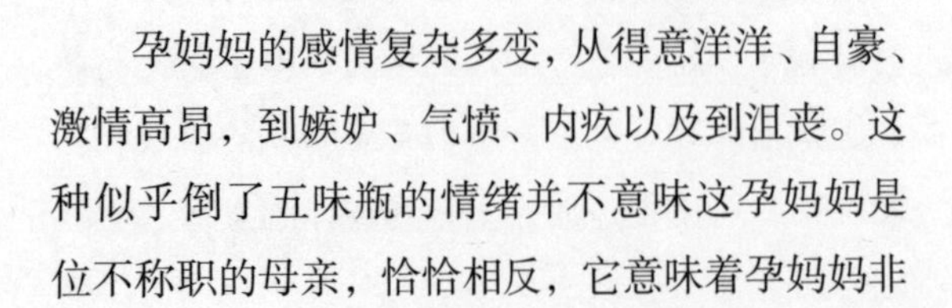

孕妈妈的感情复杂多变，从得意洋洋、自豪、激情高昂，到嫉妒、气愤、内疚以及到沮丧。这种似乎倒了五味瓶的情绪并不意味这孕妈妈是位不称职的母亲，恰恰相反，它意味着孕妈妈非常在乎这段经历，正更深层次地去探究着自己的职责。孕妈妈要明白的一点是，恶劣的心情于事无补，只会适得其反，所以要尽快通过自己或求助别人来化解不良情绪。

消除恐惧与担忧心理

可以适当看一些有关怀孕与分娩方面的书，不要“捕风捉影”，要相信产前检查，学会自我调控情绪。

准备好有得必有失

这里的“失”主要表现在你开始失去一些和外界的联系，不能和丈夫一起去参加聚会，与好友的感情似乎也正在淡化，你会时不时地感觉到有些孤单……

求得家庭成员的帮助

孕期中的你，注意力可能更关注于胎儿，而丈夫则继续一边关注事业，一边关注家庭。这个时候，你可要求他做出一些调整，告诉他你真正所需要的，让他多关心你，免得你过于焦虑。

不要把坏心情传给下一代

孕期母亲的心情可以影响胎儿的性格，为了下一代的快乐，至少要学会控制和平抚自己的情绪。

4. 孕妈妈要补充足量蛋白质

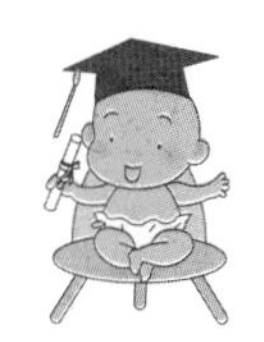

孕妈妈需要蛋白质来维持子宫、胎盘、乳腺组织及全身组织器官的功能。胎儿也需要补充足量的蛋白质帮助身体成长发育。

蛋白质是细胞分化、器官形成的最基本的物质，在胎儿的整个生长过程中，蛋白质都起到了极为重要的作用。如果孕妈妈缺乏蛋白质，影响的不仅仅是胎儿的身体生长，还将影响胎儿大脑的发育。

胚胎发育过程中一直在以一定速度储存蛋白质，妊娠 1 个月时，蛋白质的储存速度为 0.6 克 / 天，这个时候胚胎还缺乏合成氨基酸的酶类，不能自身合成所需的氨基酸，全部蛋白质需求都须由母体供给。因此，孕妈妈需要补充足量蛋白质，为胎儿提供坚实的发育基础。

一般来说，孕妈妈每天最低摄入蛋白质 40 克，才能维持母体的蛋白质平衡。孕早期胎儿较小，对蛋白质的需求不是很大，此时孕妈妈的蛋白质摄入量可增加到 80 克 / 天，孕中期可以增加到 90 克 / 天，孕晚期可以增加到 95 克 / 天。

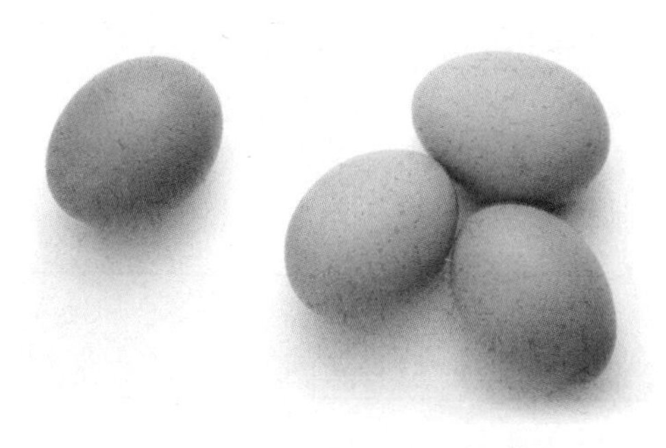

牛奶、鸡蛋、肉类、鱼虾类是优质的动物蛋白食物。豆、豆制品、干果类、花生酱、芝麻酱等是优质的植物蛋白食物。

除正常的饮食外，孕妈妈可以服用适量合格优质的蛋白质粉帮助补充蛋白质。以每勺蛋白粉可提供8克纯蛋白计算，孕早期每日可补充约1勺半的蛋白质粉，分两次食用；孕中期，每日可补充约两勺半的蛋白质粉，分2～3次食用；孕晚期，每日可食用3勺蛋白质粉，分3次，1次1勺即可。

蛋白质的补充并无严格的规定，身体条件特殊的孕妈妈要根据医生的建议选择合理的蛋白质补充方式，还要结合日常的饮食状况进行合理调整。

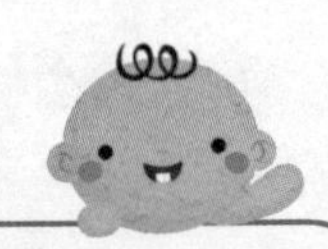

怀孕小便笺

一般说来，动物性食品，如瘦肉、奶、蛋、鱼中的蛋白质都含有8种必需氨基酸，数量也比较多，各种氨基酸的比例恰当，生物特性与人体接近，即与人体蛋白质构造很相似，容易被人体消化吸收。植物性食品中，只有大豆、芝麻和葵花子中的蛋白质为优质蛋白质，其余的如大米所含蛋白质就差一些，多为不完全蛋白质。

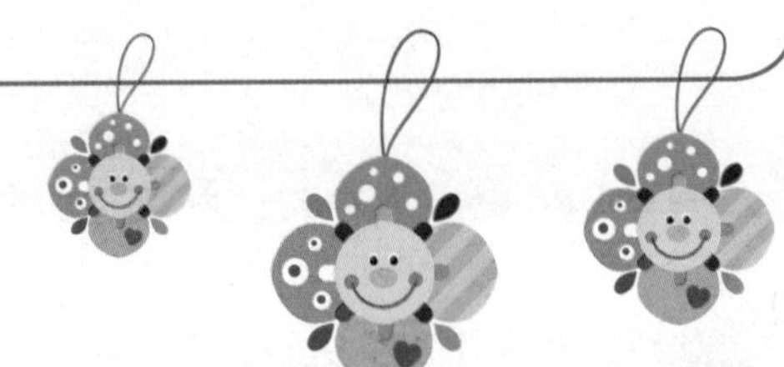

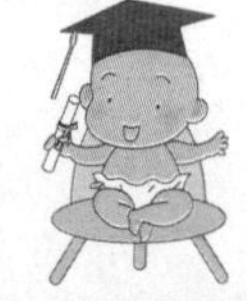

5. 避免食用导致流产的食物

妊娠期间，孕妈妈注意营养摄入的同时，也要注意避免食用容易对自己或者胎儿产生不利影响的食物。下表中列出的都是对保胎、安胎不利的食物，供孕妈妈参考。

名称	存在影响
薏苡仁	对子宫平滑肌有兴奋作用，可促使子宫收缩，因而有诱发流产的可能
马齿苋	性寒凉而滑利，对于子宫有明显的兴奋作用，能使子宫收缩次数增多、强度增大，易造成流产
桂圆	性温味甘，极易助火，动胎动血。孕妈妈食用后可能会出现燥热现象，甚至引起腹痛、“见红”等流产症状，导致流产或早产

续表

名称	存在影响
杏、杏仁	味酸性热，有滑胎作用
山楂	对子宫有收缩作用，孕妈妈若大量食用山楂食品，会刺激子宫收缩，甚至导致流产
芦荟	芦荟含有一定的毒素，孕妈妈若饮用芦荟汁，会导致骨盆出血，甚至造成流产
螃蟹	性寒凉，可用于活血祛瘀，也因而对孕妈妈不利，尤其是蟹爪，易引发流产
甲鱼	性寒，有滋阴益肾的功效，但同时还有着较强的活血散瘀作用，孕妈妈若误食易造成流产

如果孕妈妈不小心食用了上表中的某些食物，也不要过于惊慌。如果食用量很小，一般不会出现危险。如果食用量很大，或者饮食后感觉身体不适，要及时去医院进行咨询。

6. 孕期尽量远离咖啡和浓茶

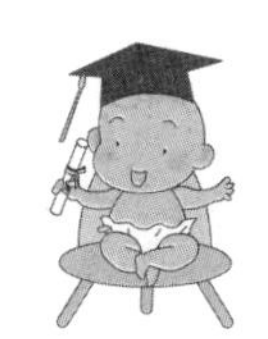

很多孕妈妈都有喝咖啡和浓茶的习惯，怀孕之后这些都要远离。咖啡内的咖啡因会通过改变女性体内雌、孕激素的比例，间接抑制受精卵在子宫内的着床和发育。

有研究表明，每天摄入 300 毫克咖啡因，可使受孕概率下降 27%。此外，如果在孕期饮用咖啡因饮料，孕妈妈可能会出现恶心、呕吐、头痛、心跳加快的症状。咖啡因还能够通过胎盘进入胎儿体内，刺激胎儿兴奋，甚至会影响其大脑、肝脏、心脏等器官的正常发育。

茶叶的好处不少，还含有丰富的锌，孕妈妈饮适量淡茶，所生婴儿的血液中含锌量也较高。切忌喝浓茶。浓茶中的单宁酸会与铁结合，降低铁的正常吸收率，易造成缺铁性贫血。大量的单宁酸还会刺激肠胃，会影响其他营养素的吸收。

可以稍微喝些淡茶水。喝淡茶无论对孕妈妈还是胎儿都是有益的。每次用 3 ~ 5 克茶叶泡水，同一杯茶冲泡 2 ~ 3 次即可。爱喝茶的孕妈妈不妨少量饮用些淡绿茶，能减轻口中不适。

另外需要注意的是可乐、橙汁等饮料中除了含有大量的糖、微量元素等之外，还含有一定量的咖啡因和防腐剂。过多引用可乐、橙汁容易造成肥胖，而且对肾功能也有一定的影响。

7. 每日胎教的最佳时间

中午12点

这时，人的视力处于最佳状态，可以明朗、清晰地看到美丽的风景，孕妈妈可以在这段时间去欣赏优美的绘画作品。

晚20～23点

这个时间是孕妈妈听觉最敏感的时间，也是最佳胎教时间。孕妈妈吃完晚饭后稍作休息，精神慢慢恢复，此时便可开始进行胎教。最好能和准爸爸一起进行，效果会更好。

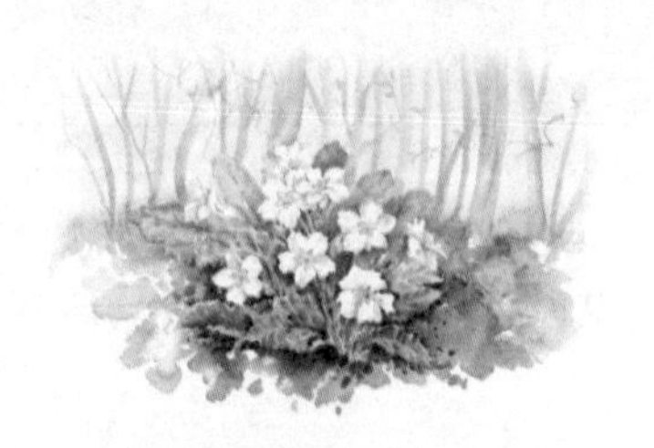

8. 孕妈妈乳房触痛的护理

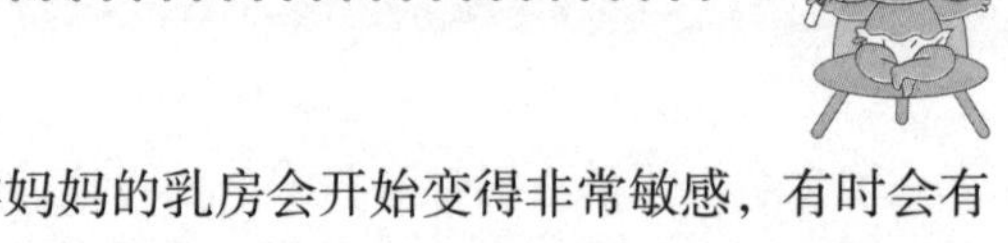

怀孕后，大部分孕妈妈都会明显感到乳房变大，而且乳房的触碰感觉也会发生变化。这种现象也是怀孕早期常出现的症状，孕妈妈不必紧张。

怀孕后乳房的变化主要为：乳头变得更加坚挺和敏感，乳晕扩大，颜色渐深，乳房逐步增大，并有发紧、沉重感、胀痛感。这是因为孕激素水平的升高促进乳腺葡萄状腺体的气泡的生长，血液更多流向乳房，脂肪组织也开始在延展开来的乳汁输送管和腺体周围积蓄、围绕、沉淀。

乳房的增大主要是为以后的哺乳做准备。有些孕妈妈的乳房会开始变得非常敏感，有时会有些刺麻的感觉，这种感觉通常在几周后消失。

怀孕后面对这一变化的孕妈妈首先需要换一个松紧度适宜的胸罩，最好是可调节的胸罩，既为乳房提供足够的支撑，又要有宽松的空间保证乳房的舒适度。

感到乳房胀痛不适时，可以采取热敷、按摩等方式来缓解疼痛。孕妈妈可以用手轻柔地按摩乳房，促进乳腺发育。睡觉时，脱下胸罩，有利乳腺的血液循环。

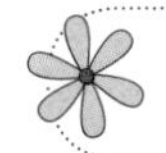

五、怀孕第5周

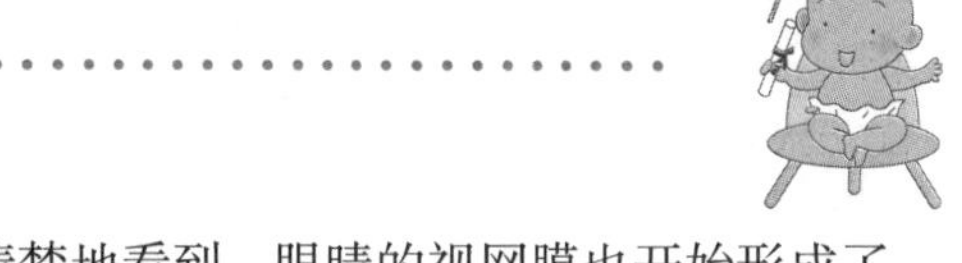

1.胎儿发育与孕妈妈的变化

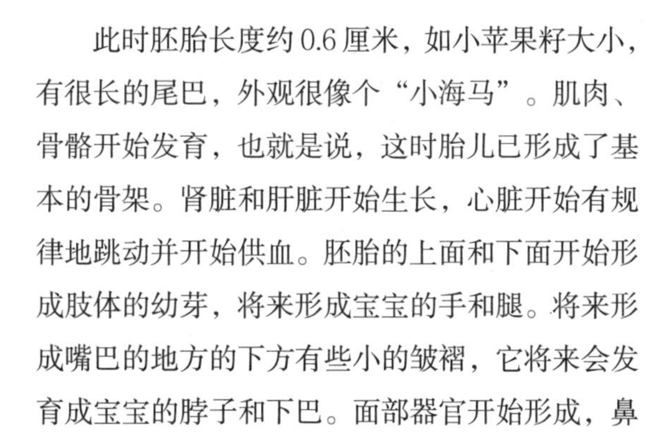

此时胚胎长度约0.6厘米，如小苹果籽大小，有很长的尾巴，外观很像个“小海马”。肌肉、骨骼开始发育，也就是说，这时胎儿已形成了基本的骨架。肾脏和肝脏开始生长，心脏开始有规律地跳动并开始供血。胚胎的上面和下面开始形成肢体的幼芽，将来形成宝宝的手和腿。将来形成嘴巴的地方的下方有些小的皱褶，它将来会发育成宝宝的脖子和下巴。面部器官开始形成，鼻孔可清楚地看到，眼睛的视网膜也开始形成了。

这个时候的绝大多数孕妈妈没有怀孕的主观感觉，腹部也不会有明显的变化。有的孕妈妈胃部开始出现有不适的感觉，经常会出现食欲差，恶心呕吐，小便频繁等。部分孕妈妈会有轻微的不舒服，出现类似感冒的症状，如周身乏力、发热或发冷、困倦嗜睡、不易醒、感到疲劳等孕期症状。

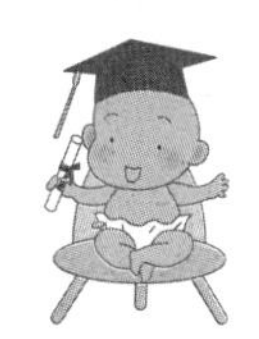

2.孕妈妈生活细节的注意事项

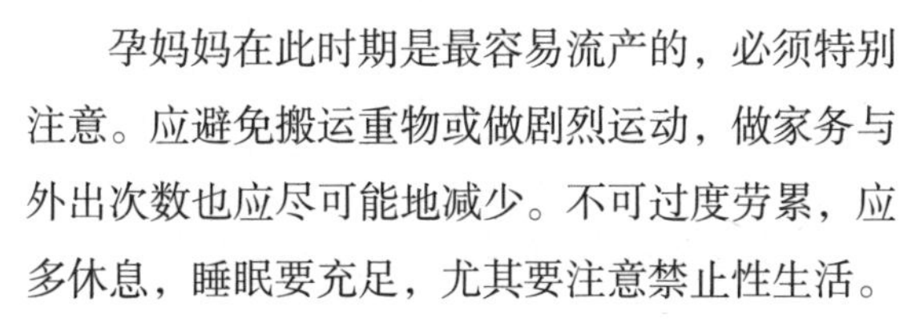

孕妈妈在此时期是最容易流产的，必须特别注意。应避免搬运重物或做剧烈运动，做家务与外出次数也应尽可能地减少。不可过度劳累，应多休息，睡眠要充足，尤其要注意禁止性生活。

这段时间是胎儿脑部及内脏的重要形成时期，不可接受X线检查，也不要随意服药，尤其要避免感冒。

烟和酒会给胎儿带来不良影响，准爸爸注意不要在家吸烟。

如果家中有宠物的话，尽量避免接触，以免感染血原虫病等。最好宠物送给别人或是寄养在朋友家中。

要避免与患病毒感染的患者接触，如风疹、水痘、单纯疱疹患者等。

看电视的时候应与电视机保持2～3米的距离，每次看电视时间不要超过2小时，尽量不要去看恐怖片。

3. 怎样做一个“孕美人”

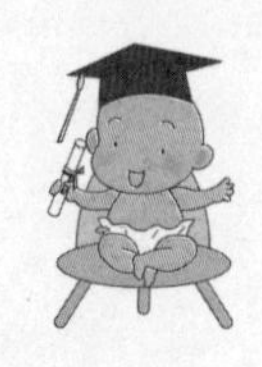

以前，人们普遍认为生了孩子以后，女性的青春容貌和苗条身材就会消失。近些年来，有不少“大腕”明星，生过孩子做了妈妈后，风韵更增，甚至被称作“辣妈”的广而有之，媒体上代言妇幼用品广告的“星”“腕儿”更受大众偏爱。其实，只要注意皮肤的美容、护理，分娩后就能保持和恢复青春靓丽的肤色和婀娜有致的身材。所以说，孕妈妈在孕期讲究一些“臭美”，让自己在几十周中做一个别具风韵的“孕美人”，不仅自己和家人看起来舒心悦目，也是对腹中胎儿的美育胎教。

要注意保养护理皮肤，早上洗脸，夏天用冷水，冬天用温水，不要用刺激性强的清洗剂，可以改用刺激性较小的化妆品来清理皮肤，擦涂乳液后，稍微涂一点儿粉底就足够了。

白天，一般不用再做细致的化妆，如果因为出汗粉底脱落，只需简单地用粉底霜或粉饼补淡妆。夜间睡觉前，先用洁面乳洗净皮肤，然后记住要用润肤膏进行按摩拍击，然后用乳液擦掉润肤品，最后匀涂营养露或乳液保养。

4. 不同皮肤的不同护理方法

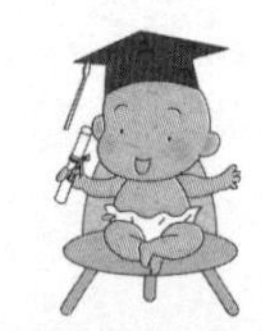

干性皮肤的护理方法

孕妈妈血容量较孕前增加，因此孕妈妈身体内所需要的水分会大量增加，所以可能很难保持皮肤的水润，皮肤容易干裂，特别是手和脚两处。

皮肤易干燥的孕妈妈可以这么护理皮肤：首先，保持房间湿度适宜，避免频繁洗浴。

其次，每天可选择使用温和的洗面乳调整干性皮肤，使用具有保湿作用的润肤霜。外出时一定要涂防晒霜。如果皮肤出现脱皮等现象，可使用油性较高的润肤霜和增加涂抹次数。每周可适当使用一次保湿滋润的面膜。

油性皮肤的护理

在怀孕的前3个月，由于身体内的雌性激素水平激增，许多孕妈妈都会经历一个痘痘爆发的阶段，特别是怀孕前就属于油性皮肤的孕妈妈可能情况会变得更加严重。由于怀孕的前3个月是胚胎发育的重要阶段，所以对付这个时期的皮肤问题不能使用一般的祛痘产品。

在这个阶段，孕妈妈要避免选用含有水杨酸等磨砂作用的洗面乳、化妆品和润肤霜，以防对胎儿造成伤害。怀孕 3 个月后胎儿进入正常的发育阶段，如果此时皮肤仍然出油很多，可以使用一些比较温和的产品控油祛痘。

油性皮肤的孕妈妈可以使用温和的洗面乳清洁面部，每天两次，注意避免使用一些滋润型的产品，因为其所含的润肤剂会使毛孔堵塞，加重痘痘爆发。饮食上忌食辛辣油腻食物，多食蔬果，多喝水，保持代谢正常，可逐渐调理肌肤的油性状态。

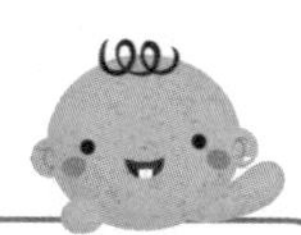

怀孕小便笺

进入孕期之后，由于体内激素水平的变化，孕妈妈的皮肤可能这个月很油，下个月就会变得很干燥，皮肤护理不宜复杂、多变，只要根据孕期身体的变化合理调整饮食，适当使用健康护肤品即可缓解皮肤易干、易油的症状。

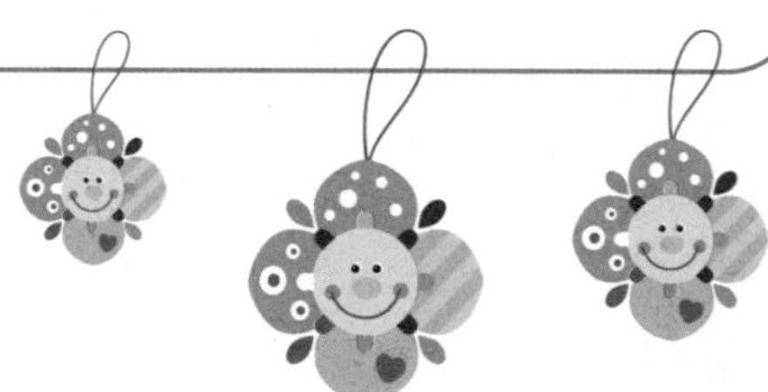

5. 本周孕妈妈的营养指导

怀孕第 5 周是胎儿器官形成的关键期，孕妈妈要继续补充叶酸及其他维生素、矿物质、蛋白质、脂肪等营养素，同时还要避免一切可能致畸的因素。

本月胎儿还很小，还不需要大量的营养素，孕妈妈只要保持饮食均衡即可满足胎儿的营养需求。在饮食安排上，如果孕妈妈以前的营养状况很好，体质也不错，一般来说就不需要再特意去加强营养。但如果自身营养状况不佳，体质又较弱，就应该及早改善营养状况，把增加营养当成孕早期保健的一项重要内容。

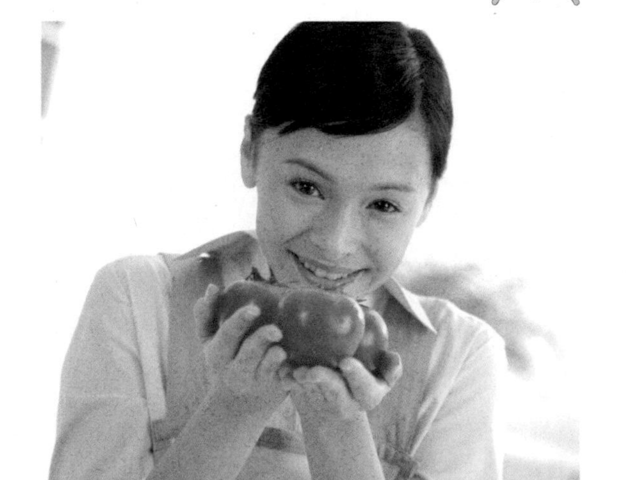

6. 本周重点营养素——锌

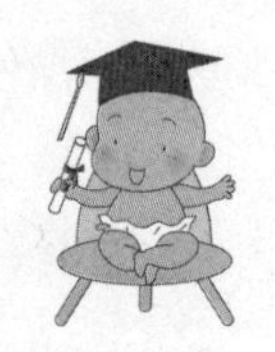

锌是一种对人的发育和健康具有重要作用的微量元素。虽然锌在人体内的含量极少，还不到人体重的万分之一，却参与了人体 200 多种酶的组成，尤其是具有调节脱氧核糖核酸（DNA）复制、转译和转录作用的 DNA 聚合酶的组成，在人体蛋白质和核酸的合成、细胞的分裂、细胞分化和生长的过程中都是不可或缺的。缺锌会致胎儿发生宫内发育迟缓，免疫功能差，大脑发育受阻，中枢神经系统畸形等不良状况。所以，为了胎儿的健康，孕妈妈要注意补锌。

可以这么补锌

孕妈妈在整个妊娠期间，体内的锌含量应保持在 1.7 克左右，每天推荐的摄入量为 20 毫克左右。牡蛎、鲜鱼、牛肉、羊肉、猪肝、猪肾、贝壳类海产品、蛋类、紫菜、面筋、烤麸、麦芽、黄豆、绿豆、蚕豆、花生、核桃、栗子、苹果等食物含有丰富的锌，孕妈妈可以根据实际情况选择食用。硫酸锌、葡萄糖酸锌等补锌制剂，也是一个方便可靠的补锌来源。

7. 孕期避免挑食的几个小窍门

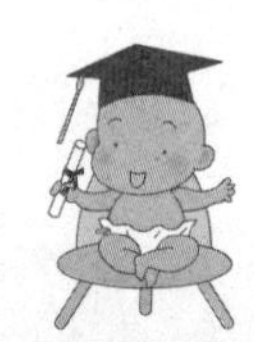

孕妈妈在怀孕早期常会出现一些生理反应，如恶心、呕吐、食欲缺乏、偏食等，严重者甚至引起各种营养素的缺乏，因此要在如下 5 个方面安排饮食，避免孕妈妈挑食。

选择促进食欲的食物

如西红柿、黄瓜、青柿椒、鲜香菇、新鲜平菇、苹果等，它们色彩鲜艳，营养丰富，易诱发食欲。

选择易消化、易吸收，同时能减轻呕吐的食物

动物性食物中的鱼、鸡、蛋、奶，豆类食物中的豆腐、豆浆，均便于消化吸收，并含有丰富的优质蛋白，且味道鲜美，孕妈妈可经常选用。粳米粥、小米粥、烤面包、馒头、饼干、红薯，易消化吸收，含糖分高，能提高血糖含量，改善孕妈妈因呕吐引起的酸中毒。酸奶、冰淇淋等冷饮较热食的气味小，有止吐作用，又能增加能量的供给量，孕妈妈可适量食用。

烹调要符合口味

怀孕后，很多人饮食习惯发生变化，烹调时

可用柠檬汁、醋拌凉菜，也可用少量香辛料，如姜、辣椒等，让食物具有一定的刺激性。冷食能减轻食物对胃黏膜的刺激作用，如凉拌双耳、凉拌茄泥等。

想吃就吃，少食多餐

妊娠反应较重的孕妈妈只要想吃就吃。比如睡前和早起时，吃几块饼干、面包等点心，可以减轻呕吐，增加进食量。

进食过程中保持心情愉快

听听音乐，餐桌上摆放鲜花等，都可解除孕吐的烦躁，从而增加孕妈妈的食欲，保证胎儿正常发育。

8. 制订一个合理的胎教计划

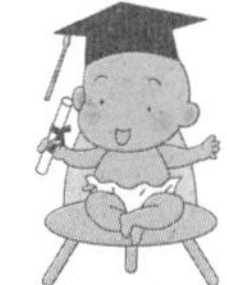

胎教是一项持续数月的连贯工程，进入孕 5 周，准爸妈可以制订一个合理的胎教计划，在以后的几个月里按照计划表有规律地进行胎教活动，这样做会更科学、更有效。

《胎教日安排计划》参考表

区间	时间	内容
上午	6:00	起床，准备早饭，洗衣服，听舒缓的音乐
	7:00	吃早饭，收拾餐桌，给胎儿讲爸爸妈妈早上发生的故事（语言胎教开始）
	8:00	打扫房间，唱歌
	9:00	给胎儿朗读故事书，讲故事或与其对话（阅读胎教开始）
	11:00	做饭，吃午饭
	12:30	午睡
下午	13:00	做比较轻的家务活，通过对话与胎儿进行交流（语言胎教开始）
	14:00	写孕期日记，处理杂事
	15:00	做孕妇操，听音乐，阅读孕产书籍
	16:00	休息，去超市购物，或做其他较轻微的家务
	17:00	准备晚饭，听音乐
	18:00	吃晚饭，收拾饭桌
	19:00	休息，看电视

续表

区间	时间	内容
晚上	20:00	准爸爸孕妈妈互相配合，对胎儿进行抚摸、语言、光照等各种胎教（按合适的孕龄任选一种或几种）
	21:00	洗澡，睡前准备
	22:00	睡觉

胎教计划表可以帮助准爸妈规律地进行胎教。准爸妈在制作自己的胎教计划表时要参照自家宝贝的具体发育情况，结合家庭细节做出调整或者重新规划。

制订计划的基本原则是：规律、合理、科学。

9. 试着和胎儿说说心里话

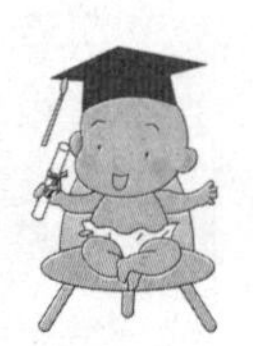

怀孕第 5 周，准爸妈可以尝试和胎儿说说话，虽然现在为时尚早，但是准爸爸孕妈妈可以借助这个机会来练习一下和宝宝说话的节奏、方式与内容。和胎儿说说心里话不失为一种好的选择。

早上起床前或是晚上临睡前，准爸爸孕妈妈挑选一段可以共同拥有的时间，时间不需要很长，15 分钟足够，然后一人做倾诉者，一人做倾听者。倾诉者说出自己想对宝宝和另一半说的心里话，倾听者可以复述倾诉者的话，但不允许评论和反驳。5 分钟后换一次角色，剩下的时间可以交流在单纯地诉说和倾听时的感受。

在这个说话游戏中，准爸爸孕妈妈可以加深对另一半的理解，可以看到对方行为后的理由。也许还能发现，在很多看似不合理的行为背后，其实是隐藏着爱的。如果曾经因此而情绪低落，此时也可以发现其实完全没有必要，说出心里话可以帮助准爸妈探索出一条彼此理解的路。

胎儿也在静静地倾听呢，虽然他还不理解，但是准爸妈对彼此深切的爱与对自己的期待也一样可以传递给他。在爱的关怀下，胎儿会更努力地生长、更健康地生长呢。

10. 本周特别提醒：恶心、呕吐

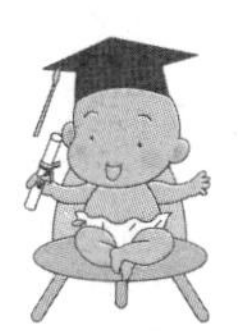

怀孕早期最常见的症状是恶心，大部分孕妈妈在怀孕 5 ~ 6 周时感到恶心，也有一些孕妈妈在怀孕 2 周时就感到恶心。发生这种现象是由于孕妈妈身体受黄体酮分泌增加的影响，使得胃肠消化系统发生了变化。

伴随恶心症状的还有呕吐，这也是正常的早孕反应。恶心、呕吐可能会在一天当中的任何时候发生，一般情况下这种症状会在怀孕的第 4 个月自行消失。

孕吐是妊娠期的正常反应。发生孕吐时，孕妈妈的胃口可能会受到影响，常常一吃就吐，一吐就很难受。有些孕妈妈因为不习惯这种情况就克制自己不吃东西，这种做法是错误的，因为孕早期需要正常合理的饮食补充营养，如果因此克制饮食，不仅不能解决孕吐问题，还可能因为不吃东西而造成营养的缺失，对孕妈妈自身和胎儿的健康造成伤害。

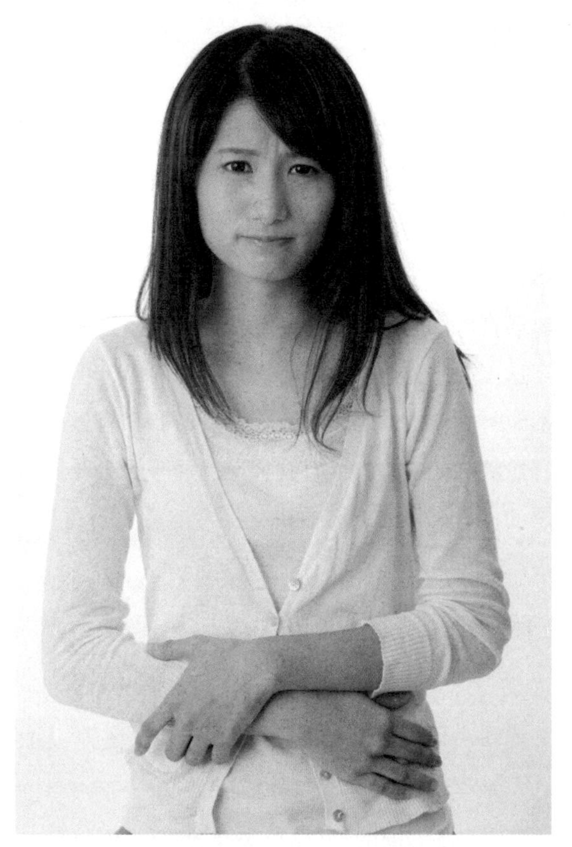

因此，孕吐严重的孕妈妈还是要坚持进食，进食时间可以不用限制，可在两次呕吐之间进食。孕妈妈不用按食谱进食，可以根据此时的喜好多吃自己喜欢的食物，尽量多吃，等到恶心、呕吐的情况缓解后，再逐步补充其他营养。此外，孕吐如果非常严重的话，可以咨询医生，在医生指导下服用适量的维生素 B_6，以减轻妊娠反应。

六、怀孕第6周

1. 胎儿发育与孕妈妈的变化

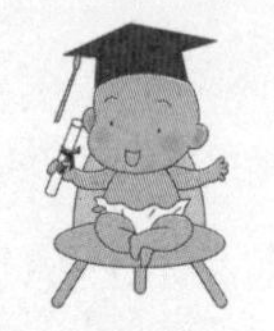

从这一周开始，胎儿逐渐成形。手和腿的变化会越来越明显，胳膊比腿生长得快，两只手和两条胳膊就像动物的蹼。这个时候，宝宝的脑垂体和肌肉纤维也开始发育。胎儿初级的肾和心脏等器官已形成，心脏已经开始扑通扑通地跳动，高达150次/分钟，相当于大人的两倍，但是还不能听到宝宝的心跳。心脏血管开始具有运送全身血液的能力。这个时候宝宝已经开始会缓慢的蠕动，但是你还感觉不到。

这个时候的孕妈妈大多妊娠反应开始明显起来，胸部感到胀痛、乳房增大变软、乳晕有小结节突出且颜色渐渐变深，会时常疲劳、犯困而且排尿频繁。还有的孕妈妈出现食欲不振、浑身无力、唾液减少等症状。孕妈妈怀孕后心里变化和生理变化交织在一起，形成了孕妈妈特有的行为心理应激。肾上腺激素分泌亢进，这可能会使孕妈妈心理变得比较紧张。

2. 孕期不适不要过分担心

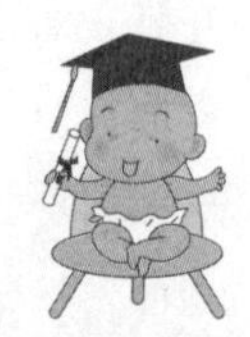

孕妈妈的早孕反应在怀孕第6周越来越明显，越来越严重。

怀孕第6周里，妊娠反应会始终伴随孕妈妈，一般会出现食欲下降、恶心呕吐、情绪不稳、心情烦躁、身体慵懒、发热等症状。大部分孕妈妈都会头晕、乏力、嗜睡、流涎、恶心、呕吐、喜欢酸性食物、厌油腻。早孕反应会由轻到重，一般持续2个月左右。

怀孕初期，孕妈妈多半会有孕吐现象，有些孕妈妈甚至会因此而体重下降，有些孕妈妈的早孕反应也有可能会超过心理与身体的承受能力，甚至因此而感到厌烦、苦恼、忧虑、担心等。

一般而言，早孕反应是正常的怀孕反应，孕妈妈不必为此太过忧心焦虑。一些孕妈妈感到苦恼，可能是因为怀孕的惊喜被随之而来的身体不适所代替，由于一时之间难以适应而产生排斥，但这是妊娠初期特有的现象，一段时间后会自行消失，而且也可以通过饮食、生活起居的调理得到缓解。

有些孕妈妈比较容易焦虑，一旦出现和别人不一样的妊娠现象，就会忧心忡忡，担心宝宝患病或畸形。在心理学上，这属于典型的“致畸幻想”，是完全没有必要的。

其实，人与人之间存在着天然的个体差异，每个孕妈妈的妊娠过程都是独特的，不可能和别人完全相同。只要孕妈妈在孕前做了必要的检查和咨询，医生已经排除了胎儿致畸的可能性，就完全没必要担心胎儿的健康问题。整天焦虑不安，除了折磨自己，不会有任何作用，反而会影响胎儿的正常发育。还不如宽宽心，省省力，心平气和地安度孕期，反而有帮助得多。

孕妈妈一定要放松心情，保持一个比较平衡稳定的心态迎接胎儿的到来，与准爸爸一起为接下来的几个月做好充足的身心准备。

3. 轻松缓解孕早期的疲劳感

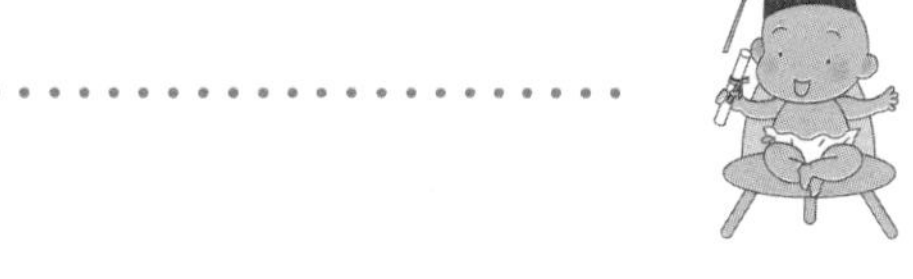

疲劳是怀孕时的一种正常感觉，因为你的身体为了孕育宝宝正在非常辛苦地工作。感觉累、疲倦都是很正常的，尤其是在怀孕的头几个月，孕妈妈身体正在渐渐习惯快速变化的激素水平。如何缓解孕期疲劳？孕妈妈不妨试试下面的方法。

保证睡眠质量和睡眠时间

睡眠质量降低是孕妈妈容易发生疲劳的原因之一。如果因为种种原因晚上无法睡好，那么建议孕妈妈中午午休时小憩一会儿，即使是 15 分钟的小睡也能起到很好的休息作用。

在办公室休息的孕妈妈，午休时可能无法像在家中一样的舒适，只能趴在办公桌上休息，这时候就得注意高度的问题，趴睡时桌上最好多垫个枕头，才不会造成腹部不舒服。

在家午休的孕妈妈要注意，午睡的时间不能太久，1 个小时已经足够了。午睡时间太久反而会让孕妈妈在晚上难以入睡。

做一些轻松的运动

适当的运动能有效改善疲劳的状况。在孕早期可以选择散步这类轻松的运动。建议孕妈妈坚持晚饭后去就近的公园、广场、体育场、田野或乡间小路散步。最好和丈夫一起去散步，可以边散步边聊天，既能解除疲劳，增进夫妻间感情，又能愉悦孕妈妈的心情，对孕妈妈和胎儿的身心健康均有益。散步的时间长短要根据孕妈妈的个人感受来确定，每天的散步时间不要超过 1 小时。

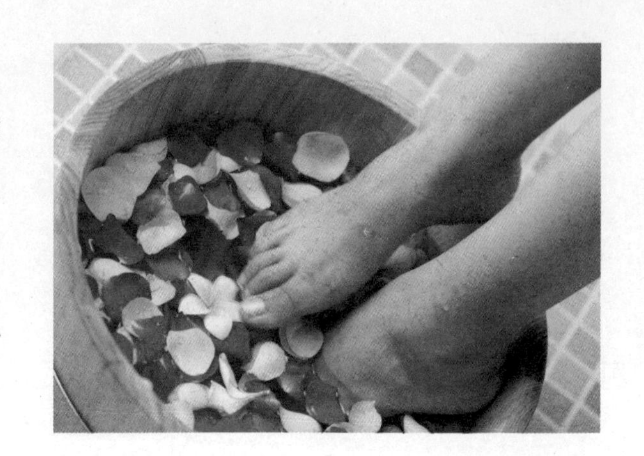

用温水泡脚

温水泡脚可以起到舒经活络、温暖全身的作用，消除疲劳感。

深呼吸与放松身体各部位的肌肉

深呼吸的同时，依次放松身体各部分的肌肉。从脚部开始，依次是下肢、上肢、躯干、肩部、颈部和头部，持续10分钟。

4. 可以改善早孕反应的生活细节

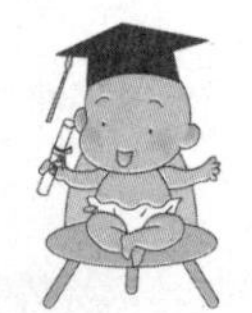

很多情况都可能会刺激和加重孕妈妈的早孕反应，日常生活中，只要多注意一些小细节即可帮助孕妈妈改善早孕反应。

1. 在厨房做饭时开启抽油烟机，也可适当改用微波炉烹调简单食物，这样可以减少因油烟引起的早孕反应。使用微波炉时，孕妇应远离。

2. 远离较为呛鼻的气味，例如烟味、油漆味、鱼腥味等，减少气味刺激引发的呕吐发生。

3. 穿宽松的衣物，这样可以缓解腹部的压力，避免因腹部不适而产生恶心感。

4. 睡觉时可以将上身适当垫高，减少食物反流的发生。

5. 早晨起床时应该缓慢地下床，不要突然起身，以免头晕恶心。

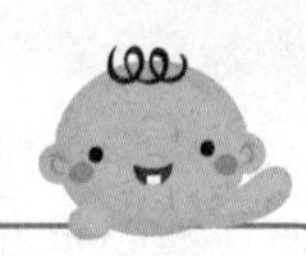

怀孕小便笺

生活中的小细节十分琐碎，孕妈妈一个人坚持下来很不容易，所以准爸爸应当多注意、提醒，这样还可以增进夫妻之间的情感交流。

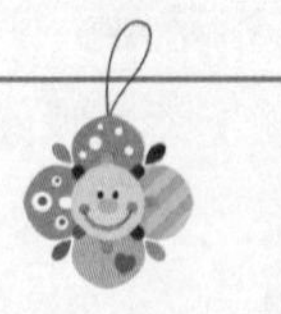

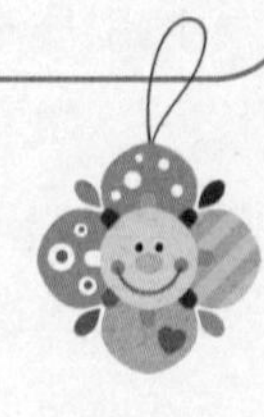

5. 孕吐严重的孕妈妈注意保证营养

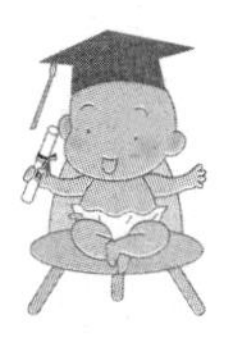

孕吐严重的孕妈妈应该通过改变就餐方式、改变食物种类、改善烹调方式等调整饮食，保证摄入充分的营养。

吃好早餐

恶心、呕吐一般在早晨起床时最重，这是由于孕妈妈已经一整晚没吃东西，体内血糖含量降低造成的。要改善这种情况，吃好早餐就显得非常重要。孕妈妈可以早晨起床前先吃一点富含蛋白质、糖类的食物，如牛奶加苏打饼干、面包夹鸡蛋等，然后再去洗漱，症状就会缓解很多。

干稀搭配，少量多餐

这一阶段的孕妈妈吃东西最好干稀搭配，少食多餐。恶心、呕吐时最好吃饼干、面包、馒头等比较干的食物，不要喝汤，以免加重症状；如果不感到恶心，也没有呕吐的迹象，则可以喝一些营养丰富的汤。

由于处于特殊时期，孕妈妈可以打破一日三餐的饮食规律，每隔 2 ~ 3 小时进食一次，每天可以吃 5 ~ 6 餐。如果早孕反应比较严重，入睡前可以吃一顿加餐。

水果入菜，增加食欲

柠檬、脐橙、菠萝等酸味水果具有增加食欲、止吐的作用，孕妈妈可以尝试用这些水果做菜，缓解剧烈呕吐带来的不适。鲜榨酸梅汤、橙汁、甘蔗汁等饮料也可以缓解妊娠反应带来的不适，孕妈妈可以适当饮用。

6. 维生素 B_6 可以有效缓解孕吐

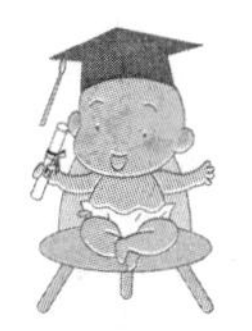

孕吐是早孕反应的一种常见症状，一般会在怀孕第 4 ~ 8 周的时候开始，在第 8 ~ 10 周时达到顶峰，然后在第 12 周时回落。不过也有部分孕妈妈孕吐的现象持续的时间会长一些。

服用维生素 B_6 可有效缓解妊娠呕吐。维生素 B_6 是人体内一种重要的辅酶，在人体氨基酸的代谢中发挥着重要的作用，与氨基酸吸收、蛋白质合成有密切的关系。

对于孕妈妈来说，怀孕的前两个月，每天服用适量维生素 B_6 能够明显减轻呕吐等早孕反应。

同时孕妈妈可以多吃一些动物肝脏、鱼、蛋、豆类、谷物、葵花子、花生仁、核桃等食物，这些食物中均含有较多的维生素B_6。

但在服用之前一定要先咨询医生，如果妊娠反应较重，则可以在医生的指导下加大维生素B_6的剂量。过量服用维生素B_6或服用时间过长，会造成严重后果。主要表现为胎儿出生后容易兴奋、哭闹、容易受惊、眼球震颤、反复惊厥，有的胎儿甚至在出生后几小时或几天内就出现惊厥。这主要是由于孕妈妈过多使用维生素B_6使婴儿产生对维生素B_6的依赖，出生后维生素B_6的来源不像在母体里那样充分，婴儿无法适应这种维生素B_6从充足到匮乏的变化，体内中枢神经系统的抑制性物质含量降低的缘故。所以孕妈妈在服用维生素B_6的时候一定要在医生的指导下进行，切勿擅自服用。

怀孕小便笺

维生素B_6要在酸性环境中才能比较稳定，叶酸则需要碱性的环境。如果吃含叶酸的食物或叶酸补充剂时服用维生素B_6，由于稳定环境相抵触，两者的吸收率都会受影响。所以，维生素B_6不能和叶酸一起服用，最好间隔半个小时以上。

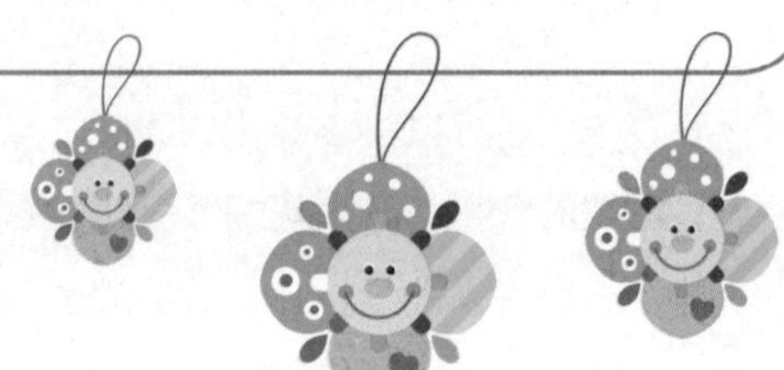

7. 情绪胎教：转移注意力，赶走坏情绪

自怀孕起，孕妈妈就要保持乐观稳定的情绪，孕妈妈的精神情绪，通过神经体液的调节会对胎宝宝的发育产生影响，因此千万不可大悲大怒，更不可吵骂争斗。

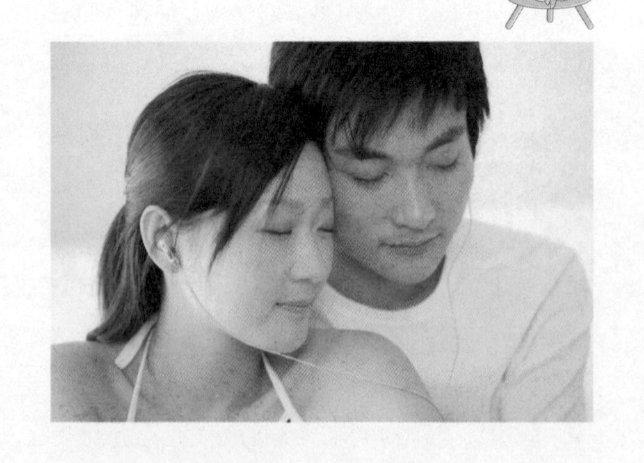

孕妈妈生气的时候，不妨试一试下面的方法：

1. 凡事要往好处想，不要生气，不要着急。

2. 遇不开心的事情要往别处想，离开不愉快的情境，转移注意力。

3. 跟自己说话，相信有办法解难，说话慢一点，平和一些。

4. 坐下来，身子往后靠，使心情平静下来。

5. 按摩头部和太阳穴。

6. 用温水洗澡。

7. 把眼睛闭上几秒钟。

8. 置身于欢乐的人群中，给自己的情绪以积极的感染，从中得到宽慰。

9. 到附近草木茂盛的宁静小路上散步。

10. 听听自己喜爱的音乐，翻翻自己喜爱的书籍，想一想未来小宝宝的模样。

8. 准爸爸应及时地参与到胎教中

很多准爸爸可能会认为胎教太费时间，再者工作那么忙，哪有时间？其实胎教并不费时间，最重要的是能坚持下来。

准爸爸应提前进入角色。每天早晨起来，都跟孕妈妈肚子里的宝宝打声招呼，下班回来后第一件事情应该就是问候一下宝宝；吃饭的时候也可以跟宝宝说说今天吃了些什么，怎么吃才营养等。

只要坚持做，宝宝就能感应到。准爸爸应该相信坚信虽然是隔着老婆的肚皮和宝宝交流，宝宝是有感应的，每次胎动很厉害的时候，如果准爸爸把手轻轻放在孕妈妈的肚皮上说说话，比如：“要乖啊，不然妈妈会很累的。”宝宝多会安静下来。

准爸爸不要以为每天对着孕妈妈的肚子“叽哩呱啦”没什么用，而应该调整好心态，想象有一个小生命在孕妈妈的肚子里，很投入地进行胎教活动。

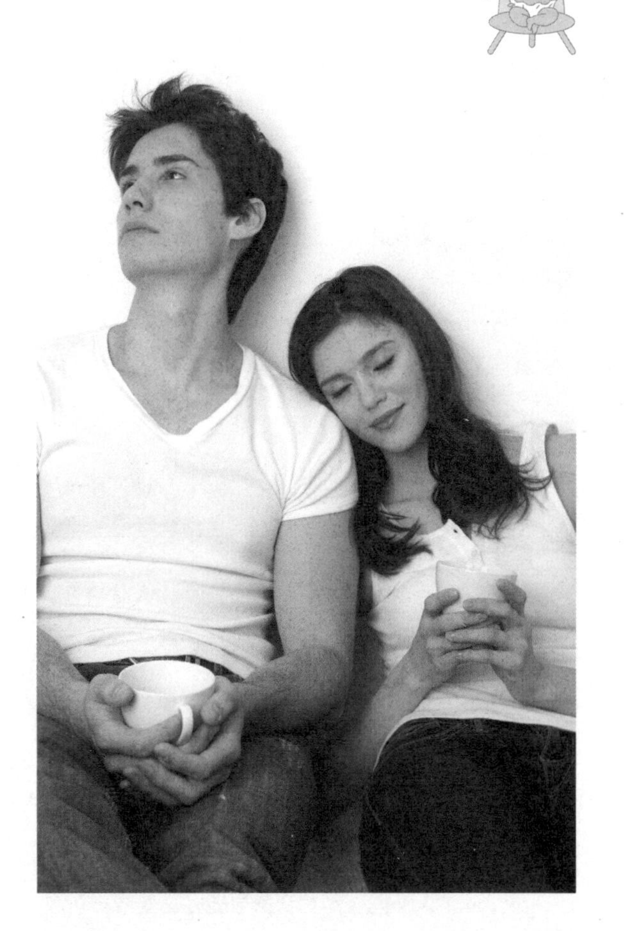

9. 应记住的孕期体检时间表

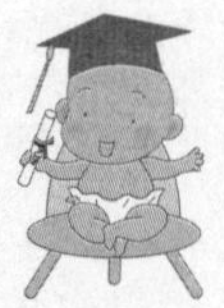

检查项目	检查时间	检查内容
第1次产检	怀孕第6～10周	确定妊娠：了解过去病史 身体检查：体重、身高、血压等 实验室检查：血常规、血型、梅毒、尿常规、肝功能、肾功能等检查（上述内容称为例行检查） 超声波检查：确定怀孕周数及是否有宫外孕等情况
第2次产检	怀孕第12周	例行检查；相关卫教
第3次产检	怀孕第16周	例行检查 基本测量：子宫底高度测量、腹围测量 实验室检查：在17～21周进行产前筛查
第4次产检	怀孕第20周	例行检查；基本测量 超声波检查：了解子宫内胎宝宝的发育情形
第5次产检	怀孕第24周	例行检查；基本测量 实验室检查：一般在怀孕第24～28周进行孕期糖尿病筛查
第6次产检	怀孕第28周	例行检查；基本测量 观察：是否有手脚水肿现象
第7次产检	怀孕第30周	例行检查；基本测量；观察水肿 实验室检查：梅毒病毒、风疹、乙肝检测 超声波检查：筛查胎宝宝表面畸形、心脏发育情况、各脏器发育情况
第8次产检	怀孕第32周	例行检查；基本测量；观察水肿
第9次产检	怀孕第34周	例行检查；基本测量；观察水肿
第10次产检	怀孕第36周	例行检查；基本测量；观察水肿
第11次产检	怀孕第37周	例行检查；基本测量；观察水肿 实验室检查：复查血尿常规、肝肾功能等项目 超声波检查：估测胎宝宝大小及观察发育情况，羊水、胎盘情况
第12次产检	怀孕第38周	例行检查；基本测量；观察水肿
第13次产检	怀孕第39周	例行检查；基本测量；观察水肿
第14次产检	怀孕第40周	例行检查；基本测量；观察水肿；安排分娩相关事宜

（依个人情况不同，产检次数可能会有差异。）

七、怀孕第 7 周

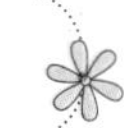

1. 胎儿发育与孕妈妈的变化

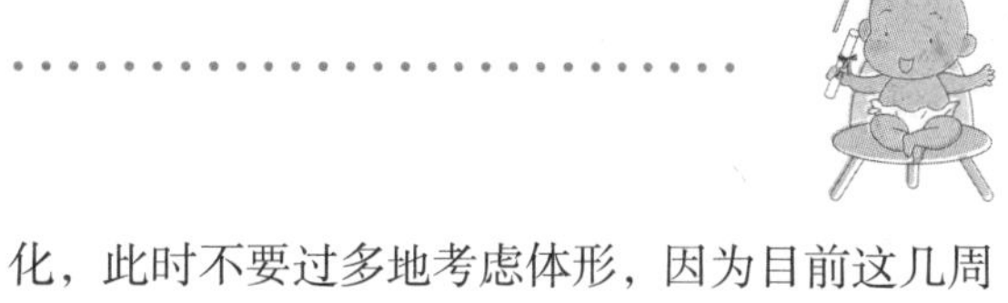

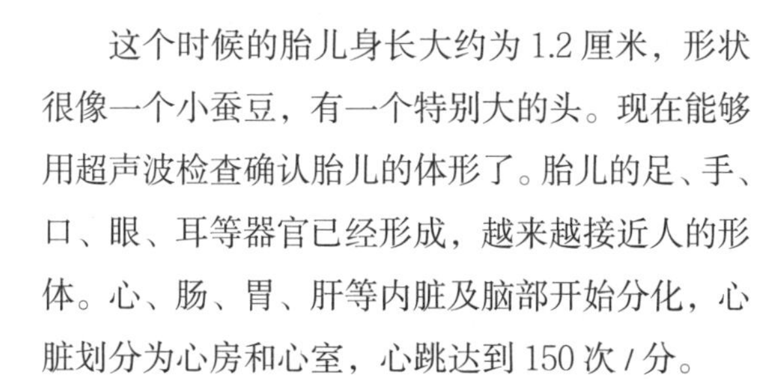

这个时候的胎儿身长大约为 1.2 厘米，形状很像一个小蚕豆，有一个特别大的头。现在能够用超声波检查确认胎儿的体形了。胎儿的足、手、口、眼、耳等器官已经形成，越来越接近人的形体。心、肠、胃、肝等内脏及脑部开始分化，心脏划分为心房和心室，心跳达到 150 次 / 分。

目前，孕妈妈的外表看不出有什么改变，但在体内却发生着翻天覆地的变化。现在孕妈妈随时可能有饥饿的感觉，而且常常饥不择食。在这种大吃大喝的补充下，你的体态很快就会有变化，此时不要过多地考虑体形，因为目前这几周是胎儿发育的关键时期，维持胎儿生命的器官正在生长，所以更应注意营养搭配。现在孕妈妈的情绪波动很大，要注意的是，这时正是胚胎腭部发育的关键时期，情绪过分不安可能导致胎儿腭裂或唇裂。因此，现在一定要保持心情愉快。如果有的孕妈妈事先没有做好怀孕的心理准备，这一切都会使其产生心理不平衡、忧郁和疲劳，表现为爱发脾气、易哭闹等。

2. 孕早期的散步方法

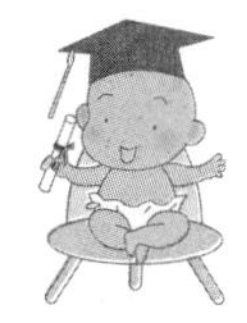

散步是孕妈妈最适合的运动之一。因为散步的运动量比较小，同时也是有氧运动，对孕妈妈活动身体等各方面都有好处。孕妈妈散步时需要注意以下一些问题：

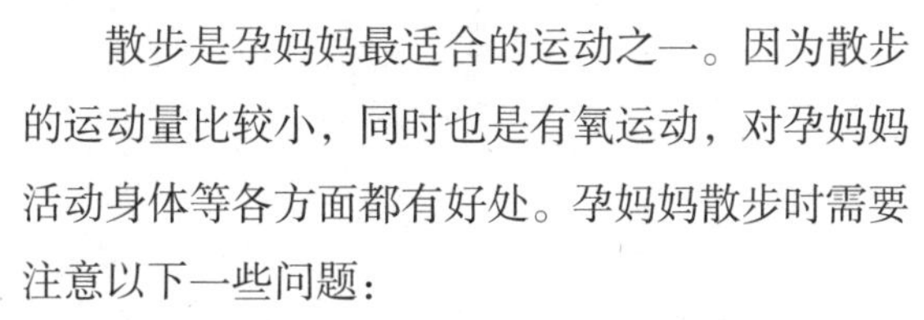

1. 选择花草茂盛、绿树成荫的公园进行散步。这些地方空气清新、氧气浓度高，尘土和噪声少，是最理想的散步场所。孕妈妈在这样的环境中散步，无疑会使身心愉悦，情绪轻松。

2. 要避开闹市、集市及交通要道等空气污浊的地方。

3. 最好选在清晨和傍晚去散步，也可以根据工作和生活情况安排适当的时间，例如上班前半个小时或者晚饭以后。

4. 要穿宽松舒适的衣服和鞋，避免对腹部造成压迫。

5. 散步时，步履要和缓，心里不慌，脚步不乱，从容地行走。做到形劳而不倦，汗出而微见，气粗而不喘。这样有利于气血畅达，百脉流通，内外调和。以每分钟60～80步，每次20～40分钟最好。散步时可配合擦双手、浴眼、浴鼻、浴面等活动，以增强健身效果。

3. 不宜在人多的地方久留

怀孕后，孕妈妈应避免长时间在公共场所逗留，比如商场、农贸市场、游乐公园等，这些地方人多嘈杂，对腹中的胎儿有不少危害。

拥挤

公共场所一般都是人来人往，十分拥挤，稍不留神孕妈妈的腹部就会受到挤压和碰撞，可能会因意外而诱发流产，而且这种拥挤的感觉还会使得孕妈妈情绪紧张。

氧气不足

公共场所人流量大，因此空气也异常混浊，氧气明显不如其他场所，长时间处在这种环境中，孕妈妈容易感到胸闷、气短，这对胎儿脑部的发育不利。

疾病传染

公共场所中传染疾病的机会比一般场所要多，对孕妈妈和胎儿更容易造成伤害。传染病流行期间，孕妈妈要注意少去或不去公共场所。

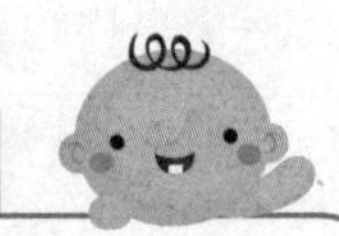

怀孕小便笺

人多拥挤的场合，必然会人声嘈杂，形成噪音，这种噪音不但会影响孕妈妈的情绪，还会一定程度地影响胎儿发育。

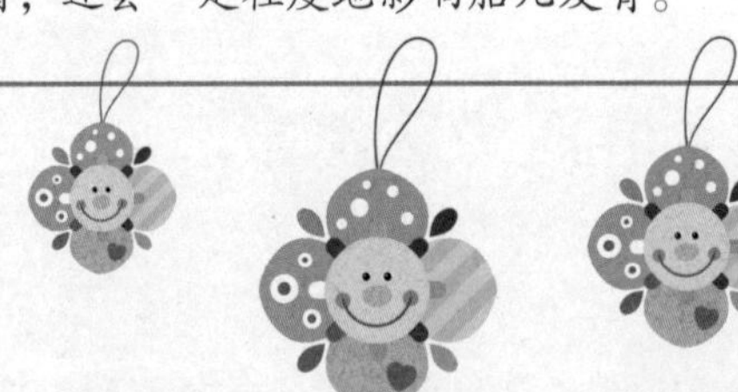

4. 练好瑜伽第一步，正确的呼吸法

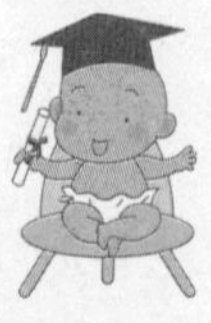

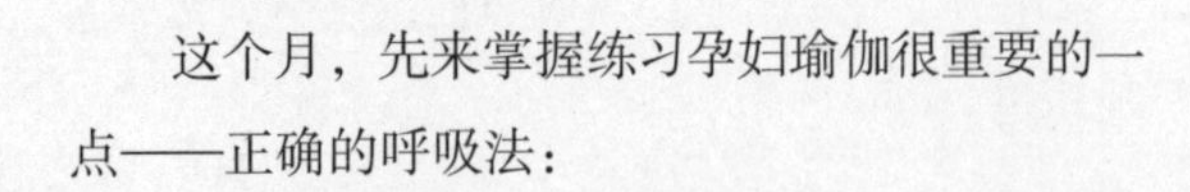

这个月，先来掌握练习孕妇瑜伽很重要的一点——正确的呼吸法：

1. 平躺好。仰卧在垫子上，屈膝，两膝靠拢，双脚分开，略比臀宽。

2. 感觉呼吸平稳时，放松手臂、手、肩膀，双手轻放于腹部，鼻子吸气并有意识地让空气到达体内手下方的位置，手臂不动，让气流带动两手自然分开，进行10次有控制的深呼吸。

3. 将双手移至乳房下方以及乳房上方锁骨以下的位置，各重复10次深呼吸，默记空气通过肺的各个部分时的感觉。

4. 以平常的方式呼吸10次以放松身体，手臂置于身体两侧，手心朝上。

5. 接下来进行一次缓慢的有控制的深呼吸，让空气逐渐从肺底部至中部，最后到顶部充满整个肺；呼气时，先呼出肺顶部的空气，然后是中部，最后是底部，重复10次。

6. 以平常的呼吸方式放松即可。

5. 孕期慎用风油精、樟脑丸和精油

少用风油精、樟脑丸

孕妈妈在怀孕期间，最好少接触风油精、樟脑丸之类的东西。

通常情况下，风油精、樟脑丸一类的东西，其挥发的气体分子很容易透过鼻孔、嘴巴、皮肤等进入体内，与人体内的葡萄糖磷酸脱氢酶结合，变成无毒物质，然后随小便一起排出体外，但妊娠前3个月如使用风油精、樟脑丸，这些分子就会通过胎盘屏障进入羊膜腔内作用于胎儿，会对胎儿产生不良影响。

使用精油要慎重

精油的渗透力很强，能迅速进入人体循环系统，会对胎儿造成一定影响，这跟孕妈妈不能随便吃药的道理一样。

鼠尾草、穗花薰衣草、欧薄荷、牛膝草等精油含有毒性的酮，怀孕时使用很可能导致早产、流产，所以不宜长期、高剂量使用。精油对孕妈妈来说也并不是绝对禁止，有的精油只需要怀孕早期避免，如薰衣草精油。怀孕中期的孕妈妈可以使用适量薰衣草精油来预防妊娠纹，温和的橘子精油也比较适合孕妈妈使用。

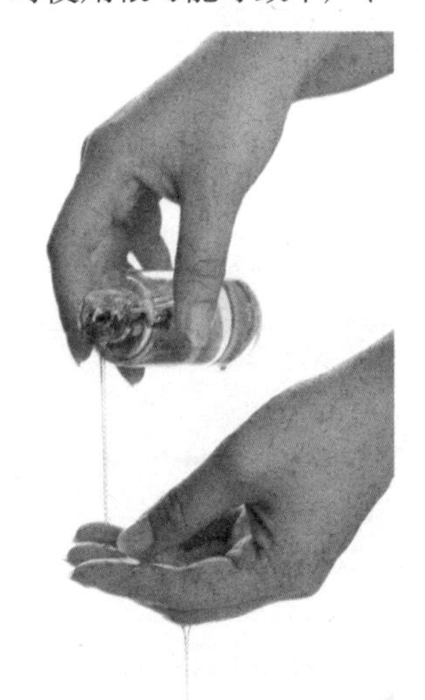

如果对精油功效不了解，孕妈妈还是谨慎使用精油为好，或者干脆不用。

6. 本周适量补充维生素C

怀孕第7周，有些孕妈妈会发现在刷牙时牙龈出血，适量补充维生素C能缓解牙龈出血的现象。

维生素C又名抗坏血酸。维生素C是骨骼与结缔组织连接必需的维生素。它能维持牙齿、骨骼、血管、肌肉的正常功能；增强对疾病的抵抗力；促进外伤愈合。维生素C缺乏时引起维生素C缺乏病，出现毛细血管脆弱，皮下出血，牙齿肿胀、流血、溃烂等症状。

妊娠期间胎儿要从母体处获取大量维生素C来维持骨骼、牙齿的发育及造血系统的正常功能等，因此会造成母体维生素C的含量逐渐降低，一般分娩时母体内所含的维生素C仅为孕早期的1/2左右。

适量补充维生素C可以帮助孕妈妈提高机体抵抗力，预防齿龈疾病。

孕早期孕妈妈每日摄入100毫克维生素C即可，孕中期、孕晚期每日可增加摄入量到130毫克。补充维生素C可以多食用新鲜蔬菜和水果。青柿椒、红柿椒、菜花、雪里蕻、白菜、西红柿、黄瓜、四季豆、荠菜、油菜、菠菜、苋菜、白萝卜、酸枣、橙、柠檬、草莓、鸭梨、苹果等都是富含维生素C的食物。

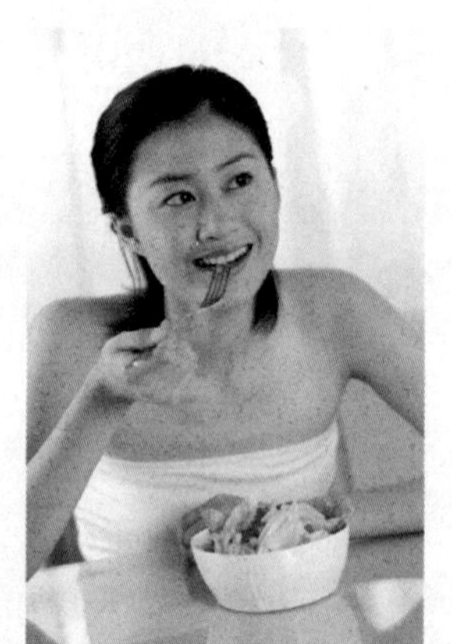

维生素C在热、碱、氧条件下不稳定，一般蔬菜烹调时损失30%～50%，因此，除每日摄入足量的维生素C外，还要注意烹调方式，避免烧煮过度，损失维生素C。

7. 每日饮食最宜兼顾“五色”

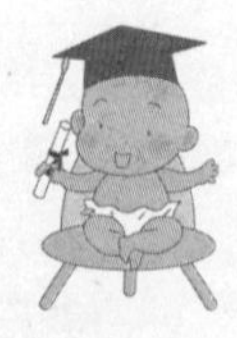

营养学专家指出，食物的颜色与人体五脏相互对应，合理搭配，是营养均衡的基础。所谓“五色”食物，是指白、红、绿、黑、黄5种颜色的食物。每日饮食尽量将5种颜色的食物搭配齐全，做到营养均衡。

分类	营养作用
白色食物	白色食物含纤维素及抗氧化物质，具有提高免疫力、保护肺脏的作用。如粳米、白面，以及白菜、白萝卜、冬瓜、菜花、竹笋、莴笋等蔬菜
红色食物	红色食物可减轻疲劳、稳定情绪、增强记忆、保护心脏，如红肉、红辣椒、胡萝卜、大枣、西红柿、草莓、苹果等
绿色食物	绿色食物富含纤维素，堪称肠胃的“清道夫”，主要指各种绿叶蔬菜，还包括青笋、绿豆、茶叶等
黑色食物	黑豆、黑芝麻、黑糯米、香菇、乌鸡等黑色食物可以通便、补肾等
黄色食物	黄色食物含有丰富的胡萝卜素及维生素C，具有健脾护肝、保护视力及美白皮肤等作用。常见的黄色食物有玉米、大豆、南瓜、柿子、金针菜、橙子、柚子等

8.厌食油腻的孕妈妈如何补充脂肪

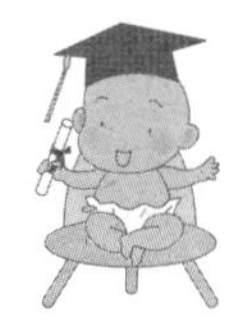

怀孕早期，由于妊娠反应的影响，孕妈妈一般都不愿食用油腻的食物。虽然少吃油腻食物的确可减轻妊娠反应，但也会造成妊娠早期摄入的脂肪过少，而脂肪却是早期妊娠孕妈妈体内不可缺少的营养物质。

脂肪可促进脂溶性维生素A、维生素D、维生素E等的吸收，尤其是维生素E，有安胎的作用。脂肪还可固定内脏器官的位置，使子宫衡定在盆腔中央，为胚胎发育提供一个安宁的环境。因此，孕早期的孕妈妈不可缺少脂肪。

不吃油腻食物的孕妈妈，可吃核桃、芝麻来补充脂肪。

核桃仁含不饱和脂肪酸、磷脂、蛋白质等多种营养素，可补充孕妈妈所需脂肪，而且有补气养血、温肺润肠的作用。核桃营养成分的结构对于胎儿的大脑发育非常有利。孕妈妈可每天吃2～3个核桃。

芝麻富含脂肪、蛋白质、糖、芝麻素、磷脂酰胆碱、钙、铁、硒、亚油酸等，具有营养大脑、抗衰老、美容的作用，这对孕妈妈和胎儿都很有益。孕妈妈可将芝麻炒熟捣烂，加入适量的糖，每日上、下午用白开水各冲服1杯，可补充脂肪、健脑、润肤，而且对胎儿有益，并可增强孕妈妈的抵抗力及预防感冒。

9. 抚摸胎教：时不时对胎宝宝进行爱抚

爱抚可提前到怀孕的第5 ~ 8周时进行，以后在胎宝宝发脾气胎动激烈时，或者在其他胎教方法前用此方法。

1. 孕妈妈仰卧在床上，头不要垫得太高，全身放松，呼吸匀称，心平气和，面部呈微笑状，双手轻放在胎宝宝位上，也可将上半身垫高，采取半仰姿势。不论采取什么姿势，都一定要感到舒适。

2. 双手从上至下，从左到右，轻柔缓慢地抚摸胎宝宝，心里可想象你双手真的爱抚在可爱的小宝宝身上，有一种喜悦和幸福感，深情地默想："小宝宝，妈妈真爱你""小宝宝真舒畅""小宝宝快快长，长成一个聪明可爱的小宝贝"等，每次2 ~ 5分钟。

10. 孕妈妈行为修养

部分孕妈妈要注意自己的行为修养，不要开口就脏话连篇，动辄与人口角，在同事、邻里之间散布流言，挑拨离间，斤斤计较，这些表现，都不能给胎儿带来什么好的影响。

另外，孕妈妈应少玩麻将。因为在玩麻将时，孕妈妈往往处于大悲大喜、患得患失、惊恐无常的不良心境中，加之语言粗暴、争论激烈，自主神经高度紧张，母体内的激素分泌异常。这些恶性刺激对宝宝大脑发育造成的损害，会远远超过对母体本身的损害。

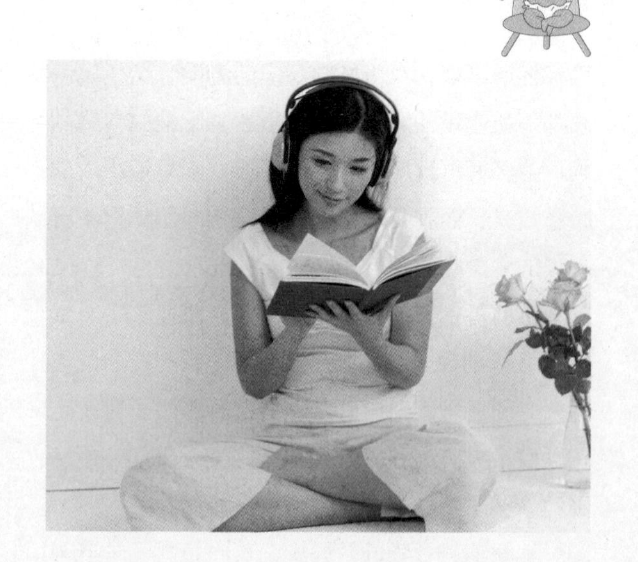

11. 注意预防孕期便秘

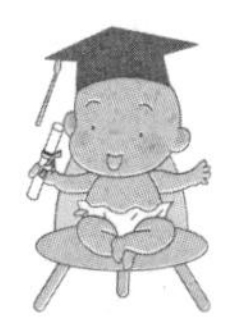

孕期便秘的影响

便秘是怀孕早期的一种普遍的现象，这是由于高水平的孕激素使得肠道肌肉松弛，消化能力降低而引起的。患便秘的孕妈妈食欲不好，胃肠功能容易失调。如果便秘比较严重，有可能因为在肠内积聚了太多不能被排泄的代谢物，导致中毒，对自身与胎儿都不利。

不能把孕期便秘当成一件不可解决的大事，也不能把孕期便秘太不当回事。临床上曾有过由于便秘过于严重，孕妈妈肠管中堆积的粪便阻碍了胎儿的下降，导致生产困难的案例。

孕期便秘的防治

孕期便秘发生的一个原因是孕期身体的特殊变化，还有一个原因是多数发生便秘的孕妈妈生活中饮食太过精细，同时又缺乏运动。孕期便秘可以轻松应对，可以这么做：

1. 饮食适当加进粗粮，粗细搭配，多吃新鲜蔬果。清晨起床可空腹饮用一杯温开水，帮助排除体内废弃物质。

2. 孕妈妈要养成定时排便的习惯。最好每天一次，有便意时要及时如厕，不要等、忍，尤其是孕前已经有便秘习惯的孕妈妈，怀孕后更要注意定时排便习惯的养成。坚持 4 周左右，习惯会基本养成，长期坚持对缓解便秘有良好帮助。

3. 经常运动。怀孕后一方面要注意休息，保证身体安全，但是不可静养过度，良好的身体也需要适量的运动，运动可以加强腹肌的收缩，促进肠道蠕动，预防或减轻便秘。孕妈妈的运动可选择散步等。

4. 每日可做适当的腹部按摩，双手轻轻按压腹部，按照右下、右上、左上、左下的顺序柔缓地按摩，每日 2 ~ 3 次，一次 10 ~ 20 圈，可促进肠道蠕动，促进排便。

5. 心情愉悦。对怀孕的紧张、不安，容易使身心疲乏，影响新陈代谢，因此孕妈妈一定要保持轻松的心情，规律作息，也有利于防止便秘。

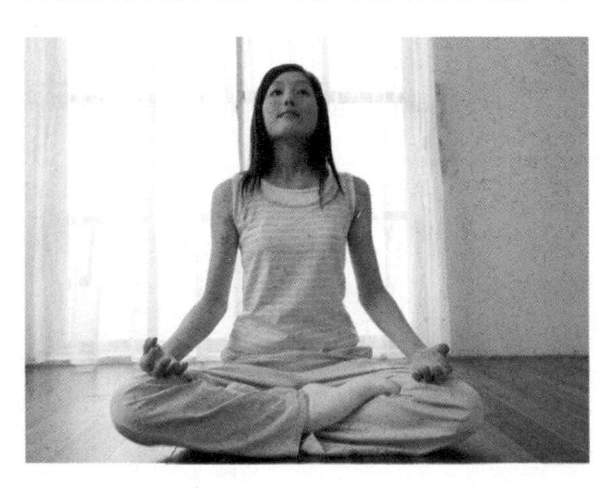

八、怀孕第8周

1. 胎儿发育与孕妈妈的变化

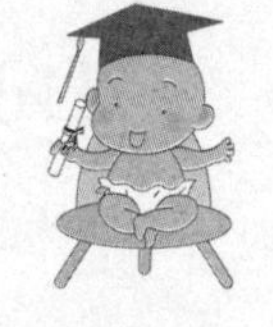

这个时候的胚胎身长约2厘米，形状像一个葡萄。面部的器官十分明显，眼睛就像一个明显的黑点，鼻孔大开着，耳朵有些凹陷。身体的各个器官也已经开始了明显的特征。手脚已经分明，四肢伸出，大体上像个人形了。心脏和大脑已经发育得非常复杂，眼睑开始出现褶痕，胳膊在肘部变得弯曲，手脚还会轻柔地动呢，在羊水中进行类似游泳般的活动。

这时孕妈妈的子宫有鹅蛋大小了。终于可以感觉到自己外形的变化：腰及胸部开始微微涨大，乳房开始变得柔软，感觉衣服变小了。当然，不知情的人从体形上还看不出你有什么变化。由于供应乳房、大腿的血量会增加，在这些部位的皮肤下，会看到青青的静脉血管。早孕反应仍在继续，因为增大的子宫对邻近的膀胱和直肠的压迫，造成一些孕妈妈老觉得有排便感，尿频、便秘、腰酸和偶尔的下腹痛也会出现。由于内分泌的变化，孕妈妈变得容易出汗，头发长得比原来快了，指甲长得也快，还容易折断和龟裂。牙龈也变得特别容易水肿和出血。

2. 怎样有效降低手机对人体的辐射

怀孕前3个月，也就是孕早期，受辐射影响的危险比孕中、晚期的危险多。因此，为了宝宝的健康发育，避免他受到任何伤害，在孕早期应减少使用手机的时间。如果孕妈妈们不注意就会导致下面这些情况的发生。如果是在胚胎形成期，受到电磁辐射，有可能导致流产。如果是在器官形成期，正在发育的器官可能产生畸形。胎儿中枢神经系统的发育期，若受到辐射，则可能导致婴儿智力低下。

为了避免手机辐射的孕妈妈们，可以采取如下措施：

为手机置办防辐射配置

现在的手机防辐射装置也是花样百出。比如，防护帽，它是由几微米粗细的不锈钢纤维与化学纤维混纺成的导电布制成的，对电磁波可以起屏蔽作用；防磁贴，欧美和日本近几年推出的特殊贴片，能改变天线附近的电磁场分布，减少对人体头部的照射量；还有就是使用 L 型天线，辐射方向基本不变，但打电话时，却近似天线辐射的“盲区”对着头部；再有就是用分离耳机和分离话筒方式避免手机天线靠近头部。

让手机离头远一点

手机信号刚接通时，信号传输系统还不稳定，处在最大工作功率，产生的辐射比通话时产生的辐射高 20 倍，因此，信号接通的瞬间最好把手机放在离头部远一点的地方，这样能减少 80% ~ 90% 的辐射量。最好在手机接通时，让手机与大脑相距 15 厘米。

避免手机挂胸前

手机挂在胸前也不好，会对心脏和内分泌系统产生一定影响。这也是因为刚刚接收或发送信号的时候手机辐射最严重，而把手机挂在胸前，接听和拨打电话都必然在紧靠身体的位置。而且即使在待机状态下，手机周围也存在电磁波辐射，虽不及接通时危害大，但长时间也会对人体造成伤害。

远离充电器

充电时，充电器周围会产生很强的电磁波，能杀死人体内的免疫细胞，孕妈妈应远离手机充电插座 30 厘米以上，千万不要放在床边。

3. 屋内要时常保持新鲜空气

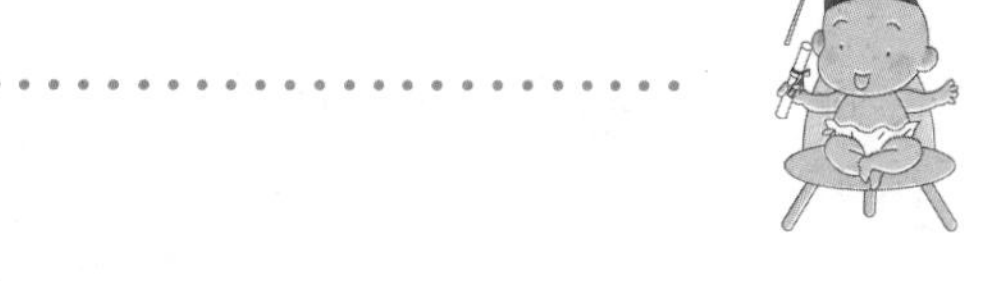

有人比喻：“一个将门窗紧闭，不通风换气的房间，就像一个充满湿气和有害气体的蒸笼。”这话说得十分生动。屋子经常通风换气，呼吸点新鲜空气，对胎儿和孕妈妈都十分有利。

室内空气污染的程度远远超过室外，尤其是在密不通风的房间里，孕妈妈很快就会感到全身不适，出现头晕、出汗、咽干舌燥、胸闷欲吐等症状。

室内空气如果能保持流通，新鲜空气就会流动起来，空气中的细菌会减少许多。通常人容易得病，尤其易患感冒等都与空气中细菌密度过高有关，空气中细菌含量少，人就不容易得病。怀孕后孕妈妈身体抵抗力会变得比较脆弱，因此，保持空气新鲜对孕妈妈是十分必需的。

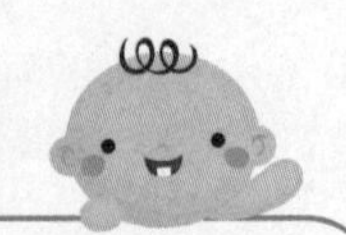

怀孕小便笺

可在室内摆放一些适宜的绿色植物，如仙人掌、吊兰、龙骨、常青藤、芦荟等，既能美化环境，又能起到净化室内空气的作用。但是不要在居室内摆放容易对孕妈妈产生不利影响的植物。

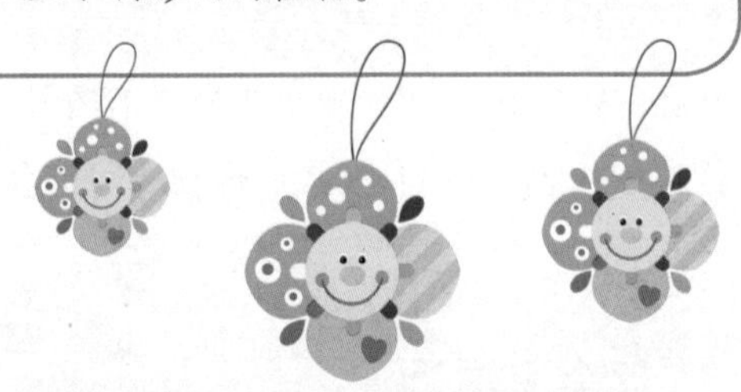

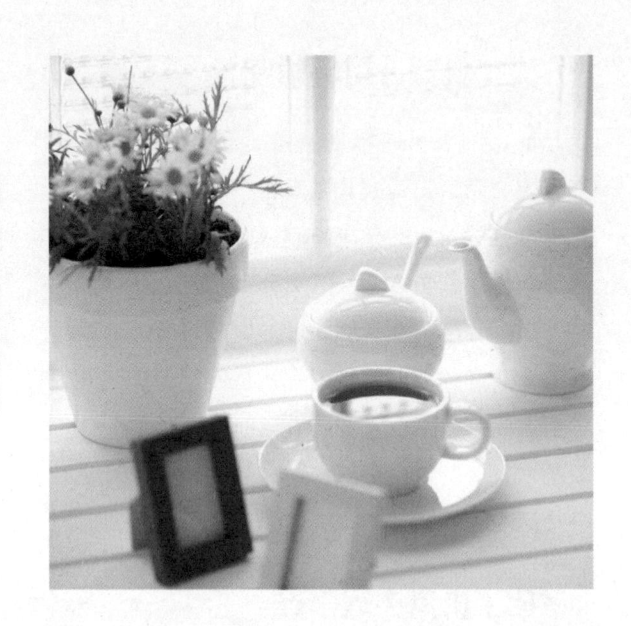

4. 怎样完美保留食物的营养

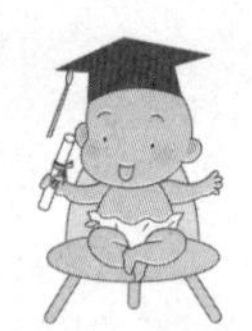

为了保证食物中的营养物质尽可能不流失，孕妈妈在日常生活中应做到以下几点。

1. 冲奶粉时不要用开水，最好用40～60℃的温水，这样既不会破坏奶粉的营养，又可保持良好的口感。

2. 买回来的新鲜蔬菜不要放得太久才吃。制作时应先洗后切，最好一次吃完。炒菜时应大火快炒，3～5分钟即可。煮菜时应水沸后再放菜，可以防止维生素的丢失。做馅时挤出的菜水含有丰富营养，不要丢弃，可以用来做汤。

3. 淘米时间不宜过长，不要用热水淘米，更不要用力搓洗。米饭以焖饭、蒸饭为宜，不宜做捞饭，否则会使营养成分大量流失。熬粥时不要放碱。

4. 水果要吃时再削皮，以防维生素在空气中氧化。

5. 烹制肉食时，最好把肉切成碎末、细丝或小薄片，大火快炒。大块肉鱼应先放入冷水中用小火炖煮烧透。

5. 妊娠反应剧烈时如何吃水果

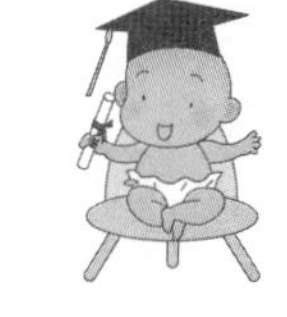

很多孕妈妈由于妊娠反应剧烈，往往依靠吃水果来减轻妊娠反应，或者在没有胃口的时候，选择用水果代替正餐。其实这些行为都是不对的。孕妈妈在孕期吃水果一定要适量，而且食用方法也需要注意。

1. 每天食用水果最多不要超过 500 克，而且要尽量选择含糖量低的水果，如柑橘、樱桃、小西红柿等，不要无节制食用荔枝、香蕉等高糖分水果。

2. 吃水果最好在两餐之间。

3. 水果中含有发酵糖类物质，因此吃后要漱口。

4. 进食瓜果一定要注意饮食卫生，生吃水果前必须洗净外皮，不要用切生菜的刀削水果，避免将寄生虫卵带到水果上。

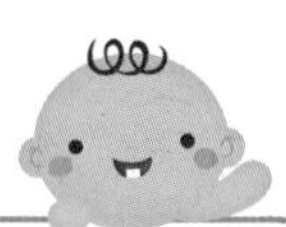

怀孕小便笺

建议非常喜欢吃水果的孕妈妈，最好在怀孕第 24 周到第 28 周的时候，去医院进行定期的血糖测定，随时监控，避免妊娠糖尿病的发生。

6. 意念胎教：脑呼吸法发挥意念的神奇力量

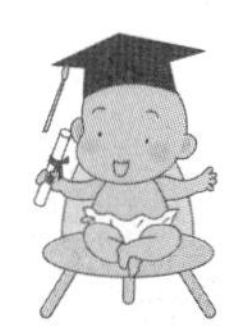

在怀孕的第 2 个月，正是胎宝宝各器官进行分化的关键时期，孕妈妈可用意念胎教的方法使胎宝宝发育得更加完善，最常用的是脑呼吸法。

脑呼吸胎教是与简单的基本动作一起冥想：

1. 首先熟悉脑的各个部位的名称和位置。闭上眼睛，在心里按次序感觉大脑、小脑、间脑的各个部位，想象脑的各个部位并叫出名字，这时要集中意识，这样可提高注意力，能清楚地感觉到脑的各个部位。

2. 保持安静，简短地做 5 分钟左右，待逐渐熟悉方法后，可增加想象的时间。

3. 想象一下肚子里的孩子，想象胎宝宝的各个身体部位，从内心里感觉孩子的形象，可以通过观察超声波照片来帮助感觉，这样形象更容易想象。

4. 脑呼吸的同时进行说话，例如可以默念胎教日记，使胎宝宝和孕妈妈更容易进行交流。

7. 美育胎教：画一画胎儿以后的样子

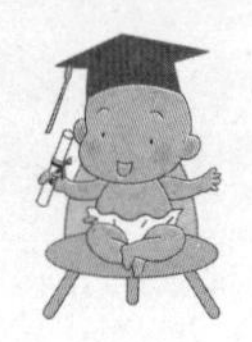

从胎教的角度来看，准爸妈的想象非同小可，它能通过意念构成胎教的重要因素，转化渗透在胎儿的身心感受之中，影响他的成长过程。

准爸妈此时可以想象一下胎儿以后的样子。可以想一想胎儿会长着什么样的鼻子、嘴巴，可以讨论一下胎儿会有多健康、多聪明，如果能动笔画一画那就再好不过了，画与说的过程中不仅能够将自己的意念传递给胎儿，与胎儿做第1次的互动，还能作为留给宝宝出生以后的一份礼物。

孕妈妈要尽可能想象一切美好、健康、积极的因素，用自己的意念塑造一下理想中的胎儿。要相信，父母和胎儿是心有灵犀的，美好的意念有可能让胎儿长得更完美。

8. 情绪胎教：保持良好的心理状态

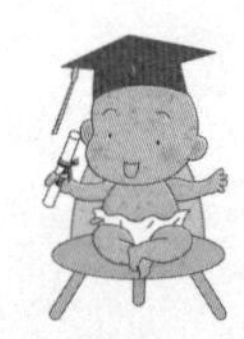

临床有调查表明，母亲在妊娠期间的不良情绪，对胎宝宝有很不好的影响，比如可引起腭裂或唇裂之类的先天性缺陷。要知道，有研究人员对232名有腭裂和我唇裂的孩子的母亲进行调查，结果发现，68%的母亲说妊娠期有过情绪紊乱，23%的母亲说在妊娠最初的3个月中有过因生理或外伤原因引起的紧张感。由此可见，在妊娠早期孕妈妈的心理调适是多么的重要。

所以在此期间，孕妈妈应保持良好的心理状态，遇事要冷静，使心静于内，做到“无悲哀、思虑、惊动”，不为七情所伤。如此则可使孕妈妈气血和顺、胎元稳固，有利于胎宝宝的生长发育。

9. 注意及时发现宫外孕

宫外孕也叫“异位妊娠”，是受精卵着床于子宫腔以外形成的。孕妈妈发生宫外孕是十分危险的。学会辨识宫外孕很重要，出现下面几个症状时孕妈妈一定要引起重视：

阴道流血

常表现为短暂停经后出现不规则流血，量少，点滴状，暗红色或褐色。

腹痛

一侧下腹隐痛或胀痛，血液常积聚在直肠而出现肛门坠胀感。如果妊娠部位破裂则出现下腹部撕裂样剧痛，疼痛为持续性或阵发性。

晕厥和休克

表现为面色苍白、四肢厥冷、脉搏快而细弱，一般在 100 次 / 分以上，血压下降，甚至测不到。

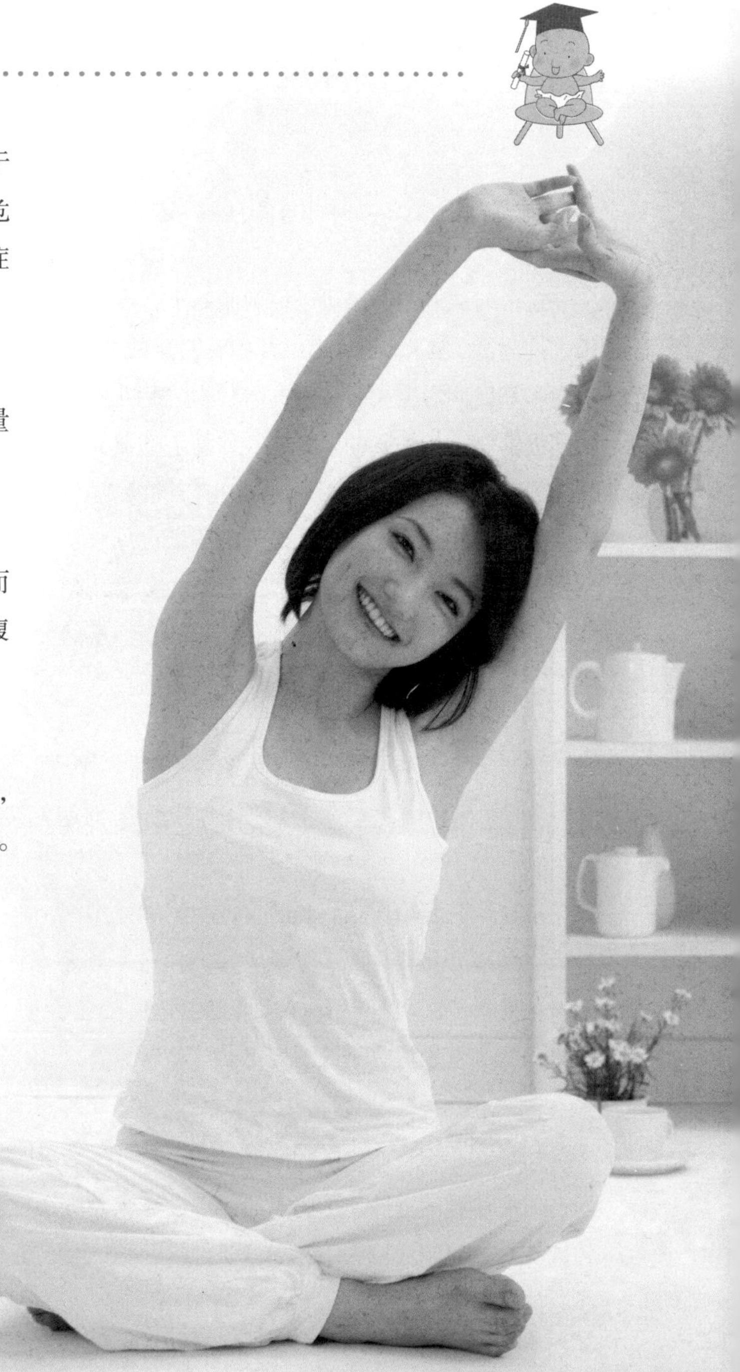

九、怀孕第9周

1. 胎儿发育与孕妈妈的变化

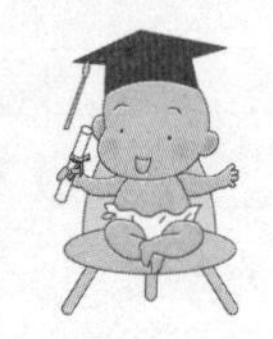

这个时候胚胎已经可以称为胎儿了，身体总长大约为2.5厘米，器官已经开始有明显的特征，手指和脚趾间看上去有少量的蹼状物。胎儿各个不同的器官开始忙碌的发育，各种复杂的器官都开始成长，牙和腭开始发育，耳朵也在继续成形，胎儿的皮肤像纸一样的薄，血管也清晰可见。从本周开始，胎儿已开始活动四肢。如果做B超检查，从屏幕上可以清楚看到胎儿在活动。虽然本周胎儿更接近人的模样，但还是分不出性别，外生殖器仍不分明。

由于子宫在迅速增大，孕妈妈可能第一次有腹部疼痛的感觉。这个时候孕妈妈的妊娠反应大都会加重，恶心、呕吐，不愿吃东西。孕妈妈小便的次数和频率可能会大大超过平时。这个时候的孕妈妈形象也会发生很大的改变，乳房开始增大，在乳晕、乳头上开始有色素沉着，颜色发黑。

2. 注意实时改变孕期的穿着

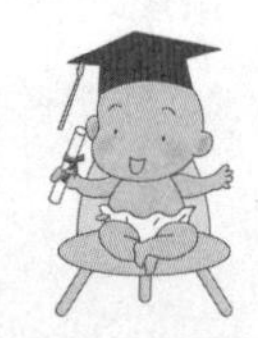

从这个月开始，孕妈妈的生理功能和体型都会产生明显变化：腹部一天天隆起，乳房一天天饱满，胸围、腰围也开始增大。伴随着这些变化，孕妈妈的衣着也应有相应的变更。

宜选择上大下小的倒“A”形服装

随着孕程的进展，孕妈妈的腹部会越来越隆起，腰围、胸围也会越来越大。这时候购买衣服，一定要选宽松的样式，才能使孕妈妈穿起来觉得舒服。

服装的轮廓最好是上大下小的倒“A”字形，高、低身分开的套服会更好。背带装既可以在视觉上修饰日益臃肿的体形，腋部、腹部和胯部的设计又比较宽松，背带长度还可以自行调节，孕妈妈穿着后可以伸展自如，是比较适合孕妈妈的服装款式。

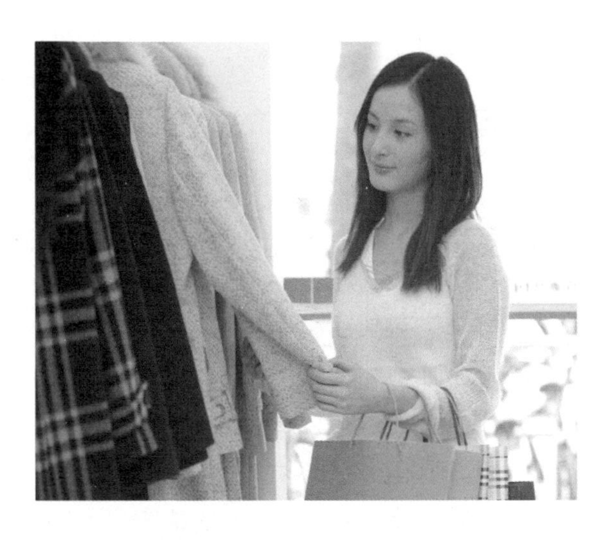

宜选择柔软的纯棉内裤

由于阴道分泌物逐渐增多，孕妈妈所穿的内裤应该保证面料柔软，不刺激皮肤，透气性好、吸水性强、触感柔和的纯棉内裤最适合孕妈妈。

此外，孕妈妈还可以选择专门为孕期设计的孕妈妈专用内裤，这种内裤一般都带有活动腰带，孕妈妈可以根据腹围的变化随时调整内裤的腰围，穿起来十分方便。到了孕晚期，孕妈妈还可以选择有前腹加护的特殊孕妈妈内裤。这种内裤可以起到托腹带的功效，帮孕妈妈减轻胎儿给自己的身体造成的负担，让孕妈妈轻松地度过孕期。

应穿戴专门的孕妈妈胸罩

由于怀孕，孕妈妈的乳房已经发生了巨大的变化，在购买胸罩时，已经不能再像平时那样根据自己的罩杯、胸围简单地购买一个大码的普通胸罩充数了。孕妈妈在孕期所佩戴的胸罩，有着更多的讲究：

孕妈妈所佩戴的胸罩不能有衬垫、硬钢托。

胸罩透气性一定要好，面料还应该柔软、吸水性强，以纯棉质地最为理想。

胸罩的色调应该明亮、轻快。白色、粉色、淡蓝色等可以带来好心情的颜色比较适合。

胸罩肩带应该在肩胛骨和锁骨之间，这样在佩戴时孕妈妈不会有束缚感。选购胸罩时，孕妈妈可以通过举手、耸肩等动作检查它是否会掉下来或感到不适。

孕期最好选择用软钢托支撑的全罩杯胸罩，应方便穿脱、清洗，最好选择搭扣在前面的。

至少应该购买 2 ~ 3 件孕期胸罩，以供换洗。

选一双舒适的低跟鞋

孕妈妈穿鞋应该首先考虑安全性，选择鞋子时应遵循松软、合脚、鞋跟高低适宜的原则。高跟鞋、易脱落的凉拖、高跟木屐都不宜再穿。选购一双穿着舒适的低跟鞋，才是孕妈妈最该做的。

购买鞋子的时候，孕妈妈应着重观察鞋子有没有能牢牢支撑身体的宽大后跟，自己的脚背部分是否能和鞋子紧密结合，还要看鞋子的高度合不合适，是不是保持在 2 ~ 3 厘米，鞋底有没有防滑纹。

3. 干家务应遵守“安全”“适度”的原则

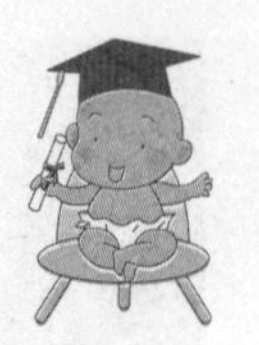

很多孕妈妈即使有孕在身也不愿意闲着，总想干点家务。但怀孕毕竟不是儿戏，干家务的过程中，孕妈妈必须遵守“安全”“适度”的原则，量力而行，避免对胎儿和自己造成伤害。

有些活交给准爸爸

一些比较重的活，或容易给孕妈妈造成危险的家务，最好交给准爸爸来做。毕竟孕期安全是第一位的。打扫屋顶、擦拭衣柜、在柜顶取放东西等需要登高的家务活，一定要交给准爸爸。搬动沉重的物品时，非常有必要请他人帮忙。地毯中容易隐藏螨虫、杂物碎屑、铅、镉等有害物质，易致胎儿畸形或流产，所以，清洁地毯的事孕妈妈也坚决不要做。擦地、庭院除草等需要长时间弯腰或下蹲的家务事孕妈妈不宜做。晾衣服属于比较花费力气的向上伸腰的动作，如果长时间地做，也容易造成流产，最好交给准爸爸来做。寒冷的刺激容易使孕妈妈流产。因此需要接触凉水的活、需要长久地待在寒冷的地方才能完成的活，也最好由准爸爸来做。

最好少下厨

怀孕第2个月，孕妈妈的早孕反应会比较严重，对气味很敏感，做饭时的气味可能会加重恶心、呕吐，而且中式餐饮习惯于烹炒煎炸，油烟比较大，油烟对于孕妈妈的健康和胎儿的发育也不好，所以孕妈妈这个时候是不宜下厨的。

另外，家中的常用电器一般都有一定的辐射，特别是微波炉、电磁炉，如果能够避免，孕妈妈也不要使用这些厨房器具。如果孕期恰好赶在夏天，更要避免下厨，因为厨房中的高温环境加上做饭时的气味、油烟，很容易引起身体不适。

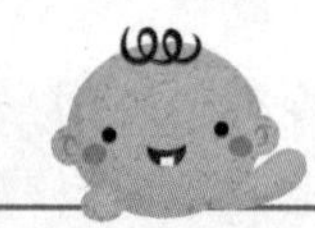

怀孕小便笺

孕妈妈尽量避免接触含有化学物质的家用清洁用品，在家使用清洁用品的时候一定要记得带上橡胶保护手套。

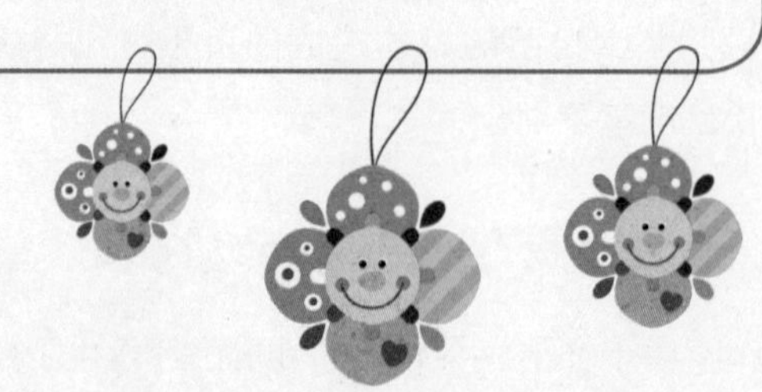

4. 怀孕第9～12周饮食指导

怀孕第9～10周，由于胎儿的体积尚小，所以在营养的补充上，依旧是注重质的好坏，而不是量的多少。妊娠反应比较严重的孕妈妈，可以参照孕5～8周中防治妊娠反应的指导，减轻妊娠反应带来的呕吐、畏食等症状。

受孕11周以后，胎儿迅速成长和发育，需要的营养也日渐增多，从这个时期起，不仅对食品的品质要求高，而且量也逐渐要多。胎儿的脑部发育，在怀孕第7周开始出现雏形，神经管开始发育，孕12周后神经管闭合，大脑和脊椎开始发育，因此这个阶段是胎儿脑组织增殖的激增期，也是胎儿成长的关键阶段，孕妈妈应注意多吃富含二十二碳六烯酸（DHA）、胆碱的海产品和花生及充足的蛋白质，满足胎儿脑部发育所需的营养。

镁不仅对胎儿肌肉的健康至关重要，也有助于骨骼的正常发育。有研究表明，孕早期的3个月，如果镁摄入不足，会影响到胎儿以后的身高、体重和头围大小。

孕期保证摄入充足的镁还可以预防妊娠抽搐、早产等，对产后的子宫肌肉恢复也很有好处。孕妈妈可以多吃绿叶蔬菜、坚果、大豆、甜瓜、南瓜、香蕉、草莓、葵花子和全麦食品等，来保证镁的摄入。

此外，维生素A参与了胎儿发育的整个过程，对胎儿皮肤、胃肠道和肺部发育尤其重要。由于孕早期的3个月内，胎儿自己还不能储存维生素A，因此孕妈妈一定要及时补充足够的维生素A。建议孕妈妈多吃南瓜、红薯、菠菜、胡萝卜、芒果等补充维生素A。充足而合理的营养是保证胎儿健康成长的重要因素，也是积极开展胎教的基本条件。

5. 怀孕第9～12周应记得补充适量的碘

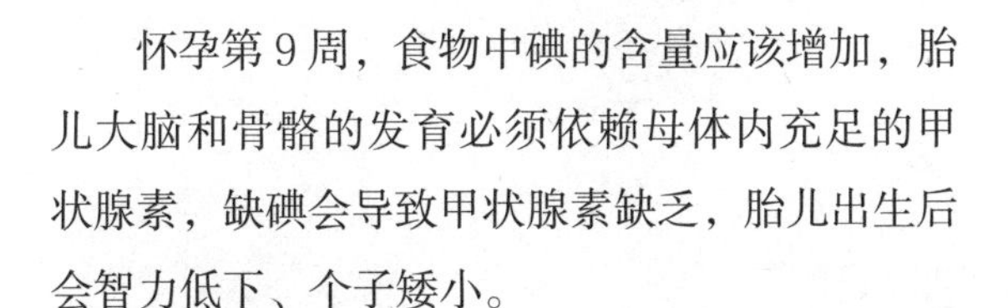

怀孕第9周，食物中碘的含量应该增加，胎儿大脑和骨骼的发育必须依赖母体内充足的甲状腺素，缺碘会导致甲状腺素缺乏，胎儿出生后会智力低下、个子矮小。

大脑的发育90%都在胎儿期，孕3月时，胎儿大脑神经细胞开始增殖。脑发育旺盛期必须依赖甲状腺素，甲状腺素具有促进大脑智力、体格发育的功能，如果由于缺碘引起甲状腺素分泌不足，将直接影响胎儿发育，导致智力障碍、运动障碍及体格发育障碍，形成呆小症。

孕妈妈每天需碘量应在175微克左右，最好食用加碘盐。通过补碘保障胎儿智力和身体发育，必须在怀孕前或者在怀孕头3个月进行，怀孕后期，胎儿大脑神经细胞增殖已完成，补碘的效果就不明显了。

6. 情绪胎教：放松精神传递平静

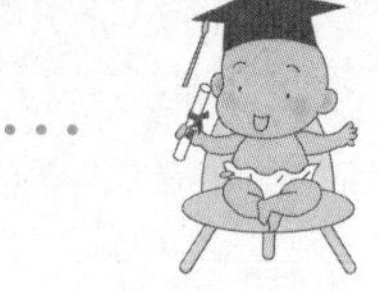

如果在怀孕期间承受太大的压力，对孕妈妈及胎儿都不好。然而孕妈妈来自本身及各方面的压力又很难避免，这里为孕妈妈介绍一种消除紧张压力的方法，只要花5分钟，就能得到彻底的放松，与此同时也可以给腹中的胎儿传递一种平静的情绪。放松精神的方法怀孕期间最好每天做1次。

首先是视觉，以轻松的姿势坐在地毯或沙发上，不要让任何人来打扰，然后先环视一下屋子，选出3样东西来。比如桌子上的闹钟、墙上特别喜欢的一幅画及正在读的书等，眼睛所能看到的东西都可以。集中精力，对选出的东西一个一个加以凝视。最好只凝视物体的一部分，例如闹钟正在移动的秒针，书中人的眼睛等。凝视时间并没有严格的限制，不过至少要集中视线5秒钟以上。

其次是听觉，在周围所能听到的声音中选择3种来集中精力听。例如，时钟的滴答声、隔壁传来的小孩叫声，或是窗外的风声。

然后是触觉，同样选择3种东西的感觉来集中精神。如天鹅绒面椅子的触感、呼吸时胸部规律的动作等，对于这些感觉，都一一集中精力去感受。持续做这些练习，直到心灵完全获得平静为止。

双肩下垂，尽量放松眼部和前额的肌肉也有助于精神的放松。如果想放松心情，可以闭上双眼，尽可能地想一些愉快的事情，并随着自己的意愿自由地去联想，如宝宝可爱的笑脸、蔚蓝天空上的朵朵白云等，都会使孕妈妈感到平静和放松。

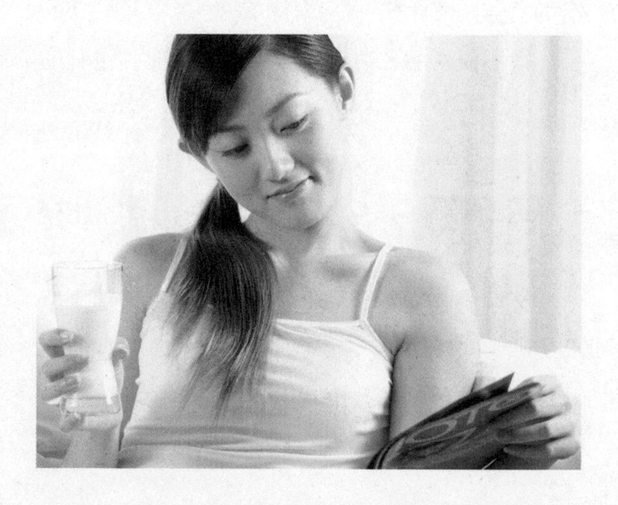

7. 预防早期流产

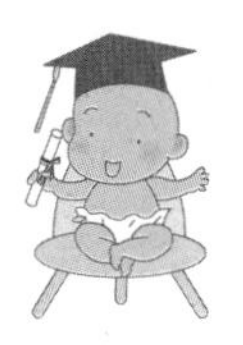

对于刚怀孕的妈妈来说，最应该注意的就是防止流产，虽然早期流产多与胎儿的先天性异常有关，但孕妈妈的生活习惯或行为也可能造成早期流产。因此，为了避免发生早期流产，孕妈妈要做到：

定期产检

定期产检能得知胎儿的发育状况、健康与否，避免发生早期流产。

禁止吸烟、喝酒、喝咖啡

孕妈妈如果吸烟、喝酒、喝咖啡，流产概率会提高。

正常作息

怀孕早期，孕妈妈应尽量避免工作太过劳累、熬夜等，维持正常的生活作息，并保持心情愉悦。

避免危险动作

孕妈妈应尽量避免爬高、提重物或弯腰拿东西，以免造成腹部不适或受到碰撞，导致流产。

留意可能的流产征兆

一般来说，腹痛、阴道出血都是流产的征兆，如果出现流产征兆，孕妈妈要尽快与医院沟通，不可盲目保胎，因为有些流产是胚胎发育异常导致的。

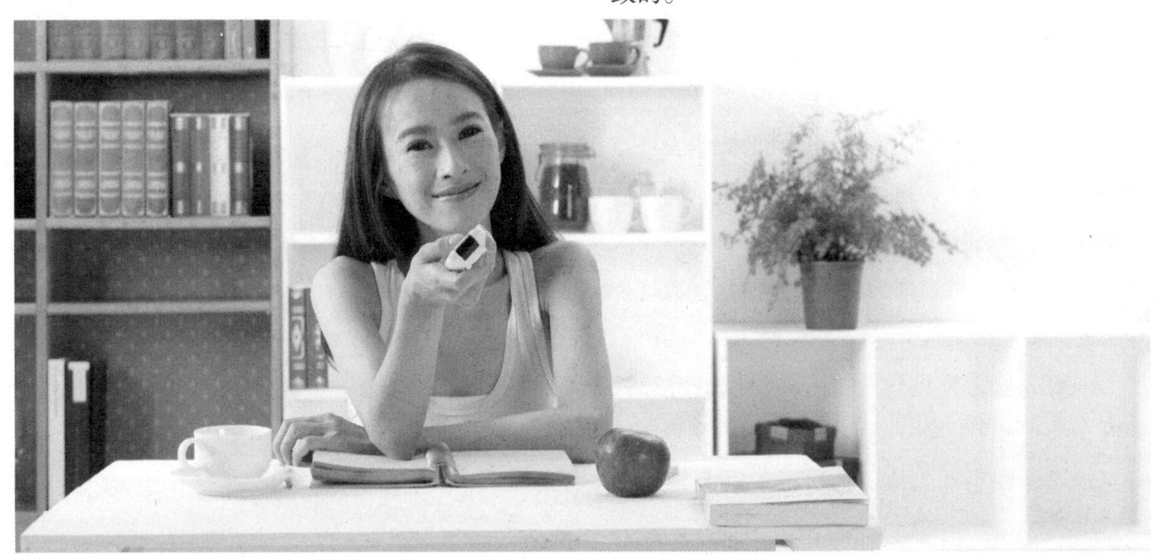

十、怀孕第10周

1. 胎儿发育与孕妈妈的变化

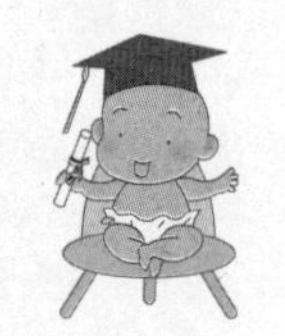

这时的胎儿身长大约4厘米，体重可达到10克左右，已经很像个小人儿了。胎儿基本的细胞结构已经形成，身体的各部分比如胳膊、腿、眼睛、生殖器和胃肠系统都已初步发育。小家伙的眼皮还没有张开，黏合在一起。手臂更长，肘部更加弯曲，手腕和脚踝已经清晰可见，还会在妈妈腹中做简单的“体操”，左右腿会交替做类似踢腿的屈伸动作。

孕妈妈的早孕反应还在继续，鼻子变得敏感，有时会对平时没有任何反应的食品或做菜肴的气味感到一阵阵的恶心、想吐，尤其是晨起的时候最为严重。这个时候的孕妈妈情绪波动很大，刚刚脸上还是晴空万里，可能一会就会变成乌云密布了，时常会感觉到什么事情都懒得做，经常会为一些鸡毛蒜皮的小事儿苦恼或烦躁不安。这一切都是孕期雌激素作用的结果。

2. 适当晒太阳对孕妈妈的好处

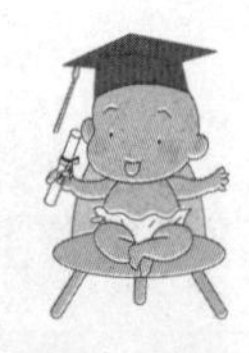

研究显示，先天性佝偻病患儿的妈妈大多是写字楼里的白领。这是由于，白领女性长期生活在密闭的空调环境里，户外活动减少，且不少人上下班都坐车，以致缺乏日照，这便是造成这种恶果的主要原因。

一般人认为补钙只要摄入高质量的游离钙即可，殊不知维生素D是钙质吸收的重要条件，一旦缺乏，则摄入人体的钙质将有90%随尿排出。保证充足的光照是自身产生维生素D的重要条件。注意，阳光是天然的“补钙剂”。所以，如果孕妈妈所在的办公室处于背阴面，最好要求调换到向阳面得办公室里去，若不行，则要注意每天午休时走到阳台或室内，进行不少于1小时的“日光浴”。尤其是在冬季，更要多做户外活动，应让皮肤直接接受阳光照射。不要隔着玻璃晒太阳，因为紫外线不容易透过玻璃窗。

3. 孕妇体操之扭动骨盆运动

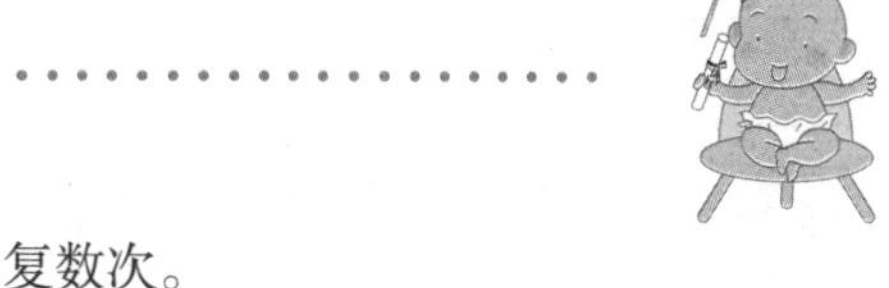

孕10周的妈妈子宫又增大了一点，孕妈妈的身体重心可能已经开始有了改变，这个时候每天坚持做一些简单的孕妇体操，可以改善因此而引起的腰腿痛，这个月可以试一试扭动骨盆运动，操作方法为：

1. 孕妈妈仰卧在床上，双膝屈曲、并拢，双肩紧靠于床。

2. 双膝带动大、小腿左右摆动，在空中画半圆形，反复数次。

3. 伸直左腿，右膝屈曲，右脚心平放在床上，然后右膝慢慢向左侧倾倒，慢慢回到原位。

4. 待膝盖从左侧恢复原位后，再向右侧倾倒，慢慢回复原位。

5. 按第3、第4步的方法左右腿交替进行。

6. 每个侧面做5～10下，可以在每天早上起床前和晚上睡觉前各做一次。

4. 孕9～12周一周食谱举例

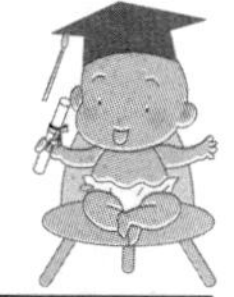

餐次	周一	周二	周三	周四	周五	周六	周日
早餐	榨菜肉丝面100克，蔬菜适量	鸡蛋1个，牛肉饼1个，蔬菜适量	南瓜饼1个，杂粮皮蛋瘦肉粥1碗	莲子芋头粥1碗，花卷50克	小馄饨150克，蔬菜适量	牛奶250毫升，包子100克	紫米粥1碗，香菇肉包50克
加餐	牛奶250毫升，橙子1个	酸奶或奶酪适量，苹果1个	牛奶250毫升，麦麸饼干50克	鲜果沙拉200克	豆浆250毫升，饼干2片	全麦面包2片	新鲜红枣30克，蛋卷50克
午餐	米饭100克，罐焖牛肉150克，菠菜鱼片汤、蔬菜各适量	面条150克，凉拌素什锦100克，乌鸡滋补汤、蔬菜各适量	米饭100克，韭菜薹炒鱿鱼150克，香菇肉粥、蔬菜各适量	什锦果汁饭150克，菠菜炒鸡蛋100克，小米粥、蔬菜各适量	米饭100克，山药香菇鸡150克，奶酪蛋汤、蔬菜各适量	花卷150克，葱爆酸甜牛肉120克，糯米粥、蔬菜各适量	米饭100克，家常焖鳜鱼150克，燕麦南瓜粥、蔬菜各适量

续表

餐次	周一	周二	周三	周四	周五	周六	周日
加餐	香蕉薯泥100克	蔬果汁1杯，饼干2片	百合莲子羹1碗	牛奶麦片粥1碗	酸奶布丁200克	柚子200克	鲜姜蒸蛋1碗
晚餐	咸蛋黄炒饭150克，鱼头木儿汤、蔬菜各适量	米饭100克，鸭块白菜100克，鸡血豆腐汤适量	牛肉饼2个，蘸酱菜100克，燕麦南瓜粥、蔬菜各适量	米饭100克，素炒豆苗100克，鸭血豆腐汤1碗	面条150克，黄瓜炒虾仁100克，蔬菜适量	米饭100克，西芹炒百合100克，黄豆芝麻粥1碗	饺子200克，凉拌素什锦100克，紫菜汤适量

5. 喝汤的时候要吃些“渣”

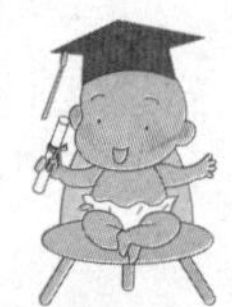

有的孕妈妈在吃汤菜时，认为营养全部溶解在汤中，而只选择汤而摒弃菜。其实，虽然汤的营养价值很高，但仍有大部分的营养，特别是肉类食物的主要营养成分，如蛋白质、铁质、骨中的钙质等都很难溶解在水中，“滞留”在汤渣里。而且吃“渣”的过程中可以增加膳食纤维的摄入，有利于促进胃肠蠕动，加速新陈代谢，缓解孕期便秘。

6. 情绪胎教：远离孕期抑郁的困扰

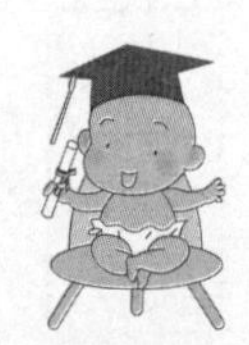

孕妈妈感到忧伤和恐惧时要及时向家人求助，平时也应当积极进行自我疏导。孕妈妈及家人都应当积极努力地做出协调，远离孕期抑郁的困扰。

准爸爸应多关心孕妈妈

专家指出，远离孕期抑郁，缓解孕期不良情绪，准爸爸所起的作用至关重要。妻子怀孕后，如果丈夫能够尽一切可能关心、体贴对方，可以有效减少不良刺激，使之保持愉快心情和稳定情绪。因此，准爸爸一定要承担起共同孕育生命的责任，对孕妈妈多些关心、细心和耐心。

放松心情，不要有太多压力

家人的帮助是必要的，但孕妈妈也要学会自

我调节，自我减压，不要给自己太多压力，如果感到烦恼就要学会说出来，不闷在心里。感到心情紧张、难以释怀时，可以适当地进行户外运动，如短途旅游、做孕妇操、游泳等，与朋友见一见、聊一聊，充分的休息能够避免心理疾病的发生。

自己找乐子

可以多关注一些轻松、幽默的信息，借助简单的快乐引发自己的愉悦情绪，减轻抑郁的发生。

苦恼时做个深呼吸

孕妈妈感到心烦意乱时，可以找一个安静的地方进行一下深呼吸，对稳定情绪和集中注意力是非常有帮助的。进行深呼吸时，孕妈妈可以选择任何场所——可以在床上，也可以在沙发上，只要能使自己的身体得到舒展，又比较安静，就可以了。

选好地方后，孕妈妈要全身放松，使腰背尽量舒展，双目微闭，手可以放在身体两侧，也可以放在腹部（衣服也要尽可能宽松一些），然后一边默数 1、2、3、4、5，一边用鼻子慢慢地吸气，争取坚持 5 秒钟左右，然后，再缓慢、平静地将储存在腹中的气用嘴或鼻子呼出来。

呼气要慢，最好能保证呼气的时间是吸气时间的 2 倍。也就是说，如果吸气用了 5 秒钟，呼气就应该用 10 秒钟左右。这样反复呼吸 1 ~ 3 分钟，很快就会感到心情平静，头脑清醒。

每天早上起床时、中午休息前、晚上临睡时各进行一次这样的呼吸法，孕妈妈在妊娠期间动辄焦躁的精神状态就可以得到很大改善。

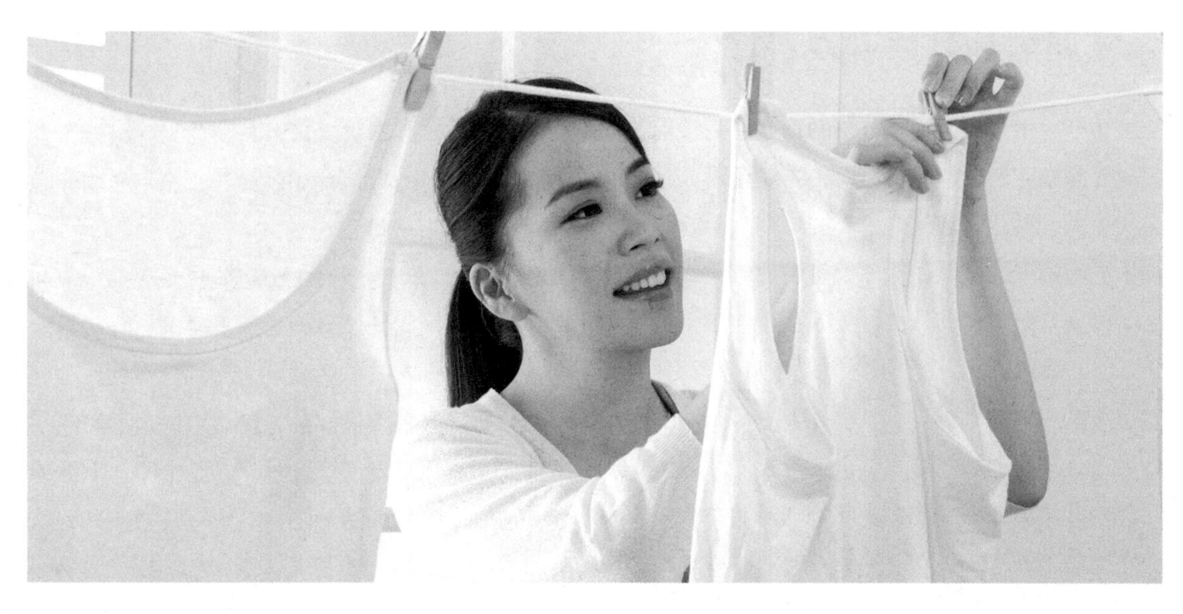

7. 美育胎教：选择美美的孕妇装

在无限的“孕味”要靠整体的形象设计。怀孕后，身体从内脏到外表都会发生很大的变化，有的孕妈妈面部会出现“蝴蝶斑”；腰身又粗又圆，身体的曲线由于胸部、臀部的过分增大而面目全非。不少孕妈妈一时还适应不了。然而，从事艺术形象创作的人都知道，孕妈妈形象是世间最美丽的风景，“挺身而出”的优美曲线散发着浓郁的魅力，人称“自豪型”姿态。

孕期着装应力求简洁、明快、大方，随着体形的变化，衣服宜宽大，不可束腰。采用暖色调，温馨柔媚，极富女性魅力。不用冷色调，不强调冷、酷。

孕期妈妈装一般分为三种：

休闲家居孕妇装：以宽松、舒适的棉织品为主，式样稍稍活泼一点。

职业孕妇装：质地精良、颜色不宜太深或太浅，最好选配长裤，稍稍宽松的职业装。

孕妇礼装：质地精良，有悬垂感，式样一定要简洁优雅，色泽纯正雅致。用比较优雅的丝巾、项链、耳环等来做配饰。

8. 牙齿的几种保健方法

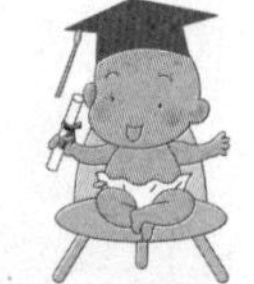

孕期，由于口腔细菌分泌的毒素作用，使孕妈妈牙龈暗红肿胀、容易出血，有时还形成触之易出血的硬肿块。加上内分泌的影响，孕妈妈口腔中的唾液变为酸性，对牙齿有腐蚀作用。加之早孕时偏好酸性食物，使得胃部常返酸水至口腔中，加剧龋病。所以，孕妈妈更要注重口腔卫生，以下方法可供参考：

1. 选择刷毛柔软的牙刷，免得碰伤牙龈，少吃坚硬和刺激性的食物，多吃软而富含维生素C的新鲜蔬菜和水果，以减少毛细血管的渗透性。

2. 坚持早晚及进食后漱口，如果吃酸性零食引起了牙齿过敏，可选用脱敏牙膏，不能刷牙时可选用漱口水代替。

3. 每次孕吐后用20%的苏打水漱口，中和胃酸对牙齿的腐蚀。发生牙龈炎时避免吃刺激性食物，要进食有营养的软食。

4. 如果有必须拔掉的牙齿，宜在妊娠第3～7周进行，避免引发流产和早产。经常叩动上下牙齿，增加口腔唾液的分泌，其中一些物质具有杀菌和洁齿作用。

十一、怀孕第 11 周

1. 胎儿发育与孕妈妈的变化

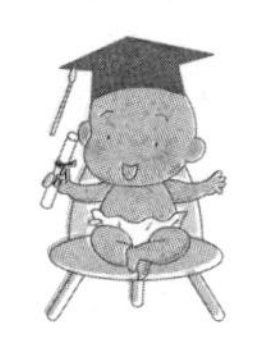

小人儿已经完全成形，身长增长到 4 ~ 6 厘米，体重达到 14 克，四肢已经可以在羊水中自由地活动，能做更多的“体操动作”。这个时期，小家伙的头显得格外大，和身体的长度基本相同。眼和耳郭等已发育成形，尾巴完全消失，不但长出了手指、脚趾，手指甲和头发也长出来了。双手能伸向脸部，并且把拇指放进嘴里津津有味地吸吮，或者是嘬嘬大脚趾和小脚趾，还会经常踢踢腿，舒展身体。胎儿的睾丸或卵巢已经长成，开始出现性别差异。胎儿的各类器官，比如大脑、心脏、肝脏、胃肠、肾脏也发达起来，脊柱也在发育中。

这个时候孕妈妈的子宫会随着体内胎儿的增长而增大，足以填满孕妈妈的盆腔，看起来像个柚子。现在早孕反应开始减轻，再过几天你恶心呕吐、食欲不振的现象就要结束。目前你还无法感受胎动。此时正是胎宝宝骨骼发育最快的时期，钙的需要量空前增多。此时如果你的体内钙不足，会出现小腿肌肉痉挛、抽筋的现象。另外，孕妈妈身上的胎记、雀斑、新伤痕、胎痣等都会颜色加深，不过这些现象都是暂时性的。

2. 孕期正确洗脸的方式

孕期正确的洗脸方式可以有效护理发生变化的皮肤，对于因为怀孕的影响而导致的皮肤恶化情况，洗脸的方式更加重要。洗脸护理的基础，也是保健的一方面。所以，孕期洗脸也有讲究。可以这么做：

洗脸用水

用干净的自来水就可以了，不用特别追求矿泉水、纯净水。

洗脸水温

用温水洗脸最好，如能将水温控制在 34℃

左右最好。孕妈妈可以将开水稍微晾凉，手放进水里感觉温暖为宜。此时水的性质与生物细胞内的水十分接近，不仅容易透过细胞膜，溶解皮脂，开放汗腺管口使废物排出，而且有利于皮肤摄入水分，使面部皮肤柔软细腻富有弹性。

为了预防感冒，增强抗感冒的能力，晨起可以用冷水洗脸，但温度不宜过低，不要用冰水，以免刺激皮肤与身体。晚上一定要用温水洗脸，避免冷水刺激，影响睡眠。

洗脸频率

一般冬天早晚各1次，夏天由于出汗多，油脂、汗液多，可以酌情多洗几次，特别是在看完电视、用完计算机、外出活动、大量流汗后都应清洗1次，洗去污垢与细菌。

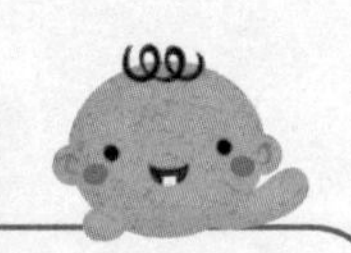

怀孕小便笺

洗脸水的水温如果低于20℃的话，对于肌肤的滋养会不太好，很容易引起面部血管的收缩，让你的面色惨白而且会多出很多皱纹，但是高于38℃的话，会引起血管和毛孔的张大，使你肌肤松弛无力，也很容易出现皱纹。

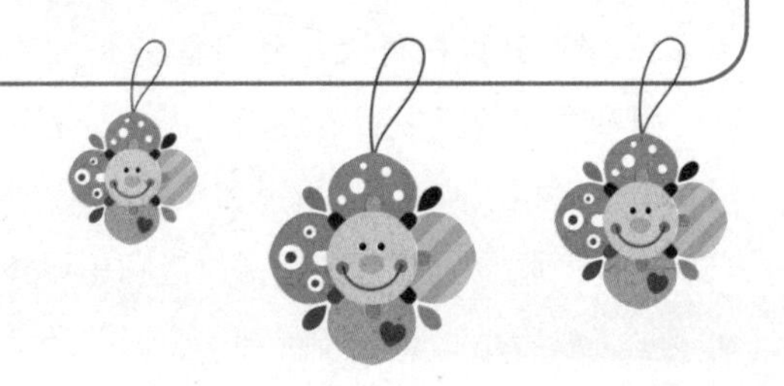

3. 孕妈妈舒服工作全攻略

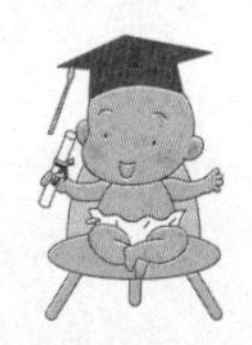

舒服工作是保证孕妈妈最佳状态的措施之一，因此要做到以下几方面的准备。

穿舒适柔软的平跟鞋，减少脚步的压力。把脚放舒服，可以在办公桌底下放个鞋盒做搁脚凳，并放双拖鞋。

适当地休息。工作一段时间以后要适当地做做伸展运动，抬腿并适当按摩小腿部以放松压力。

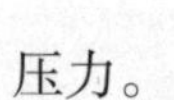

多喝水。在办公桌上准备一个大水杯，随时将开水填满你的喝水杯。

不要憋尿。如果孕妈妈感到想去洗手间，就应该尽快去。

接受帮助。如果你的同事小心照料你，你不要介意，你应为有一个支持你的空间而满意。在你的生命里，这是一个非常特殊的时期，所以不必感到害羞而拒绝别人的帮助。

计算一下你的办公空间。在计算机前工作不会损害婴儿的发育，但孕妈妈更容易受腕管综合征的影响，因此应采取措施把你的桌椅调整得尽可能的舒适。

避免危险的工作场所。

自我减压。如果在工作场所不能自己调节压力，尝试一些其他办法解决，如深呼吸、舒展肢体、做简短的散步等。

4. 孕妈妈最好不要吃冰镇食物

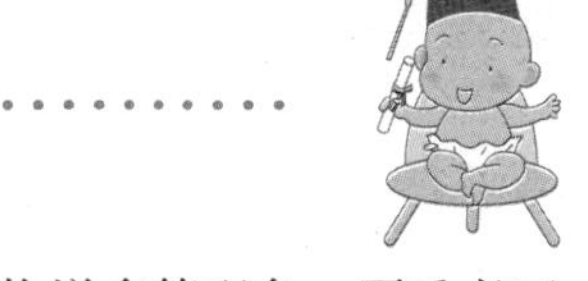

怀孕早期，多数孕妈妈都会胃火上升，即便不是在特别热的夏天，也会想吃冰淇淋、喝冰水来缓解燥热。

孕妈妈最好不要吃冰镇食物，尤其是孕早期的孕妈妈更要注意克制。最大限度也只是偶尔吃一支冰淇淋，如果某天超过了两支，或者一天内喝冰水超过总需要量的一半，就可能伤及脾胃，影响吸收和消化功能。时间久了，就会出现大便不畅或腹泻、阴道分泌物增多等现象，严重者还可能导致肠胃炎，影响正常妊娠及生产。不仅如此，脾胃功能下降，会增加肠道疾病感染的发病率，增大用药风险。

建议孕妈妈吃常温下的新鲜蔬果，以补充身体水分。如特别嗜凉，可以用凉白开水代替冰水。此外还应注意营养均衡，调养好身体，这样才能从根本上防止胃火上升带来的“口燥”。

5. 多吃这些杂粮对孕妈妈有益

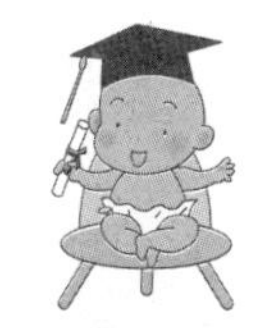

小米：小米有滋阴补虚、健脾养肾、除湿利尿之用。孕吐时，用小米煮粥，对减轻恶心、呕吐非常有用。

糯米：糯米味甘性温，能暖补脾胃、益肺养气。糯米比粳米性黏，消化得慢一些，因此脾胃虚弱者不宜多食，以免引起胃胀与消化不良。

玉米：味甘性平，具有调中开胃、益肺宁心、清湿热、利肝胆、延缓衰老等功效。

荞麦：荞麦味甘性凉，有开胃宽肠、下气消积的功效，可用于大便秘结，湿热腹泻等。建议用荞麦面代替一般面条，也可在早餐或加餐时将荞麦粉冲入牛奶中食用。

高粱：高粱性温味甘涩，有健脾胃、消积止泄之用。当孕妈妈消化不良、脾胃气虚、大便稀溏时，可以适当食用。

红薯：红薯味甘性平，有补脾养心、益气通乳、去脏毒之作用，能促进肠道蠕动，刺激排便。但红薯中糖类较其他粮食多，妊娠糖尿病患者不宜多食。

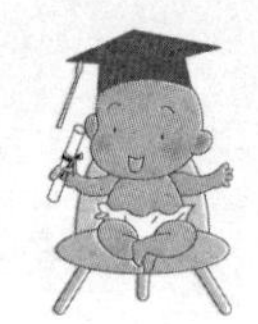

6. 语言胎教：家务活里的胎教魔方

合理地安排家务，既能融胎教于家务活中，又能使夫妻的生活规律舒适，何乐而不为。只要安排得当，家务活里的胎教活动是很丰富的，可以开展语言胎教，进行运动胎教等。比如语言胎教：

星期一、星期四

改变外出采购路线，花一定的时间观察周围的事物，向胎宝宝讲解生活中的各种现象。

星期二

打扫起居室、卧室卫生，擦洗家具，给胎宝宝描述这个温馨的家是什么样子的。

星期三

擦拭窗户和门框，冲洗厕所和浴室，可以给胎宝宝讲妈妈是怎么劳动的，告诉胎宝宝要讲卫生。

星期五

打扫和整理厨房，安排星期六和星期日的食谱，告诉胎宝宝自己怎样合理地安排每天的膳食以保证营养需要。

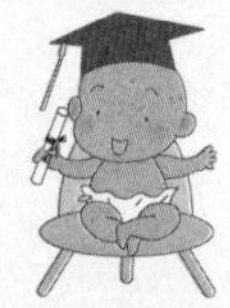

7. 情绪胎教：胎梦，你相信吗

胎梦，就是与怀孕有关的梦，从古代开始不管东方国家或西方国家都很重视胎梦。对盼望、期待孩子降临的父母来说，胎梦是有巨大意义的。

目前妇产科或精神科等相关领域，尚未有人对胎梦做出正式回应，在没有言论和著作的情况下，孕妈妈们大多都是在网站讨论区上得知“胎梦”，然后开始互相交换胎梦的经验。

很多孕妈妈们最想知道的就是“胎梦真的具有预测宝宝性别和前世今生的功能吗？”这种问题的答案，一般认为，胎梦只是因为做梦人的身份和时间特殊，所以另有其名。

胎梦也可以解释成做梦人在睡眠状态下某种心理活动的延续，一般包括幻想与压力，表示他们想达成某种愿望，如想要男孩或女孩，希望孩子是什么样的人等。

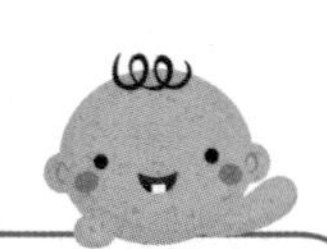

怀孕小便笺

孕妈妈不要把胎梦看得过于神秘，更不要在不好的梦境后有心理压力。

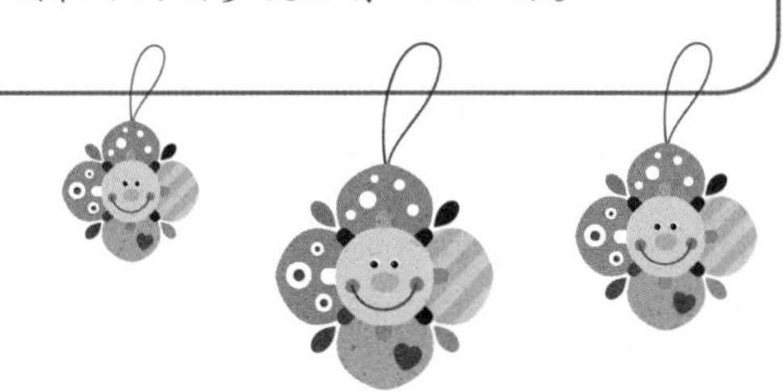

8. 孕早期要预防病毒感染

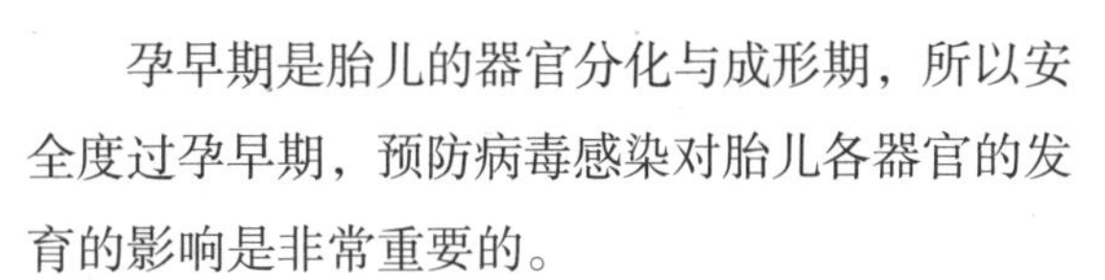

孕早期是胎儿的器官分化与成形期，所以安全度过孕早期，预防病毒感染对胎儿各器官的发育的影响是非常重要的。

病毒主要通过 3 种方式使胎儿受到损害：一是直接感染精子和卵子，可导致早期流产；二是通过胎盘或脐带血侵入胎儿体内；三是分娩通过产道感染胎儿。在已知的与人类有关的 300 多种病毒中，至少有 10 种病毒能通过胎盘危害胎儿。可导致胎儿畸形的病毒有风疹、流感、水痘、麻疹、天花、脊髓灰质炎、腮腺炎、单纯疱疹、病毒性肝炎、巨细胞病毒等。预防病毒感染应注意做到以下几点：

实行孕前计划免疫，增强体质，加强体育锻炼，提高自身免疫能力，这是预防病毒感染的重要措施。

孕妈妈尽量不要到公共场所，避免同病毒携带者接触。因为孕妈妈不同于正常健康人，因怀孕后雌激素的增高，集体免疫系统受到抑制，抵抗力下降，易受到感染。

注意饮食，增加营养。一部分病毒可能通过消化道感染，如食入不洁食品，使用公共餐具，都可能引起感染。故孕期应尽量不到公共就餐场所用餐。

选择受孕期，避开易感季节。病毒感染多发生于冬春季节，此期人群易患病毒感染性疾病。

十二、怀孕第12周

1. 胎儿发育与孕妈妈的变化

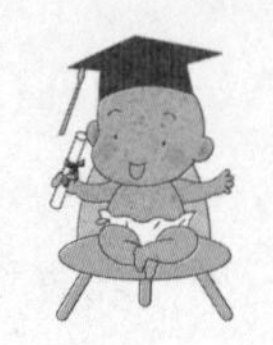

这个时候的胎儿身长可达到9厘米，尾巴完全消失，初具人形。其各器官基本形成，并开始工作。例如：躯干和腿部都长大了，头部已经长出鼻子、嘴唇、牙根和声带等，更像人的脸面，眼睛上已长出眼皮。胎儿的四肢已经能活动，但动作很小。胎儿开始做吸吮、吞咽和踢腿动作，此时胎儿细微之处开始发育，手指甲和绒毛状的头发已经开始出现。手指和脚趾完全分开，部分骨骼开始变得坚硬，已经有了皮肤的感觉。

孕早期在本周结束，妊娠初期症状逐渐消失，身体会有明显的变化，阴道乳白色分泌物明显增多。乳房进一步增大、胀痛，乳晕、乳头出现色素沉着。小便频数，腰部有明显的压迫感。消化道各器官随着子宫增大，其位置会发生变化，如胃趋向水平位，肝向上、向右后方移位。

2. 保护腹部避免受凉

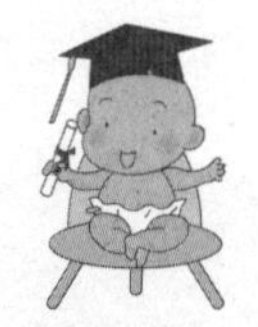

怀孕第12周时，孕妈妈的子宫逐渐变大，会压迫血管，可能引起血液循环不畅通。另外，由于皮肤伸展，毛孔张开，体内热量散发得很快，腹部总是会有发寒的感觉。

胎儿在孕早期对温度极为敏感，孕妈妈腹部如果受寒，羊水温度就会降低，羊水量会增加，可能引起羊水过多。羊水过多一方面会影响胎儿的发育，另一方面也增加了孕妈妈的负担。

孕妈妈的腹部是胎儿健康成长的重要场所，所以，孕妈妈要避免让自己处于低温的状态，尤其是腹部，平时需要注重腹部保暖，避免受寒。

孕妈妈可以及早穿上外衣，无论在室内还是室外都随手带一件外衣。腹部不能受寒但也不能过热，最好是保持常温。

3. 早孕反应即将结束

一般，孕妈妈的早孕反应会从怀孕第 5 周开始，怀孕第 12 周后会结束。早孕反应的轻重在不同的孕妈妈身上是不同的，有的孕妈妈能很顺利地度过，而有的孕妈妈可能表现为严重的剧吐，连喝水也会吐，痛苦不堪。

怀孕第 12 周，孕妈妈还会出现孕吐现象，除恶心外，胃部情况也不佳，同时，也会感到胸闷，不过这是暂时的，因为第 9 周和第 10 周可能会是妊娠反应最重的阶段。随着孕周的增加，早孕反应反而开始减轻，不久将自然消失。之后孕妈妈食欲开始增加，下降的体重逐渐回升。早孕反应到怀孕第 12 ~ 16 周都会渐渐减弱。

早孕反应并不是每个人都一样，如果有些孕妈妈基本没什么早孕反应，也不必怀疑自己不正常。因为确实存在这样一种状况：有的孕妈妈从怀孕一开始就没有什么明显的早孕反应，而有少数孕妈妈的孕吐反应会持续到生产。

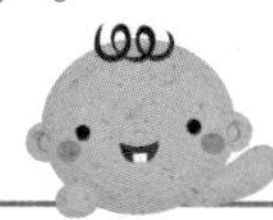

怀孕小便笺

清晨时候孕妈妈的恶心感最为严重，这是由于经过一个晚上后胃里面几乎已经排空，因此孕妈妈一定要注意在平时放些零食在床头，以备不时之需。

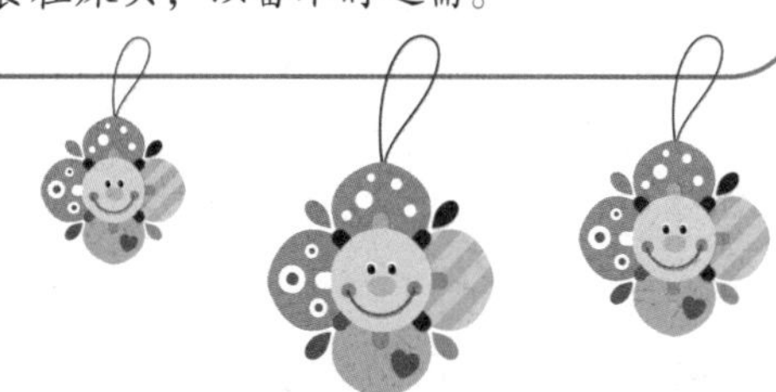

4. 孕妈妈可以适当吃一些零食

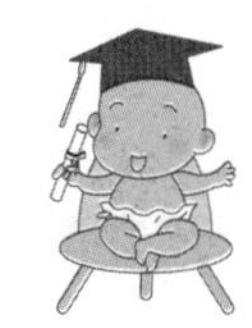

孕早期的妊娠反应使得一些孕妈妈食欲降低，这时，孕妈妈可以适当吃些零食补充营养。孕妈妈可以选择一些营养丰富、低糖、低热量、高膳食纤维的食物来充当零食。以下几种可供参考：

大枣

大枣被称为“天然维生素丸”，富含多种营养成分。具有补血安神、补中益气、养胃健脾等功效，还能防治妊娠期高血压，非常适合孕妈妈食用。

瓜子

瓜子的种类很多，如葵花子、西瓜子、南瓜子等。葵花子中富含维生素E，西瓜子中富含亚油酸，南瓜子中则含有蛋白质、脂肪、碳水化合物、钙、铁、磷、胡萝卜素、维生素B_1、维生素B_2等多种营养成分，且比例均衡，非常有利于人体的吸收和利用。

板栗

板栗富含蛋白质、脂肪、碳水化合物、钙、磷、铁、锌、B族维生素等多种营养成分，有补肾强筋、养胃健脾、活血止血等功效。孕妈妈常吃板栗既可以健身壮骨，

利于胎儿的健康发育，又可以消除自身的疲劳。

花生

孕妈妈每天吃一点儿花生可以预防产后缺乳，花生的内衣（红色薄皮）中含有止血成分，可防治再生障碍性贫血。但花生脂肪含量较多，食用要适量，不可过多。花生受潮后易霉变，能致癌，所以应将其放在干燥处保存，霉变后一定不要再食用。

除上述几种零食外，水果、酸奶、熟鸡蛋、粗纤维饼干等也是不错的选择。

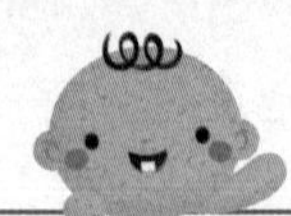

怀孕小便笺

孕妈妈每次吃零食的量不要太多，最好在两餐之间吃，离正餐远一点儿，这样就不会影响正餐的进食量。并且不要边看书或边看电视边吃零食，这样一来不卫生，二来不利于消化。

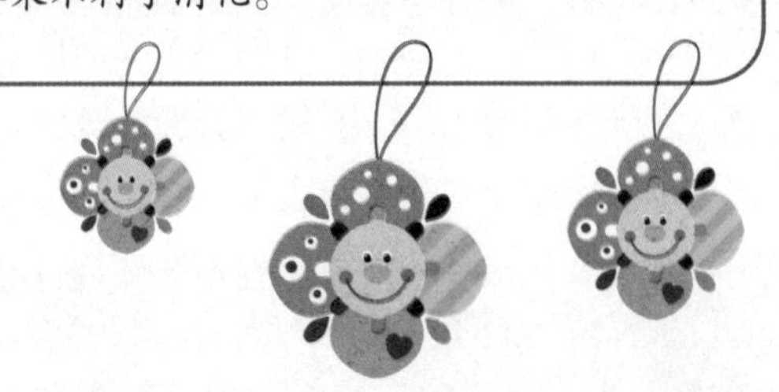

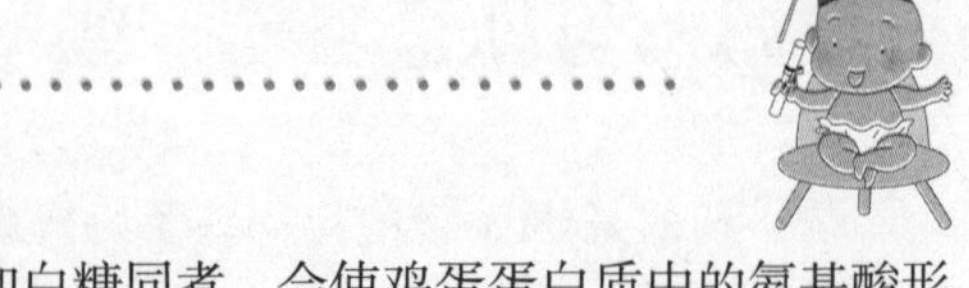

5. 吃鸡蛋应注意的问题

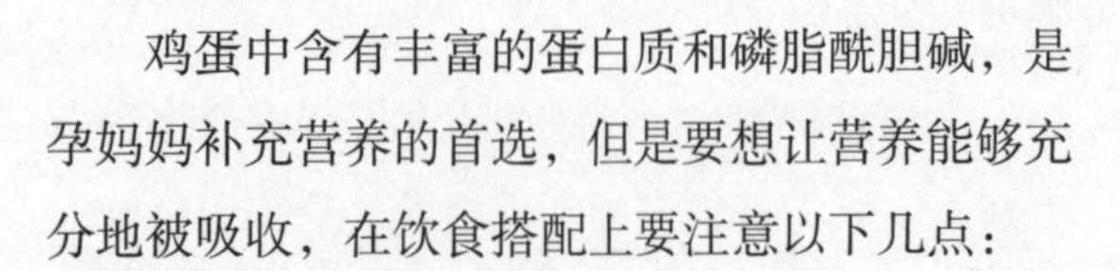

鸡蛋中含有丰富的蛋白质和磷脂酰胆碱，是孕妈妈补充营养的首选，但是要想让营养能够充分地被吸收，在饮食搭配上要注意以下几点：

鸡蛋不要与白糖同煮

很多孕妈妈有吃糖水荷包蛋的习惯。其实，鸡蛋和白糖同煮，会使鸡蛋蛋白质中的氨基酸形成果糖基赖氨酸结合物。这种物质不易被人体吸收，对健康会产生不良影响。

鸡蛋不要与豆浆同煮

有些孕妈妈早上喜欢把鸡蛋打在豆浆里煮。

这样的吃法是不科学的。豆浆性味甘平，有很多营养成分，单独饮用有很强的滋补作用。但是豆浆中含有一种特殊的胰蛋白酶，与蛋清中的卵松蛋白相结合，会造成营养成分损失，降低两者的营养价值。

6. 抚摸胎教：给胎宝宝足够的安全感

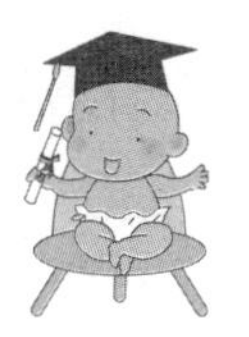

抚摸胎教是你和准爸爸与胎宝宝之间最早的触觉交流，从怀孕第9周开始，你可以进行一些来回抚摸的练习。即你在腹部完全松弛的情况下，用手从上至下、从左到右，来回抚摸。不过在抚摸的时候，动作要轻，时间不宜过长，还要保持稳定、轻松、愉快、平和的心态。

在进行抚摸胎教的时候，可以通过抚摸的动作配合声音与腹中的胎宝宝进行“沟通”，在说话的时候注意声音要温柔，这样可以使胎宝宝有种安全感，能够使他感到舒服和愉快。

7. 如何保持外阴清洁

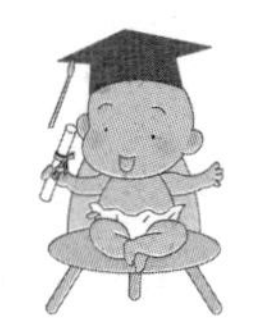

怀孕以后，卵巢的黄体分泌大量雌激素和孕激素，以维持受精卵的着床和发育。12周以后，胎盘形成，它逐渐代替了黄体，继续合成大量雌激素和孕激素。因此，孕妈妈体内始终保持着高雌激素和高孕激素状态。

在此影响下，阴道分泌物逐渐增多，分泌物颜色通常为无色，有时呈橙色或淡黄色，有时为浅褐色，孕妈妈不必为此过于烦恼。但是由于阴道分泌物增多，会刺激外阴部皮肤发痒，如果不经常清洁处理，往往会引起阴部湿疹、阴道炎或子宫颈炎等感染性疾病。

妊娠期要避免这些病就必须保持外阴部的干净，每天可直接用清洁的温盐水擦洗外阴部几次，勤换勤洗内裤。但是外阴不宜洗得过勤，以免造成阴道pH值升高，滋生细菌。如果孕期患妇科炎症，最好在医生指导下，对症选用清热燥湿、止痒的中药煎汤坐浴，尽量不要盲目选择洗液冲洗，也不宜用碱性较大的香皂洗外阴。

如果外阴部红肿得厉害或奇痒难忍，必须到医院请医生诊治，看是否得了阴道滴虫病或其他疾病。如果白带增多同时伴有持续外阴瘙痒和特殊的气味，则应去医院进行检查。

十三、怀孕第 13 周

1. 胎儿发育与孕妈妈的变化

这一周，胎儿的身长大概达到 10.7 厘米了，体重比上周略微增加，孕妈妈能够比较明显地感觉到腹部增大，过不了多久就需要穿孕妇装了。胎儿的神经元快速增加，开始有了神经突触。胎儿的条件反射能力增强，当你用手轻轻地触碰腹部，胎儿就会蠕动，不过你还无法感觉到他的动作。手开始能够握拳了，脚趾与脚底也能够弯曲了，脸看起来与成人更像了，只是眼睑依然紧紧地闭合着。肝脏已经开始制造胆汁，肾脏也开始向膀胱输送尿液了。

孕妈妈的基础体温仍然保持升高的状态，已经进入孕中期，发生流产的概率也相应地减少了。此时的孕妈妈腹部开始隆起，子宫逐渐增大，膀胱明显受压，孕妈妈常出现小便频数和便秘、腰部沉重感。妊娠反应缓解并消失，胃口变好，食量大增。腹部从肚脐到耻骨可能会出现一条垂直的黑色妊娠纹，脸上也可能会出现黄褐色的妊娠斑，这是怀孕的特征，在分娩结束后就会逐渐变淡或消失。

2. 适度游泳可以减轻孕期不适

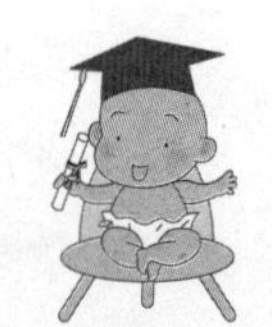

游泳是非常适合孕妈妈的有氧运动，不但可以促进孕妈妈的血液流通，帮孕妈妈减轻身体负担，改善心情，还可以减轻怀孕所带来的种种不适，对孕妈妈来说好处多多。

孕期游泳有哪些好处

消耗多余热量，帮孕妈妈控制体重。

增强孕妈妈体质，促进胎儿发育。

改善情绪。

缓解或消除腰背痛、便秘、痔疮、四肢水肿、静脉曲张等孕期不适。

锻炼孕妈妈的肺活量，使孕妈妈在分娩时可以较长时间憋气，缩短产程。

怎么游

孕妈妈游泳前首先要征询医生的意见，以确定个人情况是否适宜游泳，避免发生意外。

一般情况下，孕妈妈每周可以游泳 1 ～ 2 次，每次可以游 500 米左右。运动强度以每次游泳后，心跳每分钟不超过 130 次，运动后 10 分钟内能恢复到锻炼前的心率为宜。如果超出了这个标准，胎儿可能会受到危害。

应注意的细节

选择卫生条件好、人少的游泳池。

最好在保持恒温的室内游泳池游泳，水温以 29 ～ 31℃为宜，并要注意避开阳光的直射。

下水前要先做热身运动。

下水时要戴上泳镜，上岸时要注意擦干身体，避免感冒。

不要跳水，不要仰泳。

不宜游泳的几种情况

有过流产、早产史，阴道出血，经常腹痛、患妊娠高血压综合征和心脏病的孕妈妈不适宜游泳，应采取别的锻炼方式。

3. 打响皮肤保卫战

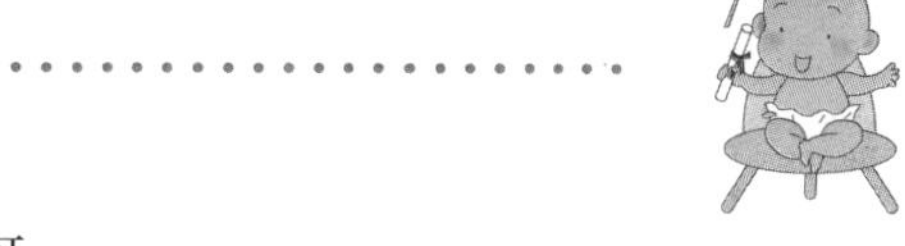

怀孕后，体内激素水平的变化，会影响皮肤，进入怀孕中期，孕妈妈皮肤色素沉积变得明显，有的孕妈妈皮肤甚至变得敏感粗糙了，面部出现蝴蝶斑，腹部出现妊娠纹等。

因此，现在要开始进行合理的皮肤养护，以保证皮肤细腻光滑：

1. 每次洗脸时应使用温和无刺激的洁面用品（洗面乳或香皂），因为孕期皮肤变得敏感。另外由于皮肤干燥，洗脸的次数应相对减少，每日两次即可。

2. 洗完后用手轻轻拍打几下，等水分半干时用温和的润肤霜均匀搽于面部，并轻轻按摩，这样有利于保持皮肤水分，促进皮肤的血液循环。

3. 护肤品要用平时用惯了的品种，每天坚持，防止面部皮肤粗糙破裂。

4. 室内保持一定的湿度，最好有空气加湿器，或在室内放一盆水。

5. 避免日光直射，以预防面部杂斑。

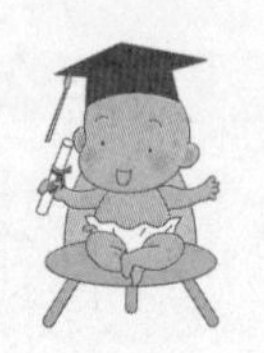

4. 孕 13 ~ 16 周饮食营养指导

从怀孕第13周起，孕妈妈将进入蛋白质需求最大的时期，每天蛋白质的供给量应达到75 ~ 95克。应该多吃鱼、肉、蛋、豆制品等富含优质蛋白质的动物性食物。

1. 这个阶段胎宝宝铁的需求量较大，孕妈妈一旦发现自己有心慌气短、头晕乏力等贫血症状时，可以去医院咨询医生后合理地补充铁质。尤其是如果孕前就有贫血现象，更应该注意补充铁质。可以多吃瘦肉、猪肝、鸡蛋、海带、绿色蔬菜（芹菜、油菜、苋菜等）、樱桃等富含铁的食物。

2. 孕 13 ~ 16 周是胎宝宝长牙根的时期，建议孕妈妈多吃含钙的食物，让宝宝长上坚固的牙根。补钙的同时注意补充维生素D，以促进钙的吸收。维生素D需要量为10毫克/天。

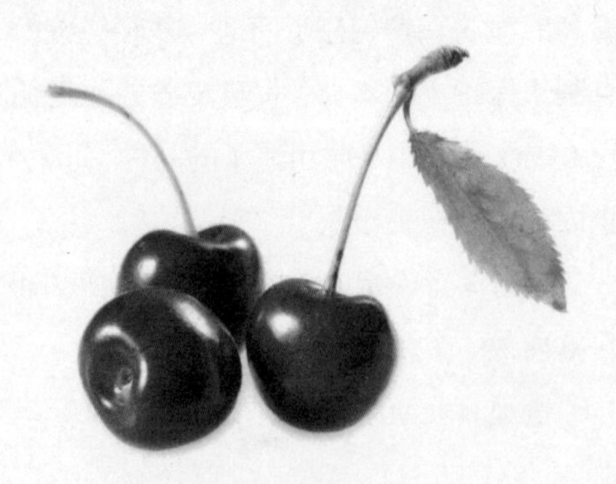

3. 从孕13周开始，孕妈妈需要增加锌的摄入量。缺锌会造成孕妈妈味觉、嗅觉异常，食欲减退，消化和吸收功能不良，免疫力降低。富含锌的食物有生蚝、牡蛎、肝脏、口蘑、芝麻、赤贝等，尤其在生蚝中含量尤其丰富。不过每天的补充量不宜超过20毫克。

4. 妊娠14周左右，胎宝宝的甲状腺开始起作用，制造自己的激素。而甲状腺需要碘才能发挥正常的作用。孕妈妈摄入碘不足的话，会影响胎宝宝的中枢神经系统，尤其大脑的发育。鱼类、贝类和海藻等海鲜是碘最丰富的食物来源。

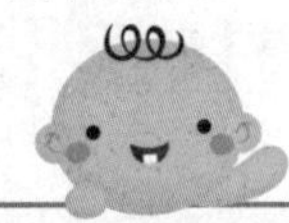

怀孕小便笺

怀孕第4个月，孕吐反应基本都会减轻，孕妈妈的胃口也开始变好，但是千万别趁着孕吐期过去，胃口变好一点了而大吃大喝，不然像吹气球一样胖起来也就指日可待了。

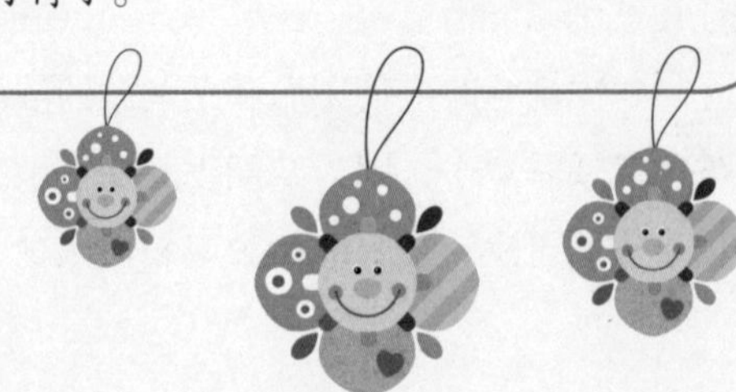

5. 这两种孕妈妈怎样补充蛋白质

不爱吃肉的孕妈妈

肉类为人体提供的营养主要是蛋白质，而动物性蛋白质是人体最容易吸收利用的蛋白质。此外，动物的内脏是无机质（磷、铁、镁、锌等）以及B族维生素的重要食物来源。

不爱吃肉的孕妈妈容易缺蛋白质、B族维生素。以下是给不爱吃肉以及素食的孕妈妈的营养补充建议：

多摄取乳制品。这类孕妈妈可以每天喝3杯牛奶，或每天250毫升牛奶、1杯酸奶，也可以每天吃2～3块干酪。

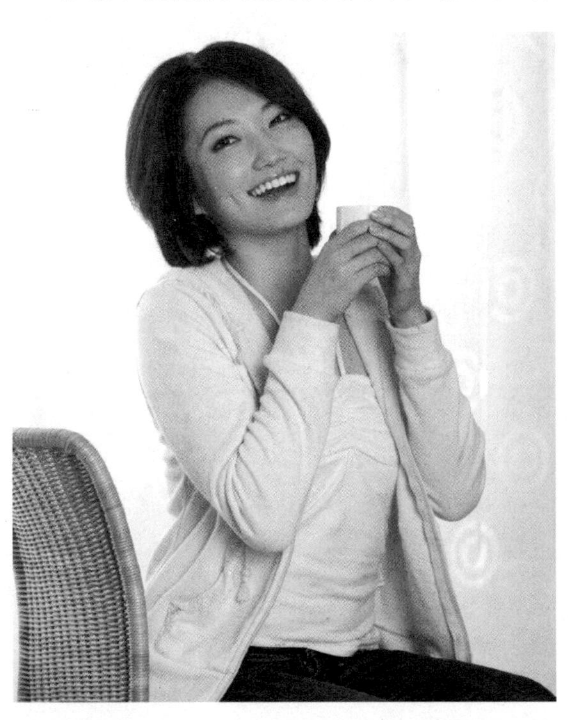

多摄取豆制品。豆类富含植物蛋白，并且其必需的氨基酸组成与动物性蛋白相近似，比较容易被人体吸收利用。可以常吃豆腐、豆芽、豌豆、扁豆，平常多榨点豆浆喝。

选择全谷物粮食、鸡蛋和坚果。全麦面包和麦片都是由全谷物粮食制成，可在早餐时适当增加。每天适当地吃几粒坚果和两个鸡蛋。

不爱吃蛋的孕妈妈

蛋类是优质蛋白质的来源，利用率很高。蛋中的脂肪绝大部分含于蛋黄中，而且分散成小颗粒，容易被吸收。蛋黄中还含有丰富的钙、铁、维生素A、维生素B_1、维生素B_2、维生素D及磷等营养素。

常见的蛋有鸡蛋、鸭蛋、鹅蛋、鸽蛋及鹌鹑蛋等。不爱吃蛋的孕妈妈可能会缺蛋白质、铁、钙及维生素A、维生素B_1、维生素B_2。

以下是给不爱吃蛋的孕妈妈的营养补充建议：

每天固定食用60克坚果。

多吃富含维生素C的蔬菜和水果，可以增加铁质的吸收。

6. 抚摸胎教：给予孩子爱的触碰

正常情况下，怀孕2个月开始，胎儿就在母体内活动了，但这时的活动幅度很小，孕妈妈不能感知。随着妊娠月份的增加，胎儿活动的幅度会越来越大，从吞吐羊水、眯眼、咂手指、握拳，直到伸展四肢、转身、翻筋斗等。一般过了孕早期，抚摸胎教就可以开始实施，不过根据妊娠的月份不同，抚摸胎教的方法也不同。

怀孕3个月以后，孕妈妈可以进行一些来回抚摸的练习。即在腹部完全松弛的情况下，准爸爸或孕妈妈自己用手从上至下、从左至右，来回抚摸。不过在抚摸的时候，动作要轻，时间不宜过长。

怀孕小便笺

进行抚摸胎教时，准爸爸孕妈妈可以通过抚摸的动作配合声音与腹中的胎儿进行“沟通”，在说话的时候注意声音要温柔，这样可以使胎儿有种安全感，能够使他感到舒服和愉快。

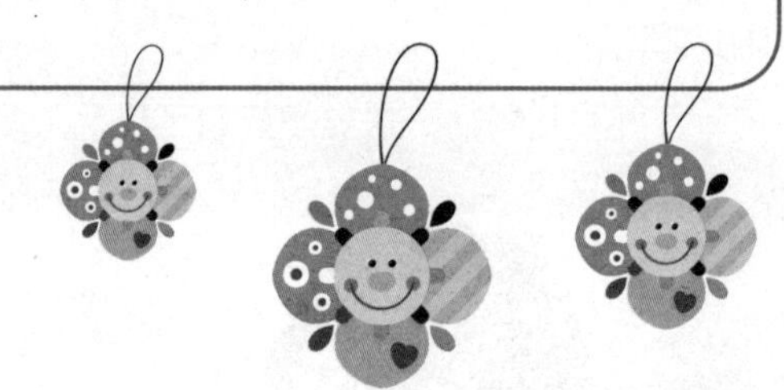

7. 孕13～16周孕检应注意的事项

从孕13周开始到怀孕第28周，医学上称为孕中期。孕中期是整个孕期感觉最舒适、最安全的时期，但是，为了胎儿的健康，孕妈妈依然要按时进行孕期检查。

孕中期检查除了能及时发现异常情况外，医生还会根据具体情况提出保健指导建议，为顺利度过孕晚期和分娩期奠定基础。

孕中期检查的常规项目有身高、体重、血压、子宫底高度、胎动情况、胎心率、胎位、尿糖、尿蛋白等，必要时做B超、心电图等检查。

另外，在孕中期可以做些特别的筛查。例如怀孕15～20周进行唐氏综合征及神经管畸形筛查等。

孕中期孕妈妈要注意保健，要注意预防妊娠糖尿病，预防各种炎症的发生。

十四、怀孕第 14 周

1. 胎儿发育与孕妈妈的变化

本周胎儿的身长会达到 12.5 厘米，体重达到 55 克。胎儿的头发开始迅速地生长，皮肤上长着一层细细的绒毛，这层绒毛会在胎儿出生后消失。手指上会出现独一无二的指纹印。由于面部器官发育得比较完整了，所以，胎儿这个时期能在妈妈的腹中做许多事情了，比如皱眉、斜眼睛、吸吮自己的手指等，这些对胎儿自身大脑的成长都很有利。若胎儿是个女孩，此时她的卵巢里大概会有 200 万个原始卵泡。

此时因为腹部隆起、体重增加，孕妈妈开始觉得身体丰满起来了。乳房继续增大，乳晕的面积也加大，颜色更深，乳头周围凸出一些小点点。这个时期孕妈妈体内的雌激素水平较高，盆腔及阴道充血，白带开始增多，阴道黏膜增厚，而且很容易出现便秘或腹泻。

2. 孕期安胎应保持正确的姿势

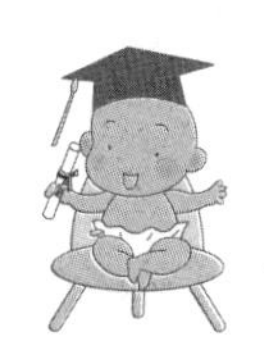

进入孕 4 月后，孕妈妈的腹部逐渐增大、膨隆，身体重心前移，身体各部位的受力方式也发生了变化，在坐、立、行等日常生活行为方面如能注意保持正确的姿势，可以避免出现意外，对安胎与养生都有益。

站姿

正确的站姿是：背部挺直，尽量舒展，使胎儿的体重集中到孕妈妈大腿、臀部及腹部的肌肉处，并受到这些部位的支撑。

这种站姿有助于孕妈妈缓解背痛，并可增强腹部肌肉的力量，使孕妈妈分娩后容易恢复体形。

坐姿

怀孕后，孕妈妈不要坐没有靠背的凳子，而应选择有靠背的椅子。坐在椅子上时，孕妈妈应让自己的后背稳稳地靠在椅背上，双腿平放，通过椅背给腰背部的支撑减轻脊柱的压力。如果这样坐觉得不舒服，可以在腰后放一个小靠垫。坐较硬的椅子时，最好加个椅垫。

睡姿

孕妈妈的睡姿也会随时间的推移而变化：刚进入怀孕第4个月、腹部隆起还不高时，孕妈妈可以采用自由的体位，怎么舒服怎么来；到了怀孕第5个月，或腹部隆起已经很高时，最好采取左侧卧的姿势入睡，不要再仰卧了。

起床

孕妈妈起床时，避免猛起身，应该先轻缓翻动一下身体，使自己变成侧卧，再用肘部支撑住自己的上半身，然后再用双手支撑着自己坐起来，伸直背部，最后再将脚放到地上，站起身来。

起立

从椅子上站起来时，孕妈妈应该先把手扶在大腿上，支撑一下自己，然后再挺直腰背，慢慢地站起来。

捡东西

拾取掉在地上的东西时，孕妈妈应该注意不要压迫到自己的腹部：先弯曲膝盖慢慢蹲下，把东西移到靠近身体的地方，用手捡起来，再挺起膝盖，慢慢地站起来。在捡东西的过程中，孕妈妈应尽量保持背部挺直。

坐下

当孕妈妈想坐下时，应先用手在大腿或椅子扶手上支撑一下，再挺直后背，慢慢地坐在椅子上。如果椅子比较宽大，孕妈妈可以先坐在靠边部位，再慢慢向后移动，直至后背靠到椅背坐稳为止。坐好以后，孕妈妈的髋关节和膝关节应呈一个直角，大腿与地面平行。

做家务

孕妈妈做简单家务时，也应保持背部挺直。一些需要弯腰的家务活最好交给准爸爸，即使自己要做，也应尽量少干，缩短弯腰的时间。扫地、铺床等可以蹲着做或跪着做的活，尽量蹲着或跪着做。洗衣服、洗菜最好将水盆放在与腰差不多高的凳子或平台上，站着进行。

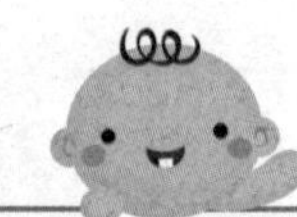

怀孕小便笺

孕妈妈应尽量避免搬抬重物。如果非抬不可，应遵守“蹲下抬重物”的原则，蹲下并保持背部平直，用腿部的力量抬起重物，以保证自己的腹部不受压迫，避免出现流产等意外。

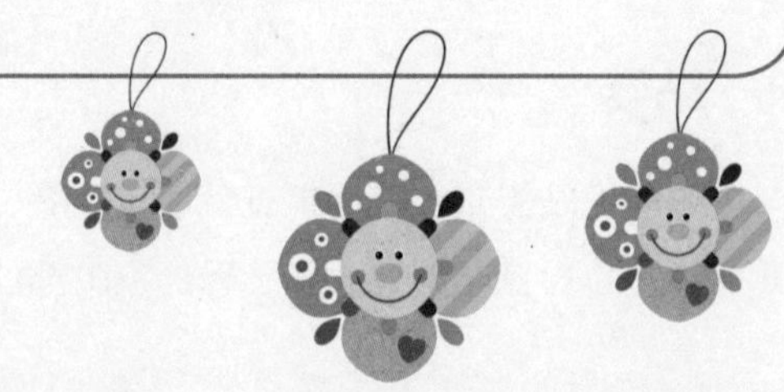

3. 帮助胎儿脑部发育，适量补充脂肪酸

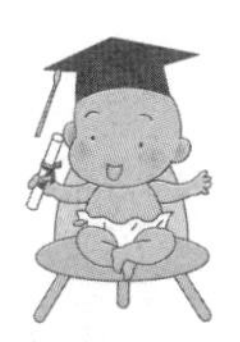

怀孕第4个月，孕早期的妊娠反应渐渐好转，孕妈妈基本适应了身体的变化。此时，根据胎儿的身体发育需要，一些要补充的营养现在可以放心有效地补充了。

怀孕4个月后，胎儿的生长发育继续增快，特别是大脑的发育，不仅重量增加，而且脑细胞的数量也迅速增加，因此十分有必要增加有利于大脑发育的营养物质，如磷脂和胆固醇等脂类。

孕妈妈可以经常交替食用一些核桃、松子、葵花子、榛子、花生等脂类食物；同时，还应适量增加植物油的摄取，如豆油、花生油、玉米油等。这些食物富含大脑发育必需的脂肪酸，不仅可满足孕妈妈身体对脂类的需求，还有利于胎儿大脑发育。

4. 适宜孕妈妈食用的坚果

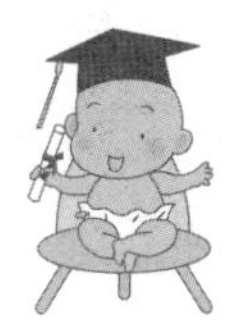

腰果：腰果的营养丰富，含蛋白质达21%，含油率达40%，各种维生素含量也都很高。因此，孕妈妈可以每天摄入5～8粒（10～16克）腰果。腰果对孕妈妈具有补充体力和消除疲劳的良好功效，还能使干燥的皮肤得到改善。同时还可以为孕妈妈补充铁、锌等。

核桃：核桃有补气养血、温肺润肠的作用。核桃营养成分的结构对于胎儿的脑发育非常有利。孕妈妈每天可以吃2～3个核桃。

葵花子：富含亚油酸，促进脑发育，同时也含有大量维生素E，促进胎儿血管生长和发育，有助于安胎。葵花子还含有丰富的镁，对稳定血压和神经系统有重要作用，孕妈妈每晚吃一把葵花子可起到安眠的作用。

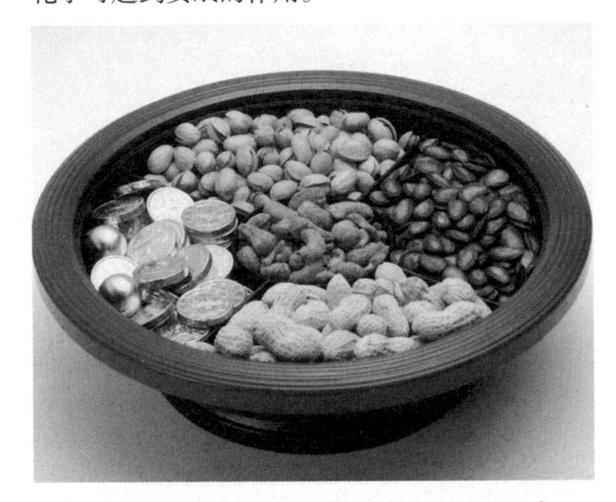

5. 情绪胎教：通过阅读让心绪宁静

阅读可放松心情

心理学家认为，阅读时人们的思绪会集中在文字上，进入文学世界，紧张的身体和大脑可以因此得到放松，从而可以抚平凌乱的心绪。由此可见，阅读也是一种放松心情、对抗抑郁的好办法。

如果孕妈妈感到沮丧，不妨读读报纸杂志，通过新奇广博的见闻、优美的图片和文字舒缓不快，给自己的心灵寻找一些安慰。

如果孕妈妈感到枯燥，不妨看一看艺术画册，让艺术的精髓和魅力给自己的生活抹上丰富的色彩。

如果孕妈妈感到压抑，不妨去阅读小说，让天马行空的想象、扣人心弦的情节带领自己从现实生活中逃离，放飞心绪，去寻找理想中的美好天空……

即使在心情平静的时刻，多阅读一些有关怀孕、生产方面的书籍也可以让孕妈妈增长知识，放松心情，保持良好心态。

远离精神刺激性强的书籍

情趣高雅、内容丰富的书，比如行文优美的散文，描述各地风土人情的游记，有趣的童话故事，艺术价值高的美术作品，育婴书刊杂志等可以放松孕妈妈的心情，愉悦心情，健康身心，这些书孕妈妈尽可能多读。

要避免阅读容易引起恐惧、紧张、压抑等不良情绪的书籍，比如情节庸俗、趣味低下的小说，以情节离奇、宣扬暴力的凶杀情节为主要内容的书籍，宣扬色情的黄色书籍，充斥着血腥场面描写的恐怖小说等，这些书籍容易使人感到压抑、紧张，并容易沉溺于不良情绪中，对胎儿的身心发育不利，应该坚决远离。

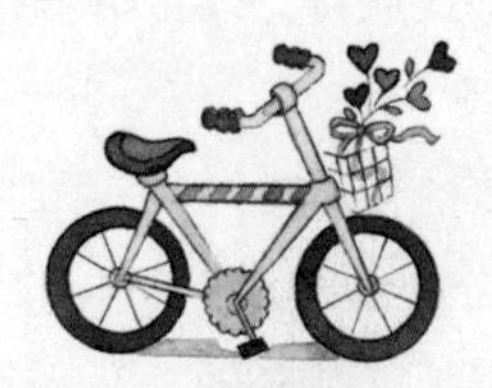

6. 语言胎教：和胎宝宝爱的交流

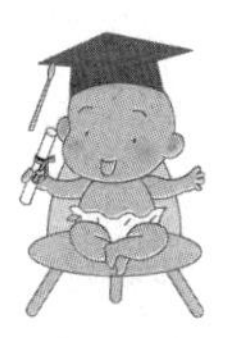

刚开始和胎儿说话，准爸爸孕妈妈可能还不是很习惯，经历了前几个月的讲故事、说心里话的简单练习，从本月开始，准爸妈可以尝试自创一些交流的方式，以下提供一些参考。

给胎儿起个乳名

在怀孕 5 ~ 6 个月，胎儿有了听觉，准爸妈可给胎儿取一乳名，与胎儿对话时可以经常呼唤乳名，一则容易展开对话，二则乳名也会对胎儿带来很深的印象。胎儿出生后，当他听到曾经熟悉的名字时，会有一种特殊的安全感，烦躁、哭闹会明显减少，有时还会露出高兴的表情。

对话的内容与形式

从怀孕 4 ~ 5 个月开始，每天定时和胎儿说话，每次时间不宜过长，1 ~ 3 分钟即可。说话的内容不限，可以问候，可以聊天，可以讲故事、朗诵诗词、唱歌等，但应以简单、轻松、明快为原则。最好每次都以相同的词句开头和结尾，以加深记忆，这样循环发展，不断强化，效果会很好。

准爸爸孕妈妈也可以向胎儿重复一些简单的字，如奶、干、湿、尿、口、鼻、水等。随着孕期的进行，除了重复单字练习外，还可以对胎儿进行系统性的语言诱导。

准爸爸也要参与语言胎教

胎儿特别喜欢准爸爸的声音，因为男性的声音低沉、浑厚。心理学家特别指出，让准爸爸多对胎儿讲话，不仅增加夫妻间的恩爱，共享天伦之乐，还能将准爸妈的爱传到胎儿那里，这对胎儿的情感发育有很大的好处。

7. 孕妈妈开始出现妊娠纹了

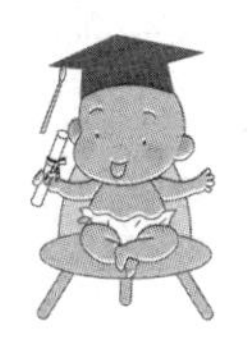

正常情况下，人体腹部皮肤的弹性纤维与胶原纤维有一定的弹力，并可在一定限度内自由伸缩。但是当孕妈妈怀孕超过 3 个月时，增大的子宫突出于盆腔，向腹腔发展，腹部开始隆起，皮肤的弹性纤维与胶原纤维开始拉伸，当拉伸超过一定限度时，皮肤弹性纤维就会发生断裂，

这时，皮肤弹性纤维断裂的地方就会出现瘙痒，甚至疼痛感。当皮肤弹性纤维断裂程度加深时，就会出现淡红色或紫红色的不规则纵形裂纹，即妊娠纹。

怀孕时腹部瘙痒，孕妈妈千万不要乱抓，因为一旦抓破，就可能导致感染，可以涂抹润肤霜或橄榄油来缓解不适；饮食忌多油、多糖。日常要多喝水，不要用过热的水洗澡，不要过多使用香皂、肥皂进行清洁。可以适当使用碱性小的洗面奶、浴液。

出现妊娠纹的时间不同的孕妈妈会有不同的表现，大部分孕妈妈会在孕晚期出现，也有一些孕妈妈在孕中期出现。

妊娠纹并不可怕，一般在产后颜色会慢慢变淡。孕妈妈不必紧张。

8. 教你去除妊娠纹的方法

从怀孕初期即可选择适合体质的乳液、按摩霜，在身体较易出现妊娠纹的部位，如腹部、乳房、大腿内侧，勤加按摩擦拭，以增加皮肤、肌肉的弹性以及血流的顺畅。

怀孕期间注意多吃一些富含胶原蛋白和弹性蛋白的食物，如猪蹄、动物蹄筋和猪皮等，也有一定的预防效果。

怀孕 3 个月之后，要每天坚持涂抹妊娠霜、橄榄油或者加入美容用的维生素 E 油的婴儿油。

使用专业的托腹带承担腹部的重力负担，以减轻对皮肤的过度延展拉伸。

妊娠纹的多少和胎儿的大小也有关系，如果胎儿过大，会增大对腹部皮肤的牵扯，妊娠纹也会相应增多、加深。

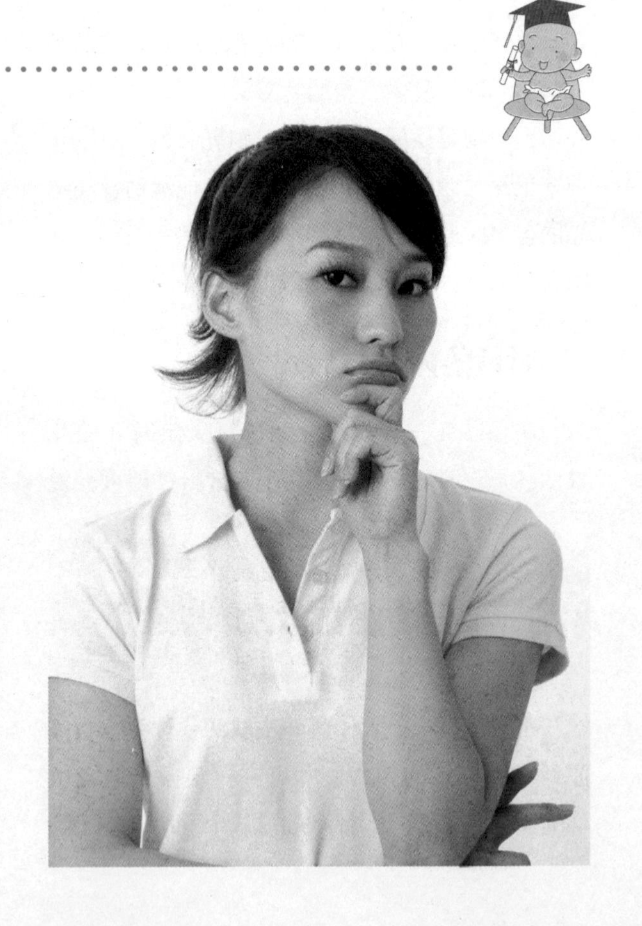

十五、怀孕第15周

1.胎儿发育与孕妈妈的变化

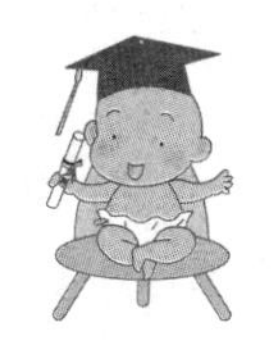

这一周胎儿身长、体重飞速增长，身长达到了14.3厘米，体重达到了78克。在随后的几周里，胎儿的身长和体重还会迅猛地增长，会是现在的一倍，甚至更多。此时腿长超过了胳膊，手的指甲也完全形成了，指部的关节可以运动了。胎儿最大变化就是会在你的子宫里打嗝了，这其实是开始呼吸的征兆，不过由于此时气管里充斥的是流动的液体而不是空气，所以并没有真正的呼吸。

痛苦的孕吐已结束，孕妇的心情会比较舒畅，食欲也于此时开始增加。尿频与便秘现象渐渐恢复正常，但分泌物仍然不会减少。外部的怀孕特征会越来越明显，脸上的妊娠斑、肚皮上的妊娠纹可能越来越多。孕妈妈有时可能会出现牙龈充血或出血现象。

2.孕中期性生活的几点建议

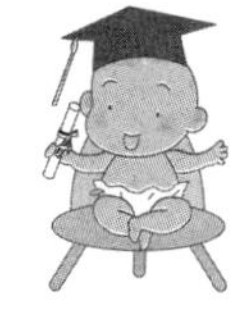

性生活前做好个人卫生

如果卫生做得不到位，手部、身体上的细菌很容易通过孕妈妈的阴道到达子宫，使胎儿受到感染。性生活前，双方要充分对手掌以及指甲、生殖器等进行清洗，并且养成勤剪指甲的习惯。

前戏不要过于激烈

如果过度刺激孕妈妈的乳头，有些孕妈妈会因此发生子宫收缩，对母子不利。所以，准爸爸要尽量避免过度抚摩孕妈妈的胸部。如果孕妈妈的乳头流出液体，更不能进一步刺激孕妈妈的乳房。另外，准爸爸还要尽量避免过于激烈地刺激孕妈妈的阴道。

选择不压迫腹部的体位

如果孕妈妈在性爱过程中感觉疼痛、辛苦或者腹部受压，千万不要强迫自己忍耐，而应该马上换别的体位。另外，孕妈妈仰卧做爱时有时会因血压下降而感觉不舒适，此时也要暂时中断休息一下，并适当地将身体左右倾斜调整，不适感就会慢慢消失。

如果感到十分疼痛，就要暂时中断一下

如果孕妈妈感到腹部肿胀或疼痛，应暂时中断休息一会儿，待肿胀感消失后，再继续。

应戴安全套

精液中含有使子宫收缩的前列腺素，因此性生活时最好让准爸爸戴上安全套，特别是有过剖宫产、早产和腹部易肿胀的孕妈妈。

适宜频率

孕中期的性生活以每周1～2次为宜，切忌过于频繁。

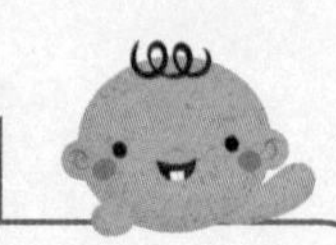

怀孕小便笺

并不一定非要进行性生活才能性满足。夫妻双方可以回顾一下以前经常一起做的除了性生活以外的事情，用美好的回忆、温柔的亲吻、拥抱、秘密的情话来达到情感上的满足。

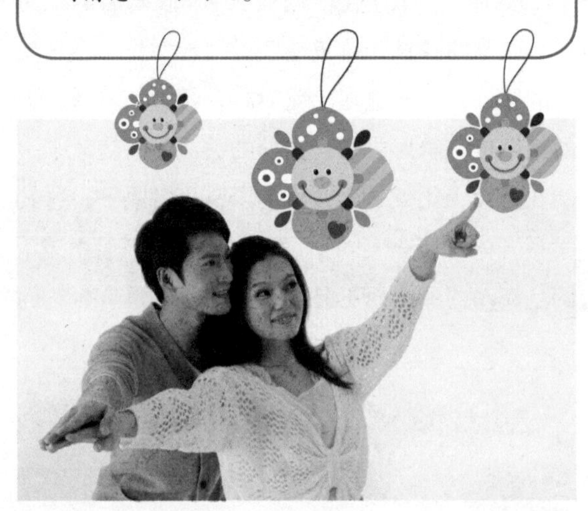

3. 孕中期加餐应注意的事项

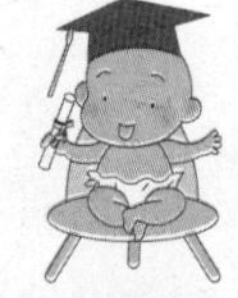

进入孕中期之后孕妈妈的食欲会大增，这个时候需要增加更多的营养，很多孕妈妈在正餐的时候吃得不多，剩下的一部分量就只能放在加餐的时候吃。孕妈妈在加餐的时候要注意食物的多样化和营养的均衡。

通常，正餐过后两个半小时到3个小时就可以加餐了。加餐食物中要有一点主食，也就是粮食类的东西，如全麦面包或者燕麦片等，这是加餐的饮食基础。剩下的就是一天要求补充的500毫升牛奶。这500毫升牛奶建议分两到三次喝，最好放到加餐里面，如可以早上喝一点牛奶，加餐的时候喝一点，晚上临睡之前的加餐也可以包

括牛奶。此外，加餐食物中要有水果，其次是坚果，两者互相搭配，一天可以食用 3 次，每次分一部分的量在加餐时食用。

孕妈妈在加餐时最好不要喝饮料，含糖饮料要少喝，可以饮用鲜榨果汁。也不要吃膨化食品与腌渍食品，比如薯片、豌豆脆、腌渍的火腿香肠等。

4. 预防并应对缺铁性贫血

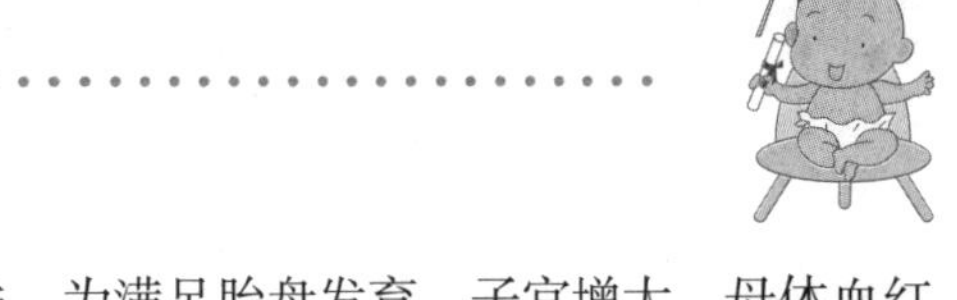

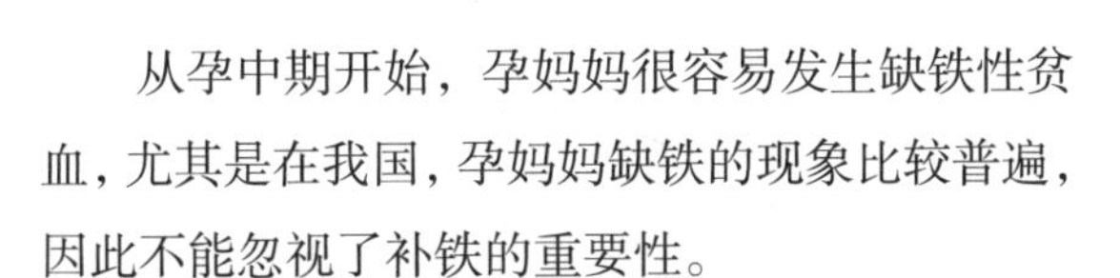

从孕中期开始，孕妈妈很容易发生缺铁性贫血，尤其是在我国，孕妈妈缺铁的现象比较普遍，因此不能忽视了补铁的重要性。

宝宝出生时体内需要贮存铁约 300 毫克，以满足出生后 4 ~ 5 个月的需要，如果孕妈妈缺铁，宝宝出生后容易患缺铁性贫血。另外，胎宝宝生长以及胎盘血液循环等都需要大量血液供应，因此，孕妈妈从孕中期开始就应该补充铁质。

预防和应对缺铁性贫血的最有效的方法就是补铁。为满足胎盘发育、子宫增大、母体血红蛋白增多、分娩失血等对铁的需求，孕妈妈在整个孕中期（怀孕 4 ~ 7 个月）每天应该摄入 25 毫克铁。

大枣、红豆、动物内脏、瘦肉、动物血、蛋黄、鸡、鱼、虾、豆制品、绿叶蔬菜、西红柿、黄花菜、桃子、李子、樱桃、葡萄干等食物中含有丰富的铁，孕妈妈可以有选择地食用。

5. 美育胎教：做一个百日爱心贺卡

时间过得真快，不知不觉中胎宝宝已近 100 天了，宝宝在妈妈的肚子里已经可以做很多事情了，如皱眉、做鬼脸、斜着眼睛，可能也会吮吸自己的手指等，想到这，你知道如何动手为宝宝制作一张百日贺卡了吗？

只要把你每次想象的胎宝宝的样子、表情画出来和宝宝的 B 超照一起，贴在一个卡通的小本子上，里面写满了你对他的祝福和爱，等将来宝宝出生后，这会是你和宝宝最珍贵的回忆。

6. 音乐胎教：《梦幻曲》，感受清新与自然

看过香港电影《春田花花幼儿园》的孕妈妈可能会对舒曼的这首《梦幻曲》有较深的印象，这首曲子曾被用作这部电影的主题曲，是一首世界名曲，经常被改编成各种乐器的独奏曲。

怎样听这首曲子

《梦幻曲》是舒曼于1838年创作的一首钢琴曲，作为其《童年情景》中的一部分，描写了儿童的快乐生活，表现了成年人对童年时光的回忆。

听这首曲子，特别适合把音量调到若有似无的状态，在轻柔舒缓的旋律中，孕妈妈可以尽情地放飞思绪，或想象胎儿的模样，或回忆一天中令人愉悦的事情，放松心情。

7. 做一次全面的产前检查

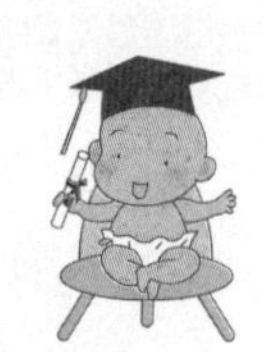

产前检查应从月经停止及发生早孕反应时开始。怀孕第4个月时，应再做一次较全面的检查，包括以下内容。

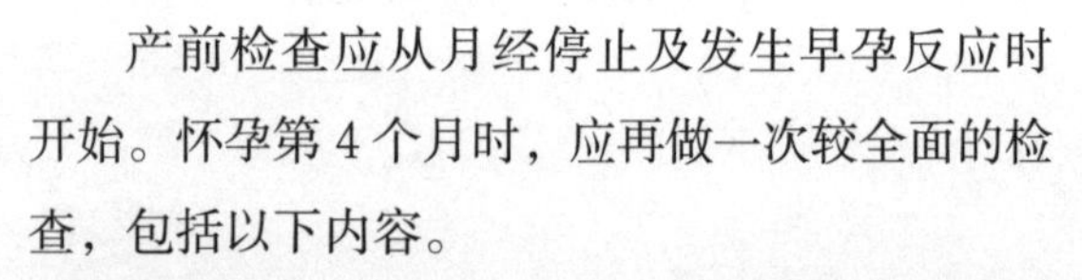

基本情况：年龄、职业、住址；传染病及遗传病史；月经周期、初潮年龄、行经天数；婚姻史；妊娠及分娩史；本次妊娠经过；病毒性感染情况及X线检查情况等。

全身检查：检查全身情况、营养情况，测量身高、体重、血压，检查乳房发育情况，并检查各脏器情况。

产科检查：包括腹部检查（子宫底高度、腹围、胎位、胎心等）、阴道检查（阴道有无霉菌或滴虫，产道及附件是否有异常）、骨盆检查（测量骨盆内外径）。

化验检查：进行必要的血常规、血型、尿常规、肝功能、肾功能等检查。

产前检查需要定期进行，从孕3月（即妊娠第12周）开始第1次产检，每个月检查1次，孕7个半月（即妊娠30周）之后每2周1次检查，孕9月（即妊娠36周）之后每周检查1次。

十六、怀孕第 16 周

1. 胎儿发育与孕妈妈的变化

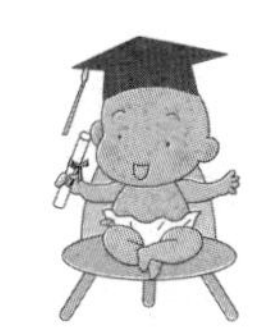

这一周的胎儿身长大概达到了约 16 厘米，体重迅速增加到约 110 克。现在的胎儿会在你的子宫里玩耍了，他最喜欢玩的便是跟他紧密联系的脐带了。胎儿的循环系统及尿道在这一周也完全步入正轨了，他能够不断地吸入和呼出羊水了。胎儿在子宫里开始能做许多动作，如握紧拳头、眯着眼睛斜视、皱眉头等，也会吸吮自己的大拇指。

孕妈妈下腹部膨隆，向前凸出、下坠，常常有心慌、气短的感觉。乳房继续膨胀，身体重心前移，加重了背部肌肉的负担，常常会感觉到腰疼。阴道分泌物仍旧较多，腰部沉重感、便秘、尿频等现象依然存在。此外，孕妈妈还可发生头痛、痔疮及下肢、外阴静脉曲张。

2. 孕期空调、电风扇的使用禁忌

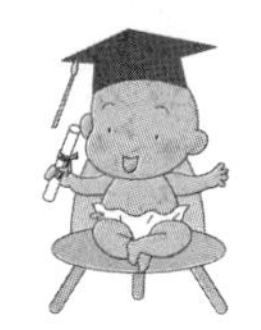

孕妈妈的新陈代谢十分旺盛，皮肤散发的热量会增加，如果孕期适逢夏季，孕妈妈出汗会更多，因此常常借助电风扇、空调来纳凉。使用这两者时需要注意以下两点：

电风扇不应直接对着孕妈妈吹

电风扇的风吹到皮肤上时，汗液蒸发作用会使皮肤温度骤然下降，血管的外周皮肤温度相对偏高，导致血流量增多，为了调节全身体温，达到均衡状态，全身的神经系统和各器官组织必须加紧工作，因此吹风时间长，人并不感到轻松，反而更容易疲劳。

孕妈妈使用电风扇时最好是吹吹停停，不要长时间给身体某个部位固定吹风，电风扇吹的风比较强硬，特别是高速时风力更强，长时间吹会使那些部位的肌肉、关节酸痛。

可以将电风扇对着身边的墙壁吹，这样墙壁“反射”回来的风会温和很多。

空调可以用，控制温度最重要

很多人认为孕妈妈不能吹空调，因为打开空调后，房间门窗要紧闭，因此室内空气质量会降低，长时间在有空调的房间停留，孕妈妈容易头痛、头晕。且空调房间与室外有一定温差，孕妈妈容易感冒。

使用空调确实存在如上隐患，但并不是绝对不可以用，只要用法得当，保证孕妈妈的健康就可以了。空调房的温度最好定在26～28℃，室内外温差不要太大，室内感觉微凉即可，并避免直接吹到空调的冷风。

此外，空调房应经常打开门窗，换一换新鲜空气。

吹毕空调出门时，孕妈妈应站在门口先让身体适应一下温差，而后再走出房间。

怀孕小便笺
从空调房出去时，可以捏着鼻子走出去，这样可以减少感冒的可能。

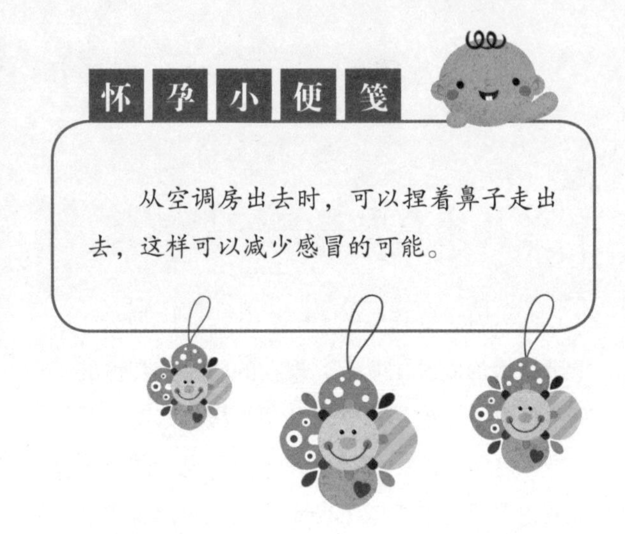

3. 孕妈妈外出旅行应注意的事项

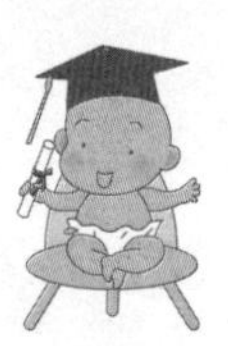

孕妈妈要出门旅行，最好安排在怀孕中期，但是要注意以下5个要点。

1. 制定合理的旅行计划。在行程安排上一定要留出足够的休息时间。若行程难以计划和安排，有许多不确定的因素，最好还是不去为好。

2. 途中要有人全程陪同。最好是由丈夫、家人或好友等熟悉你的人陪伴前往。

3. 随身携带药品。胃肠药、治疗外伤的药水、药膏、创可贴、花露水等，使用前要先看说明书上有无孕妈妈慎用的字样。

4. 运动量不要太大或太刺激。例如不要玩过山车、自由落体、高空弹跳等。

5. 旅途中随时注意身体状况。若有任何身体不适，如下体出血、腹痛、腹胀等，应立即就医，不要轻视身体上的任何症状而继续旅行，以避免错过最佳诊治时机。

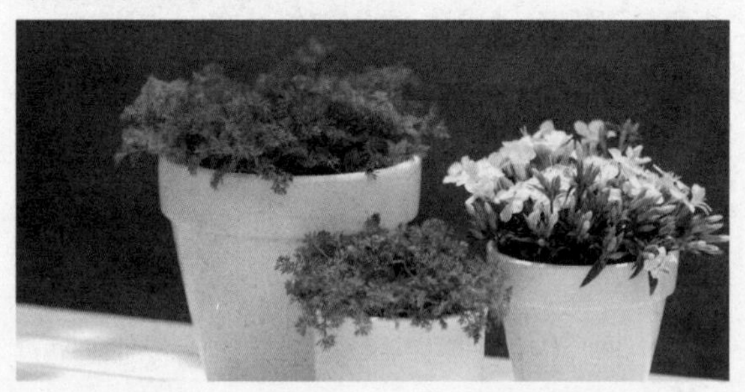

4. 适合孕妈妈吃的植物油

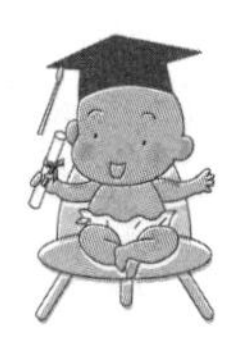

每一种植物油的味道、营养和作用都是不同的，孕妈妈可以根据自身需要和烹调的方式来选择植物油。目前市场上最常见的有以下几种：

大豆调和油

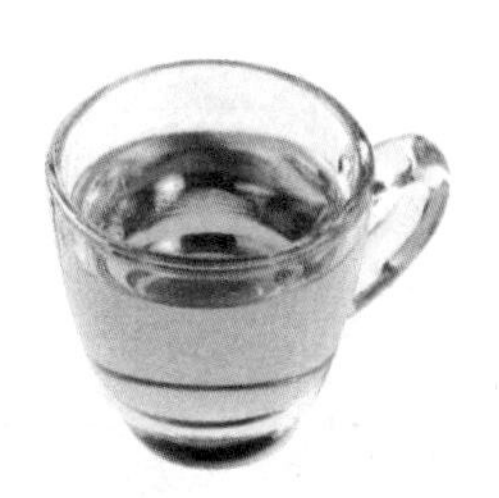

这是市面上比较常见的油，它是由几种烹调油经过搭配调和制成的，是烹调主要用油。它的营养价值会依原料不同而有所差别，但可以确定的是，它们都富含不饱和脂肪酸、维生素 E。

用法：具有良好的风味和稳定性，且价格合理，适合日常炒菜及煎炸之用。

花生油

花生油的脂肪酸组成比较合理，含有 40％的单不饱和脂肪酸和 36％的多不饱和脂肪酸，富含维生素 E。花生容易霉变产生黄曲霉毒素，所以一定要选择质量最好的一级花生油。

用法：它的热稳定性比大豆油要好，适合日常炒菜用，但不适合用来煎炸食物。

芝麻油

芝麻油也就是香油。它富含维生素 E，单不饱和脂肪酸和多不饱和脂肪酸的比例是 1 ： 1.2，对血脂具有良好影响作用。它是唯一不经过精炼的植物油，因为其中含有浓郁的香味，精炼后便会失去。

用法：芝麻油在高温加热后会失去香气，因而适合做凉拌菜，或在菜肴烹调完成后用来提香。

菜籽油

菜籽油也叫菜油。它所含的亚油酸等不饱和脂肪酸和维生素 E 等营养成分，能很好地被人体吸收，又几乎不含胆固醇，因此也是一种较为营养和健康的食用油。由于它是从植物种子中提取出来的，因此含有一定量的种子磷脂，对血管神经和大脑的发育十分重要。

用法：由于含有较高量的芥酸，因此有一股令人不愉快的气味，不适合凉拌，而适合炒菜。经过高温加热后的菜籽油不宜反复使用。

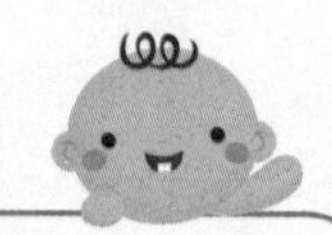

怀孕小便笺

食用油不适宜放在炉灶边。炉灶旁温度较高，油脂长时间受热，就会发生分解变质，而且，食用油受高温影响，油脂中所含的维生素A、维生素D、维生素E等均被氧化，降低了营养成分。因此，最好将植物油放在室温较低的地方，并且要注意避光保存。

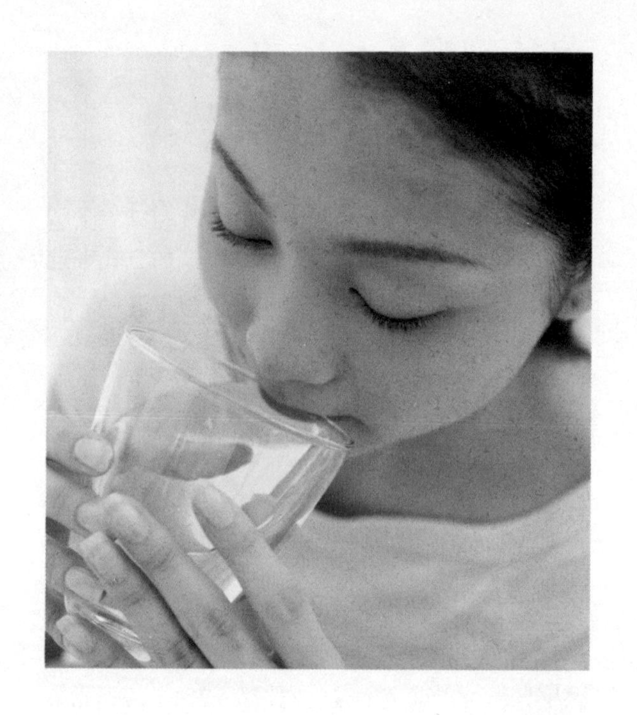

5. 游戏胎教：和准爸爸玩玩对弈游戏

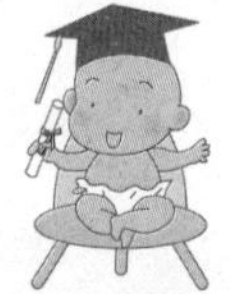

本月胎儿的大脑正在形成，脑部发育非常迅速，因此可进行适当脑部刺激训练。准爸妈不妨多动动脑，玩玩对弈游戏。

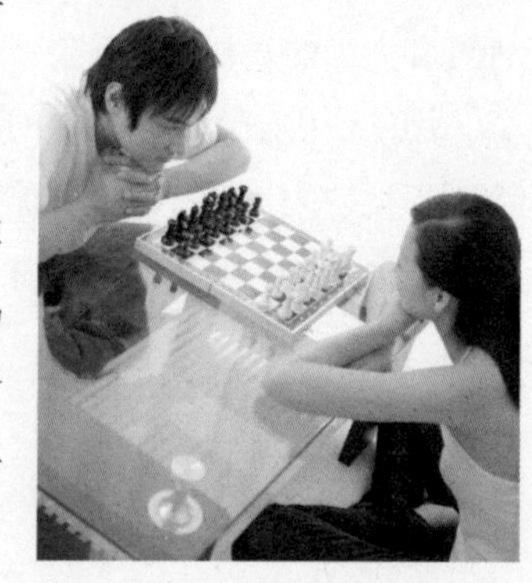

围棋、象棋、跳棋等都是对弈游戏，准爸爸孕妈妈不妨挑选一个双方都比较感兴趣的游戏。

下棋对动脑很有好处，是培养思维能力的高雅运动。对弈时，在不断提出问题和解决问题的过程中，能使大脑得到良好的锻炼。

对盘局的记忆训练可提高记忆能力。下棋还能陶冶性情，对弈过程要集中精神，静心定气，有助于思想品德的修行。

准爸爸孕妈妈通过对弈可以进一步交流情感、增进彼此的感情，在游戏的过程中帮助孕妈妈放松心情，让胎儿感觉到准爸妈之间的和谐与爱。

6. 语言胎教：巧嘴巴《一只青蛙一张嘴》

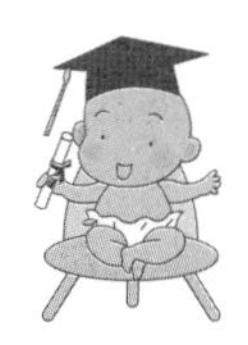

这个好玩的绕口令可不光是为了练练嘴皮子哦，更多的是考验你的速算能力，最初几只青蛙应该是不在话下了，但多了可能就绕不过来，叫上准爸爸一起参与吧，一定很讨胎宝宝喜欢。

一只青蛙一张嘴，两只眼睛四条腿，扑通一声跳下水。

两只青蛙两张嘴，四只眼睛八条腿，扑通、扑通跳下水。

三只青蛙三张嘴，六只眼睛十二条腿，扑通、扑通、扑通跳下水。

……

就是这样，一只接着一只下去，相信你有胎宝宝的帮助一定会赢准爸爸的。

7. 做一次唐氏综合征的筛查

从怀孕第 16 周开始，作为孕妈妈来讲，有一个非常重要的筛选检查，就是唐氏综合征的筛查。

唐氏筛查是为了筛查出唐氏综合征患儿。唐氏综合征是一种偶发性疾病，所以每一个怀孕的妈妈都有可能生出“唐氏儿”。生唐氏儿的概率会随着孕妈妈年龄的增长而升高。唐氏患儿具有严重的智力障碍，生活不能自理，并伴有复杂的心血管疾病，需要家人的长期照顾，会给家庭造成极大的精神及经济负担。

唐筛检查可筛检出 60% ~ 80%的唐氏综合征患儿。需要明确的是，唐筛检查只能帮助判断胎儿患有唐氏综合征的概率有多大，但不能明确胎儿是否患上唐氏综合征。也就是说抽血化验指数偏高时，怀有“唐”宝宝的概率较高，但并不代表胎儿一定有问题。如同 35 岁以上的大龄孕妈妈怀有“唐”宝宝的概率较高，但不代表她们的胎儿一定有问题。另外，即使化验指数正常，也不能保证胎儿肯定不会患病。

那么，如何筛查？抽取孕妈妈血清，检测母体血清中甲型胎儿蛋白（AFP）和人绒毛膜促性腺激素（HCG）的浓度，结合孕妈妈孕产期、年龄和采血时的孕周，计算出“唐氏儿”的危险系数。

十七、怀孕第17周

1. 胎儿发育与孕妈妈的变化

此时的胎儿长约18.5厘米，体重大约是152克。骨骼都还是软骨。循环系统、尿道还有肺不但逐渐发育，而且已经在工作——胎儿现在可以吸入和呼出羊水了。可爱的胎儿会做像并拢指尖这样的更为细致的动作。小家伙很淘气，除了玩玩小手和小脚，也会去拉扯脐带。若是孕妈妈用手抚摸腹部，会感到胎儿的轻微反应，小家伙对触压有了感觉。这一周可以借助听诊器听到胎儿的心跳了，这对于孕妈妈来说，会更深刻地体会到胎儿的存在。

本周孕妇的下腹部明显隆起，子宫继续增大，在脐下3.8 ~ 5厘米处可触及。孕妈妈常有心慌、气短的感觉，有时还会有便秘、血红蛋白下降。食量增加，体重也在增加。身体的其他部位，如乳房、臀部、腿部等也发生了变化。

2. 呵护好宝宝的“粮仓”——乳房

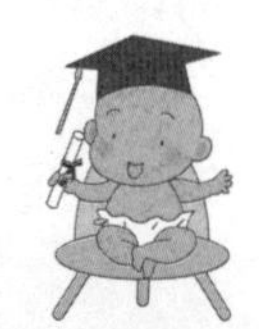

母亲的乳房是宝宝的天然“粮库”，在整个孕育过程中扮演着分泌乳汁、喂哺婴儿的重要角色。乳房须好好护理，才能方便于后期哺乳。

注意乳房卫生

坚持每天用干净的毛巾和温水擦洗乳晕和乳头，并将皮肤皱褶处擦洗干净。

不宜选择香皂之类的洗浴产品清洗乳房，以防碱性物质伤害乳房皮肤。也不要使用乙醇（酒精），以免造成乳房皮肤干燥皲裂。如果污垢严重，可以选用比较温和的香皂，如婴儿香皂进行清洁。

凹陷的乳头容易积存污垢，孕妈妈可以先涂上油脂软化污垢，然后用性质温和的皂水清洗干净。

乳头护理的5个要点

未经过吸吮的乳头，皮肤较为脆弱，容易在分娩后让宝贝吮破，导致母乳喂养失败。因此，孕期进行乳头护理非常重要。护理要点如下。

1. 从怀孕第 5 个月起，经常用温水擦洗乳头，清除附在上面的乳痂，涂薄薄一层油脂。油脂可选择健康的橄榄油或合格的乳头保护霜。

2. 洗澡后，先涂油脂，然后用拇指和食指轻轻抚摩乳头及其周围皮肤。

3. 不要强行去除乳头上硬痂样的东西。可在入睡前覆盖一块长约 10 厘米、涂满油脂的四方纱布，第 2 天早晨起床后再擦掉硬痂。

4. 经常用干燥、柔软的小毛巾轻轻擦拭乳头皮肤，增加乳头表皮的坚韧性，避免以后哺乳时因宝宝的用力吸吮而造成损伤。

5. 如果乳头凹陷或扁平，擦洗时可以用手捏住乳头轻轻向外拉扯，将凹陷的乳头捏出来，进行纠正。但不宜过于用力、频繁。如果乳头凹陷或扁平严重，一定要向医生寻求专业帮助。

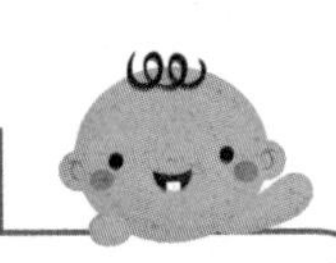

怀孕小便笺

牵拉乳头可能会引起子宫收缩，动作一定要轻柔，时间尽量短，如果子宫出现频繁收缩应立即停止。值得注意的是，有习惯性流产、早产史的孕妈妈不适合在孕期做乳头纠正，只能在产后处理。

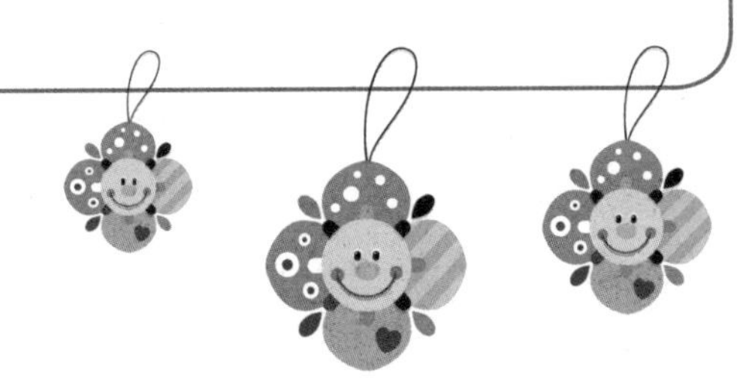

3. 孕妈妈应该考虑换胸罩了

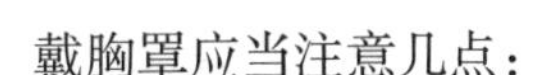

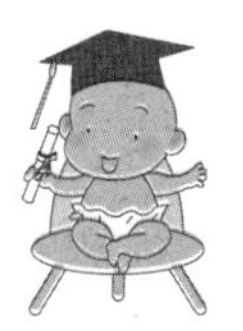

从怀孕第 5 周时，受到孕期激素分泌的影响，孕妈妈的乳腺就开始变得发达，乳房也愈来愈丰满。到了怀孕第 17 周，孕妈妈乳房大小约比孕前增加了 1 个罩杯左右，这时孕妈妈应该考虑再换个大一点的孕妈妈胸罩了。

如果长期穿着尺寸不合的胸罩，很容易增加色素沉积的区域，胸罩太紧会使得乳晕、乳头一直受到摩擦，很容易使得乳晕色素沉淀，乳头也会因为不断摩擦而有发痒、不舒适的感觉。

戴胸罩应当注意几点：

1. 不用化纤布、不透气或不吸水的布做胸罩，以免发生湿疹；

2. 用细软的棉布制作胸罩；

3. 胸罩宁大勿小，有利于淋巴液的正常流通；

4. 不要把胸罩放在洗衣机中与其他衣物混洗；

5. 每次更换胸罩前，应该把内侧绒尘拂尽，以防内衣上细小纤维堵塞乳管，导致产后出现乳腺堵塞和缺乳。

4. 孕 17 ~ 20 周饮食营养指导

进入孕17周以后，胎宝宝的骨骼和牙齿生长得特别快，是迅速钙化时期，对钙质的需求剧增，孕妈妈可以选择含钙丰富的牛奶、孕妇奶粉或酸奶来补钙。此外，多吃富含钙质的食物：海产品（如鱼、虾皮、虾米、海带、紫菜等）、豆制品（如豆浆、豆粉、豆腐、腐竹等）。

1. 由于食欲增加，进食量逐渐增多的孕妈妈，有时会出现胃中胀满。此时可服用1 ~ 2片酵母片，以增强消化功能。也可每天分4 ~ 5次吃饭，既补充相关营养，也可改善因吃得太多而胃胀的感觉。

2. 鱼肉含丰富蛋白质，含有两种不饱和脂肪酸，对大脑发育非常有好处。这两种脂肪酸相对集中在鱼头内。所以适量吃鱼头有益于宝宝大脑分区发育。

3. 胎儿大脑发育需要充足的能量，这些能量的主要来源是碳水化合物，因此要保证粮谷类食

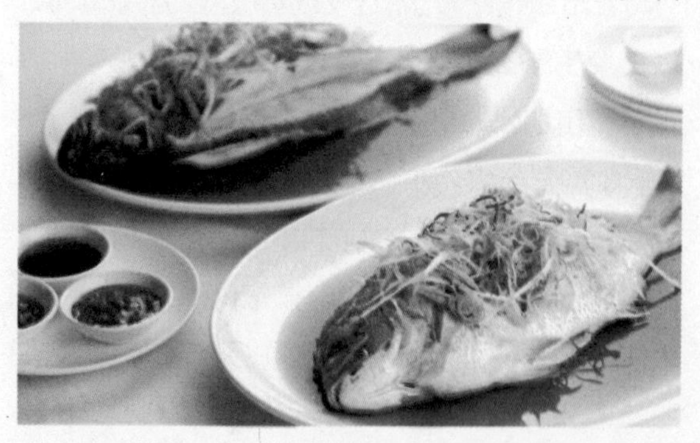

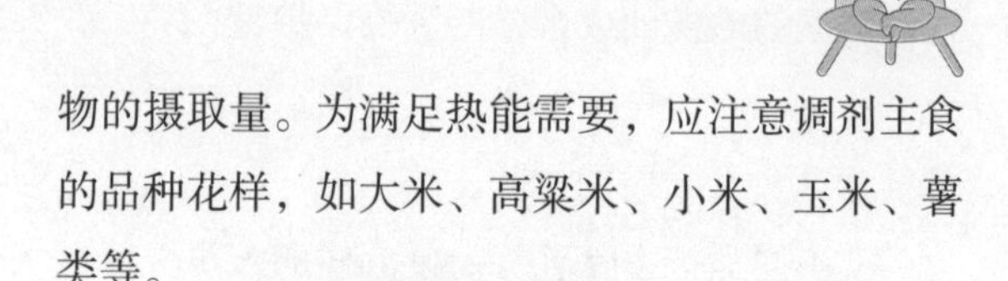

物的摄取量。为满足热能需要，应注意调剂主食的品种花样，如大米、高粱米、小米、玉米、薯类等。

4. 孕期如果缺乏维生素A，会引起流产、胚胎发育不全或胎宝宝生长迟缓。但是过多摄入的话会引起中毒，并且对胎宝宝也有致畸的作用。在这一阶段孕妈妈每天大概补充800 ~ 1200微克维生素A就可以了。富含维生素A的食物有肝、奶、蛋黄、鱼、胡萝卜、倭瓜、杏、李等。

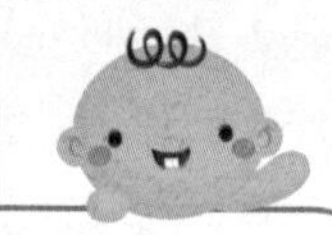

怀孕小便笺

动物肝脏含有大量蛋白质和多种维生素，特别是维生素A及磷、铁等无机盐含量丰富，可提供孕期需要的铁和维生素A。但是肝脏含胆固醇高（每100克中含有40毫克），而且作为代谢器官可能含有毒性物质，吃多了有害身体。所以，建议孕妈妈每周吃动物肝脏不要超过2次，烹制肝脏前要充分浸泡冲洗。

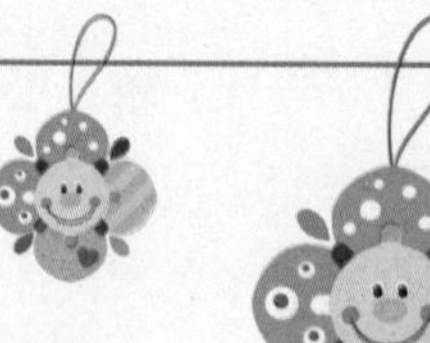

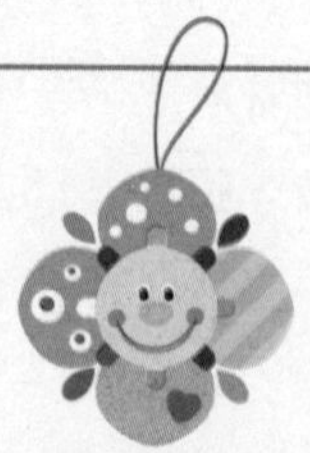

5. 从孕 17 周起要全面补充钙质

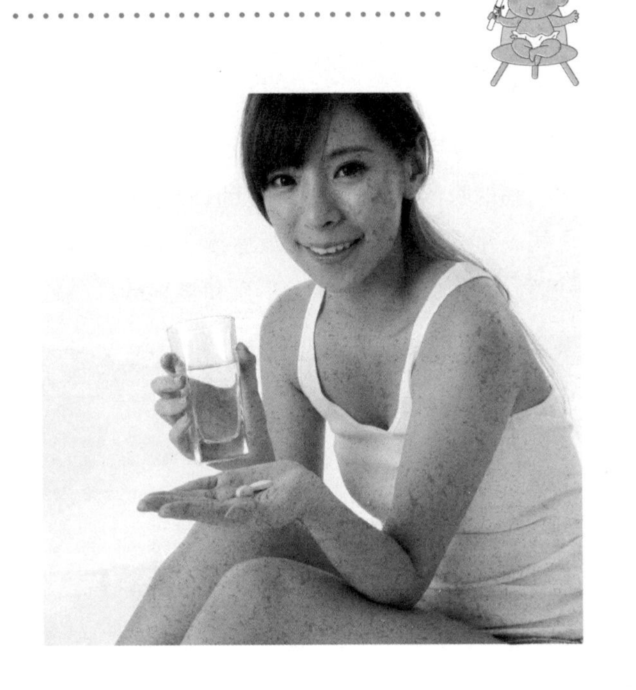

孕期缺钙，不仅母体会引起相关疾病，并发妊娠高血压综合征，新生儿也易发生骨骼病变、生长迟缓、佝偻病及新生儿脊髓炎等。

孕妈妈缺钙严重，可致骨质软化、骨盆畸形而诱发难产。但补钙要适量，补钙过量会造成胎儿娩出困难。一般饮食进补不会导致钙摄入过量，钙摄入过量主要是针对补充钙剂而言的。

孕中期是胎儿骨骼成形的关键时期，孕妈妈对钙的需求量大增，日常饮食可能无法满足该需求。因此，从孕第 17 周开始，孕妈妈可以在产科医生或者营养师的指导下适当补充一些含钙营养素制剂，或者钙片。

6. 补钙需要注意的问题

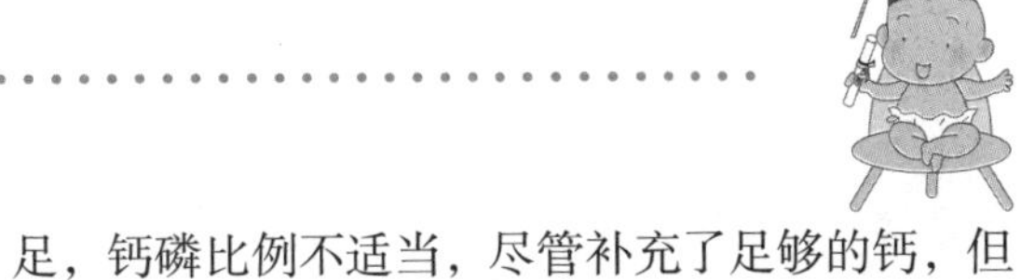

孕妈妈补钙时，需要注意钙的摄入量和人体对钙的吸收能力，一般需要注意以下问题：

孕妈妈在饮食中应有意安排富含钙质的食物摄入，特别是早期孕吐反应剧烈的孕妈妈更要加强。可多吃一些虾皮、腐竹、黄豆或豆制品及绿叶蔬菜等含钙量丰富的食物，并保证每天 2 袋（500 毫升）牛奶或酸奶的摄入量。

补钙的同时要注意补充磷。如果磷摄入不足，钙磷比例不适当，尽管补充了足够的钙，但钙的吸收和沉积并无明显增加。海产品中磷的含量十分丰富，如海带、虾、蛤蜊、鱼类等，另外蛋黄、肉松、动物肝脏等也含有丰富的磷。

铁对钙的吸收有一定的抑制作用，同样钙对铁的吸收也不利，如果孕妈妈有缺铁性贫血，那么补钙与补铁的时间最好隔开。

孕妈妈平时要多晒太阳。孕妈妈如果多晒太

阳，就能得到足量的维生素D，从而使胎儿的骨骼和牙齿变得更结实，肌肉变得更强壮。最好选择在上午或午后晒太阳，要避开正午的阳光以免晒伤皮肤。

钙容易与草酸、植酸等结合成不溶性钙盐，影响钙的吸收，因此补钙最佳时间应是在两餐之间、睡觉前。最好是晚饭后休息半小时后再补钙，因为血钙浓度在后半夜和早晨最低，最适合补钙。

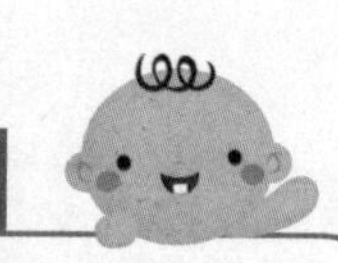

怀孕小便笺

不要过多地摄入食盐。过多摄盐会增加钙在尿中的流失量。据调查，成人每日摄入0.5克盐，尿中的含钙量不变；若增加为5克，则尿中的钙量显著增加。

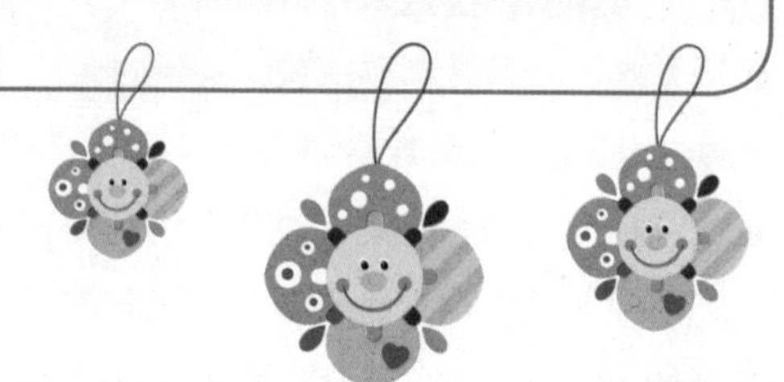

7. 抚摸胎教：触压拍打练习

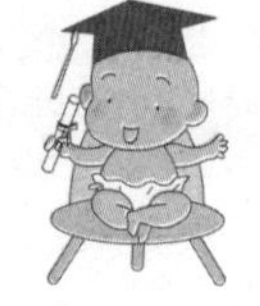

一般在怀孕16周以后，孕妈妈可以在来回抚摸的基础上进行一些轻轻地触压拍打练习。

具体做法：孕妈妈平卧，然后放松腹部，先用手在腹部从上至下、从左至右来回抚摸，并用手指轻轻按下再抬起，然后轻轻地做一些按压和拍打的动作，给胎儿以触觉的刺激。

刚开始时，胎儿不会做出反应，孕妈妈不要灰心，一定要坚持有规律地去做。一般几周的时间后，胎儿就能“听懂”孕妈妈的“语言”了，会对触压动作开始有所反应，如身体轻轻蠕动、手脚转动等。

刚开始时每次可以练习5分钟，胎儿做出反应后，每次可以练习5～10分钟。按压拍打胎儿时，动作一定要轻柔，同时还应随时注意胎儿的反应，如果感觉到胎儿用力挣扎或蹬腿，则表明他不喜欢，应立即停止。

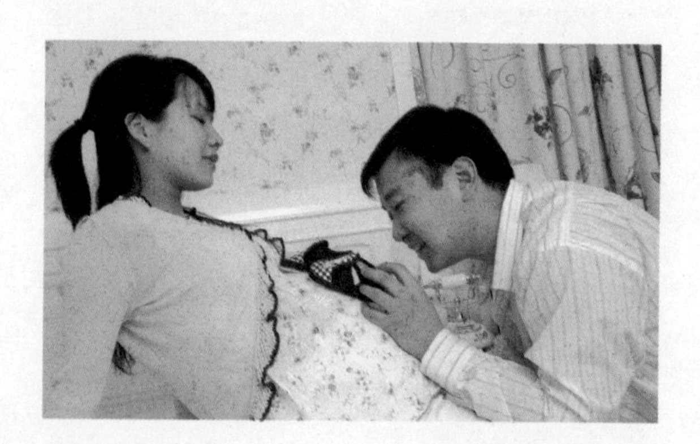

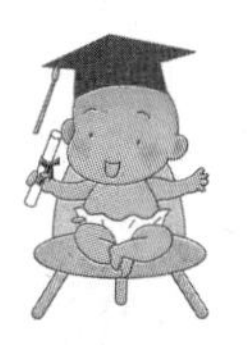

8. 语言胎教：准爸爸讲故事《小猫钓鱼》

宝宝，你要学会一心一意做事哟，只有这样才能成功。可不能像故事中的小猫一样三心二意的呀。

一天早上，猫妈妈带着小猫到小河边钓鱼。

一只蜻蜓飞来了。小猫看了真喜欢，放下鱼竿就去捉蜻蜓。

蜻蜓飞走了，小猫空着手回到河边。一看，猫妈妈钓了一条大鱼。

一只蝴蝶飞来了。小猫看了真喜欢，放下鱼竿，就去捉蝴蝶。

蝴蝶飞走了。小猫空着手回到河边一看，猫妈妈又钓了一条大鱼。

小猫说：“真气人，我怎么一条小鱼也钓不着？”猫妈妈说：“钓鱼要一心一意，不能三心二意。”

于是，小猫看是一心一意地钓鱼。蜻蜓飞来了，蝴蝶也飞来了，小猫就像没看见一样，一步也没走开。

不一会儿，小猫钓到了一条大鱼，高兴地喊了起来：“我钓到大鱼啦！”

（节选自《小学语文（一年级·上）》，上海教育出版社）

9. 坚持数胎动，监护胎宝宝健康

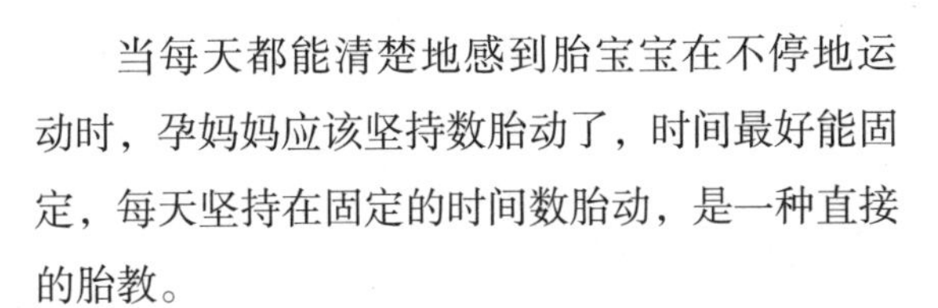

当每天都能清楚地感到胎宝宝在不停地运动时，孕妈妈应该坚持数胎动了，时间最好能固定，每天坚持在固定的时间数胎动，是一种直接的胎教。

胎动是子宫内生命存在的象征，数胎动是孕妈妈自我监护胎宝宝健康的一种简易手段。

数胎动时应取卧位或坐位，思想集中，每天早、中、晚固定时间各数 1 小时。若平均每小时大于 3 次，反映胎宝宝情况良好。若连续胎动或在同一时刻感到多处胎动，只能算做一次，得等胎动完全停止后，再接着计数。

正常的情况下，胎动每天约 30 ~ 40 次，不过，在 24 小时内，胎动的次数并不是固定不变的。一般来说，每天上午 8 ~ 12 点时胎动比较均匀，以后逐渐减少；下午 2 ~ 3 点时，胎动是最少的；到了晚上 8 ~ 11 点时，胎动次数最多。

十八、怀孕第18周

1. 胎儿发育与孕妈妈的变化

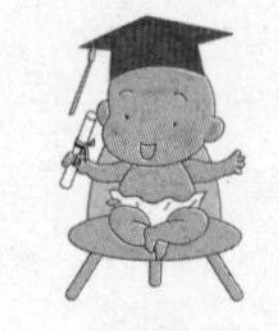

这一周，胎儿的身长接近21厘米，体重大约200克。此时胎儿的头已占身长的1/3，眼睛原来偏向两侧，现在开始向前集中。头部及身体上呈现出一层薄薄的胎毛，白色的脂肪逐渐覆盖皮肤。手指、脚趾长出指（趾）甲，并呈现出隆起；耳朵的入口张开；牙床开始形成；头发、眉毛齐备；由于皮下脂肪开始沉积，皮肤变成半透明，但皮下血管仍清晰可见；骨骼和肌肉也越来越结实，骨骼差不多已成为类似橡胶的软骨，并开始逐步硬化。

孕妈妈的子宫继续增大，宫底在肚脐下面两横指的位置。由于孕妈妈体型的变化，身体负荷的增加，孕妈妈变得容易疲倦，偶尔还会出现身体失去平衡的情况。孕妈妈的体温一般高于正常人，正常人的腋温是36. 5℃左右，而此周，孕妈妈腋下温度可能达到36. 8℃，比孕前略高，这主要与孕期时的孕激素高有关。

2. 预防牙龈炎，注意保持口腔卫生

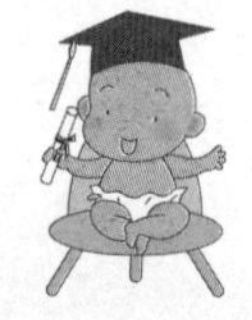

牙齿出血是孕期的常见症状，原因是孕妈妈体内雌、孕激素增多，使牙龈毛细血管扩张、弯曲、弹性减弱，以致血流瘀滞及血管壁渗透性增加，也叫“妊娠期牙龈炎”。由于这种现象是因妊娠后体内的内分泌改变而发生的，分娩后可以不治自愈。

如果孕妈妈口腔不卫生或牙齿排列不齐等，会使牙龈炎的症状加重。能保持口腔清洁的孕妈妈出现牙龈炎的概率比较低。

孕妈妈应注意妊娠期的口腔卫生，坚持饭后漱口、早晚刷牙，必要时可适当增加刷牙次数。

最好使用软毛牙刷，顺牙缝刷牙，清除食物残渣，尽量不碰伤牙龈，刷牙用力适度，不要过于用力，以免损伤牙龈。

保持口腔良好的卫生状况，可大大减少妊娠期牙龈炎的发生。

另外，如果牙齿情况严重到需要治疗，可以选择在本月（孕5月）进行，因为此时胎儿情况比较稳定。

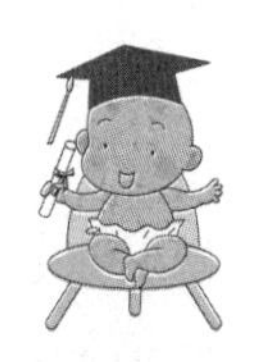

3. 孕期适当补充维生素 E

维生素 E，又名生育酚，是一种对人体生理功能有益的重要营养素。维生素 E 具有很好的抗氧化性，可以防止体内的脂肪化合物氧化。在孕育方面，维生素 E 可以帮孕妈妈维持正常的生育能力，预防流产和早产。如果孕妈妈在孕期体内缺乏维生素 E，不但很容易早产，而且孕育残障和出生后患溶血性贫血症的宝宝的概率会大大增加。

该怎么补充

孕妈妈对维生素 E 的需要量是每天 12 毫克，比一般人每天多摄入 2 毫克左右。由于维生素 E 补充过量容易使人中毒，使孕妈妈出现血压升高、头痛、头晕、视力模糊、疲劳、呕吐和腹泻等症状，孕妈妈一定要按照医生的指导在安全的剂量范围内补充，千万不要过量。

小麦胚芽油、棉籽油、玉米油、菜籽油、花生油、芝麻油等食用油脂（橄榄油的含量比较少），莴笋、黄花菜、卷心菜、菠菜等绿叶蔬菜，榛子、胡桃等坚果，猕猴桃等水果，土豆、红薯、山药等根茎类食物，猪油、猪肝、瘦肉、乳类、蛋类等食物中都含有维生素 E，孕妈妈可以根据自己的情况选择食用。

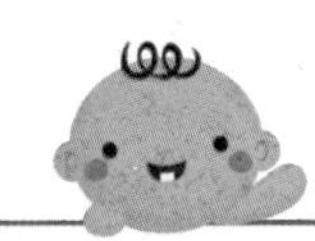

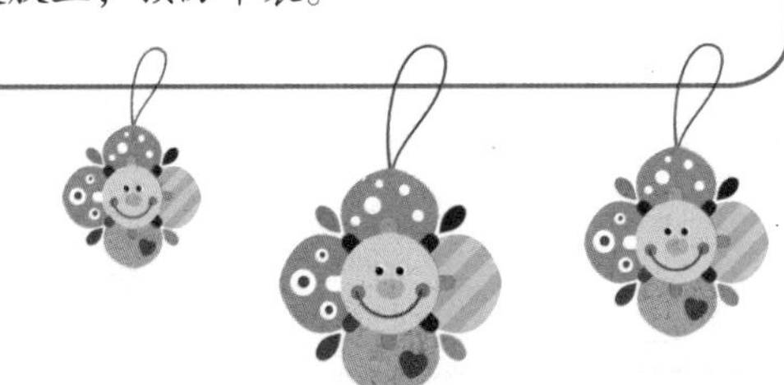

怀孕小便笺

维生素 E 属于油性物质，可以帮助孕妈妈保存皮肤的水分，并且比较安全。冬天气候干燥的时候，孕妈妈可以把维生素 E 涂在嘴唇、脸、手及其他裸露在外面的皮肤上，预防干裂。

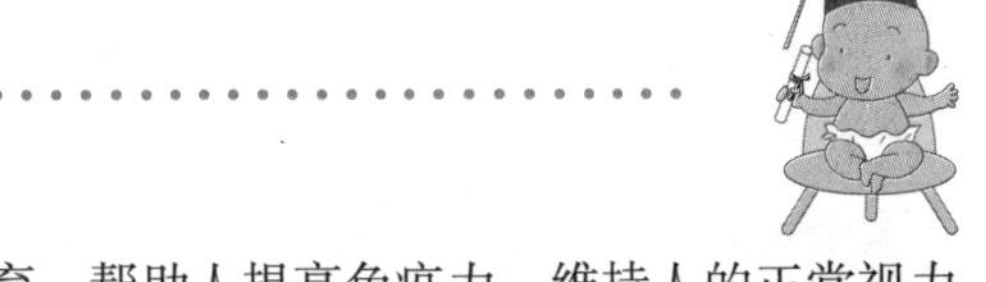

4. 适量补充维生素 A

维生素 A，又名视黄醇，是人体内一种十分重要的必需营养素。维生素 A 可以促进人的生长发育，帮助人提高免疫力，维持人的正常视力和上皮组织健康。胎儿发育的整个过程都需要维生素A。如果孕妈妈在怀孕期间缺乏维生素A，不但可能导致胎儿发育不良或死胎，使宝宝出生后出现中枢神经、眼、耳、心血管、泌尿生殖系统异常，还可能使孕妈妈患夜盲症，极少数会失明（维生素A严重缺乏时才会出现）。

如何补充

由于需要为胎儿提供和储存维生素A，妊娠期的孕妈妈每天需要的维生素A比一般人要多一些，并随孕期的不同而有所变化：孕期的孕妈妈每天所需的维生素A大约为1000微克视黄醇当量。

动物肝脏、蛋黄、胡萝卜、红薯、南瓜、西红柿、柿子中的维生素A含量比较多，孕妈妈可以根据自己的情况适当地选择食用。

注意不要过量

由于维生素A可以在人体内蓄积，如果补充太多，很容易引起维生素A过量，使孕妈妈出现维生素A中毒，并影响胎儿。一些研究表明，孕妈妈在孕期摄入过量的维生素A，胎儿出生后患唇裂、腭裂，耳部、眼部及泌尿系统缺陷的概率要大大高于正常的孕妈妈。

补充维生素A的注意事项

与存在于动物性食品中、以视黄醇的形式存在的维生素A相比，存在于胡萝卜、南瓜等植物性食物中的以β胡萝卜素形式存在的维生素A可以通过人体代谢将多余的部分排泄出去，是更加安全的补充方法，孕妈妈最好采用这种方式进行补充。

维生素A属于脂溶性维生素，孕妈妈在补充维生素A时适量摄入一些脂肪，可以促进维生素A的吸收。

维生素E、磷脂酰胆碱等抗氧化剂有利于维生素A的吸收，可与维生素A一起补充。

5. 适量补充磷脂酰胆碱

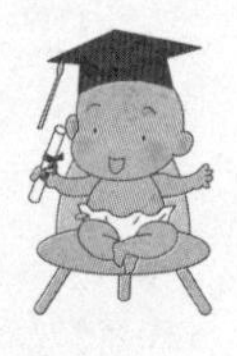

磷脂酰胆碱是一种对人的生长发育具有重要作用的物质。对胎儿来说，磷脂酰胆碱可以促进大脑细胞的健康发育，还是神经细胞间信息传递介质的重要来源，是胎儿生长发育过程中非常重要的益智营养素。

孕妈妈在怀孕期间适当地补充些磷脂酰胆碱，对促进胎儿脑细胞和神经系统的健康发育、脑容积的增长是非常有益的。

如何补充

孕妈妈每天只需要补充 500 毫克磷脂酰胆碱就可以满足自己和胎儿的需要。蛋黄、大豆、核桃、酵母、鱼头、芝麻、蘑菇、山药、黑木耳、谷类、小鱼、动物肝脏、骨髓、玉米油、葵花子等食物中都含有一定量的磷脂酰胆碱，孕妈妈可以根据自己的实际情况选择食用。

6. 开始准备胎教卡片

图像卡片胎教法是到孕晚期才开始使用的胎教法，但考虑到孕期所需要的身心保养，孕妈妈在孕早期就可以开始准备了。

孕晚期的时候，胎儿开始有情绪反应，会有微笑、皱眉、哭泣的表情，孕妈妈可通过深刻的视觉印象将卡片上描绘的图像、形状与颜色通过自己的想象传递给胎儿。

制作卡片的纸以浅色为宜，比如淡黄、淡蓝、粉色、纯白色等，大小为约 12 厘米的正方形即可，不可太大。

写字的笔为彩色笔，也可以单单选用深色的或者黑色的，这样写上去的字显得清晰，有助于孕妈妈在胎教过程中强化意念，集中注意力，并促进孕妈妈获得明确的视觉感。

卡片上的内容主要为：数字、拼音、英文字母、汉字。还可以加入一些图片辅助教学，如风景画等。

怀孕小便笺

做胎教时，孕妈妈应保持轻松愉悦的心情，集中注意力与胎儿对话。这主要是为了使母亲的感觉和思考的内容与胎儿的发育状况相吻合，使胎教更有效果。每次胎教开始前，孕妈妈可以先把呼吸调整得深沉而平静，然后把要教的内容描绘出来。

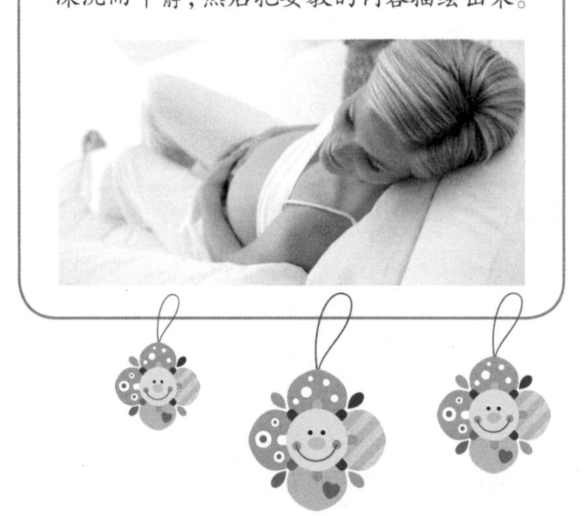

7. 美育胎教：捏个漂亮的泥娃娃

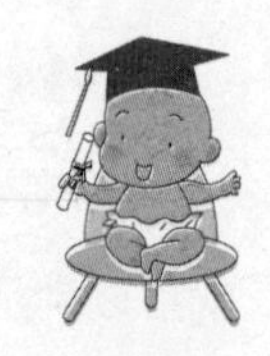

今天教孕妈妈捏一个可爱的小娃娃，不过孕妈妈首先要购买一些橡皮泥。捏泥娃娃的方法：

1. 用黑色的橡皮泥捏出娃娃的头发、眉毛、耳朵、圆圆的小眼睛和嘴巴。

2. 用肉色的橡皮泥搓一个小圆球做娃娃的头部，然后粘上头发、眉毛、耳朵、眼睛和嘴巴。

3. 用个红色的橡皮泥搓一个大一些的圆球做娃娃的身体部分，将上面搓尖。

4. 在身体尖的部分插上火柴棒或者是牙签，然后将头部插上固定住。

5. 稍作休整，安装完成。

8. 孕17～20周的相关检查

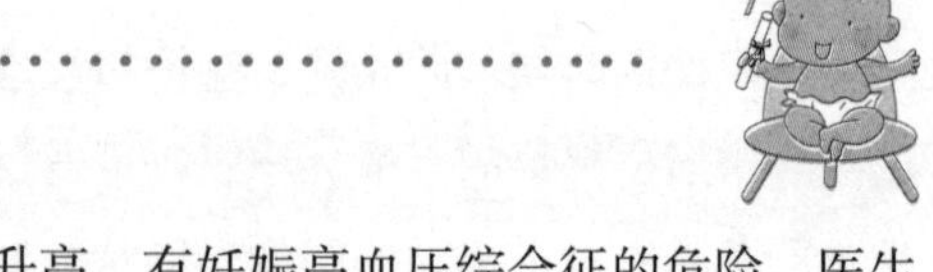

孕妈妈在孕17～20周做的产检包括体重的测量、腹围、子宫底的测量、血压的测量、尿常规化验及骨盆外测量等。

体重检查

在怀孕中期，体重的异常增加，有可能是妊娠高血压综合征；测量体重即是为了检测孕妈妈的体重增加是否属于正常范围之内。

腹围、子宫底的测量

做这项检查是为了查看胎儿是否在顺利成长。按照怀孕周数的比率，腹围过大时，可能是双胞胎或者是羊水过多症。

测量血压

是为了检查孕妈妈有无高血压、低血压。如果血压升高，有妊娠高血压综合征的危险，医生会采取措施以及时防治妊娠高血压综合征。

尿常规

尿常规的化验是为了检查孕妈妈尿中的糖和蛋白质的含量，检查的结果有助于对糖尿病和妊娠高血压综合征的早期发现与治疗。

骨盆外测量

就是用骨盆仪测量骨盆的入口、出口和直径的尺寸。由此得知产道的大小，可以判断能否自然分娩。这项测量对初产妇尤其重要。

十九、怀孕第 19 周

1. 胎儿发育与孕妈妈的变化

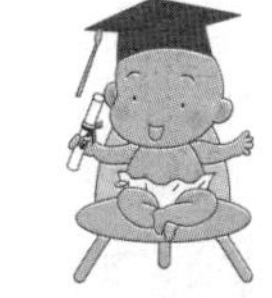

这一周胎儿大约有 23.5 厘米长，体重约 261 克，身长是上个月的 2 倍。小家伙的胸脯不时地鼓起来、陷下去，这是胎儿为了适应以后离开妈妈的“小房子”的生活在努力练习呼吸呢。只是胎儿此时呼吸的不是空气，而是羊水。胎儿越来越不老实了，时不时地踢腿、屈身、伸腰、滚动及吸吮自己的大拇指。

孕妈妈的乳头和乳晕颜色加深了，而且乳房越来越大，有些孕妈妈还能挤出透明、黏稠、颜色像水又微白的液体。臀部也因脂肪的增多而显得浑圆、丰满。这个时候的孕妈妈能明显地感受到胎动，有时候会被“折腾”的睡不着觉，部分孕妈妈还会有头晕的感觉。

2. 本月可以穿上美丽的孕妇装了

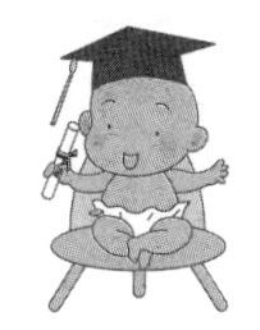

怀孕第 17 周之前，孕妈妈可以穿宽松一点的衣服。进入第 17 周后，随着子宫的增大。腹部也渐渐大起来，这时孕妈妈应该要选择穿专门的孕妇装，可以让孕妈妈和胎儿更舒服。

选择一套合适的孕妇装需要注意以下几点：

1. 穿脱容易。孕妇装首先要穿脱容易，方便孕妈妈起居。

2. 裙装不宜过长。裙装造型比较容易修饰不断变化的体形，而且造型优美，也比较舒适，是很多孕妈妈的首选。但选择裙装时要注意衣裙不宜过长。过长容易显得身体笨重，走路时不留意也容易被突出物挂倒或者绊倒。现在的孕妇装款式越来越多，孕妈妈可以选择中长度衣裙或者裤装等。

3. 不同季节选择适宜面料。夏季较热，以棉织品、麻织品较好；春秋天气属于过渡期，天气趋热或渐凉，以毛织物、针织品等为宜。冬季需要保暖，也需要轻便性，可以选择呢绒或者带有蓬松性填料的服装。服装还要根据个人身体状况选择，如果孕妈妈很怕冷，可以选择更为保暖的服装，但不要太闷热、太厚或者太硬。

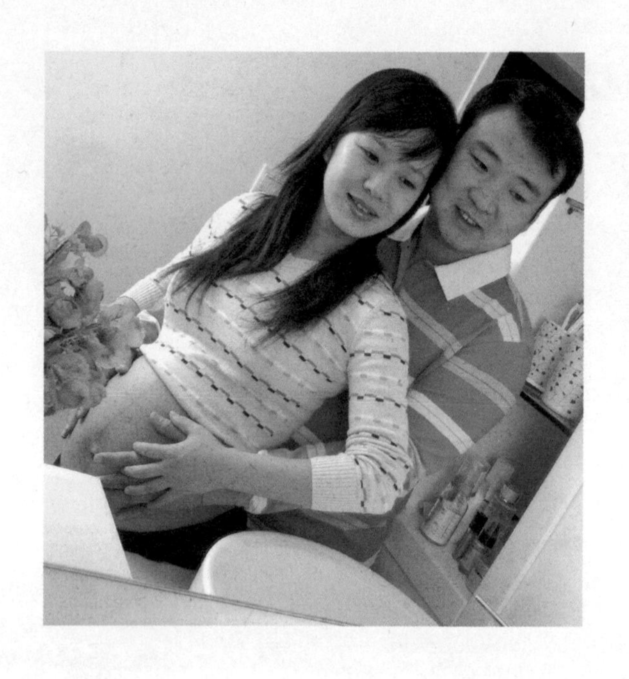

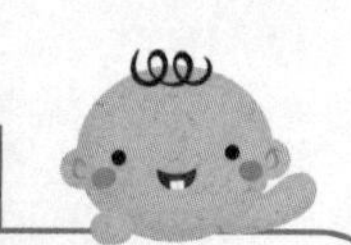

怀孕小便笺

孕妇装的选择应以不妨碍胎儿的生长发育为前提，以宽松舒适、透气性良好、吸汗力强、穿脱方便为原则，再结合个人喜好选择衣服的颜色与款式。

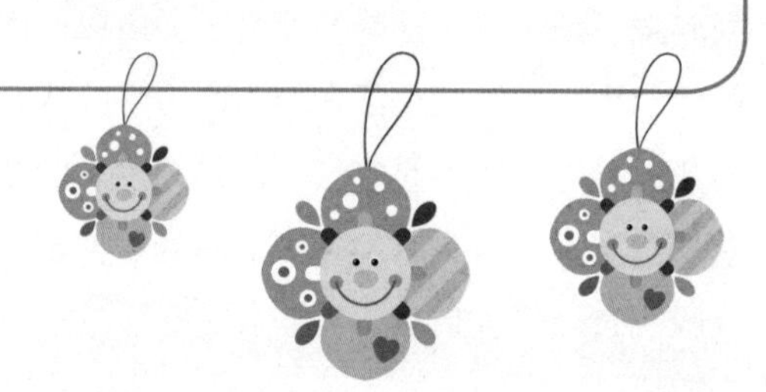

3. 多晒太阳促进身体钙质吸收

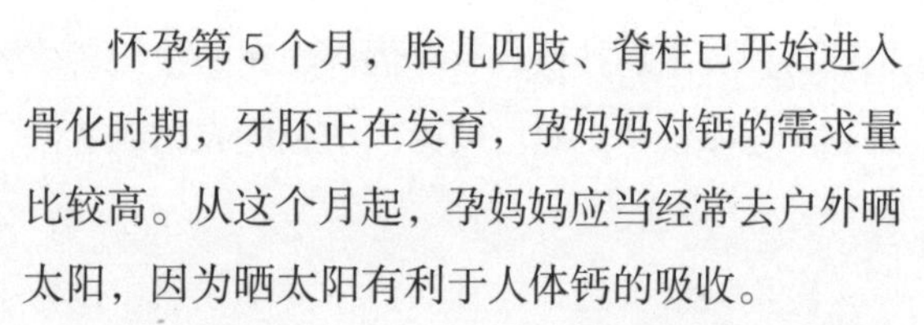

怀孕第 5 个月，胎儿四肢、脊柱已开始进入骨化时期，牙胚正在发育，孕妈妈对钙的需求量比较高。从这个月起，孕妈妈应当经常去户外晒太阳，因为晒太阳有利于人体钙的吸收。

多晒太阳可以增加紫外线照射机会，补充维生素 D，促进钙的吸收。太阳光分为可见光和不可见光，不可见光指紫外线、红外线等。紫外线可穿透皮肤表面，作用于皮下的脱氢胆固醇，合成维生素 D，维生素 D 可以促进肠道对钙的吸收。在没有维生素 D 的情况下，人体对钙的吸收会大打折扣。

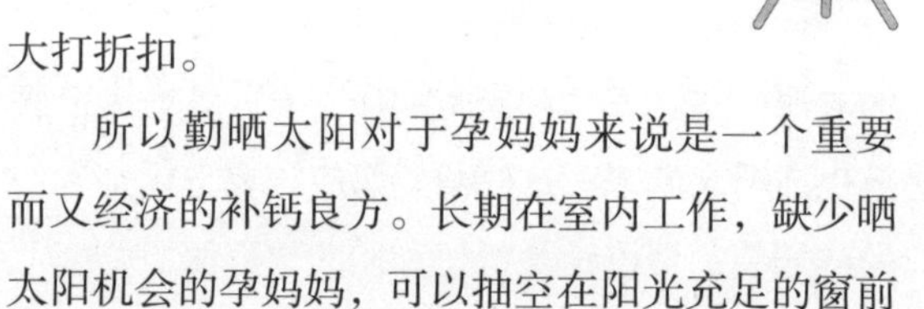

所以勤晒太阳对于孕妈妈来说是一个重要而又经济的补钙良方。长期在室内工作，缺少晒太阳机会的孕妈妈，可以抽空在阳光充足的窗前多站站，缓缓地伸个懒腰，轻轻踱步，既可以减轻疲劳，也可以补钙。

当然，饮食中注意多吃含钙食物，根据身体情况，遵照医生嘱咐适量服用钙制剂也是必要的，两者并不冲突。

4. 孕期失眠的食疗小妙招

睡眠不佳的孕妈妈可以这么做：

睡前喝杯牛奶

牛奶中含有两种催眠物质，其中一种是能够促进睡眠的以血清素合成的色氨酸，另外一种则是具有类似麻醉镇静作用的物质。睡前喝一杯热牛奶可以让孕妈妈睡得更好。

晚餐可食用小米粥

小米可以起到安神的作用，这是因为小米具有较高的色氨酸含量（每 100 克小米色氨酸含量高达 202 毫克），具有催眠作用。同时，小米富含淀粉，进食后能使人产生温饱感，可以促进胰岛素的分泌，从而提高进入人脑内色氨酸的数量。将小米熬成稍稠的粥，睡前半小时适量进食，有助于睡眠。

可嗑些葵花子

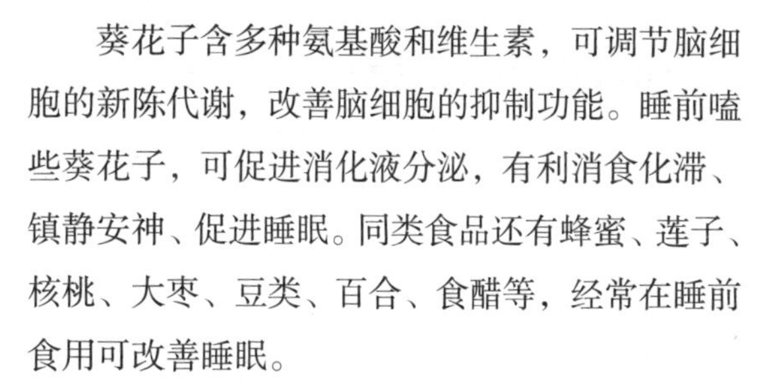

葵花子含多种氨基酸和维生素，可调节脑细胞的新陈代谢，改善脑细胞的抑制功能。睡前嗑些葵花子，可促进消化液分泌，有利消食化滞、镇静安神、促进睡眠。同类食品还有蜂蜜、莲子、核桃、大枣、豆类、百合、食醋等，经常在睡前食用可改善睡眠。

多吃含铜食物

矿物质铜和人体神经系统的正常活动有密切关系。当人体缺少铜时，会使神经系统的抑制功能失调，致使内分泌系统处于兴奋状态，从而导致失眠。含铜较多的食物有蛤蜊、虾、动物肝肾、蚕豆等。

5. 孕期注意甜食要适量

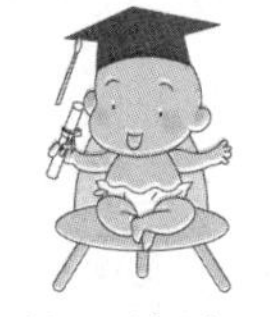

甜食过量问题多

孕妈妈爱吃甜食可能出现口渴症状，需要饮用大量的水，而饮水过量会增加心脏和肾脏的负担，并影响其他营养物质的摄入。

甜食摄入过多还会使孕妈妈体内的血糖陡然升高又很快下降，不利于胎儿的生长发育。此外，还易引起妊娠糖尿病，继而引发各种感染，如果血糖浓度持续增高可导致胎儿巨大，不利于孕妈妈和胎儿的健康。

因此，孕妈妈应注意控制甜食的摄入量，要少食用糖类及含糖量高的蛋糕、水果派、饼干、果酱、加糖的碳酸饮料、加糖的水果汁、巧克力、冰淇淋等食物，要控制体重的过快增长。

用红糖代替白糖

孕妈妈食糖时在需要使用白糖的部分，可用红糖代替。

红糖性温，味甘，有益气补血、行血活血、健脾暖胃、化食散热的功效，可有效防治孕妈妈孕期贫血。

红糖是未经提纯的蔗糖，其中保存了许多对孕妈妈有益的成分，如所含的钙、铁元素都比较丰富。红糖还含有胡萝卜素、维生素 B_2（核黄素）、烟酸和其他微量元素，这些成分都是孕妈妈十分需要的营养成分。

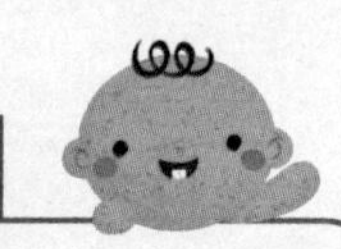

怀孕小便笺

甜食不单纯限于吃起来甜的物质，精制碳水化合物也属于甜食中的一部分。孕妈妈应当避免过多食用如白糖、红糖、糖浆、葡萄糖等精制碳水化合物，这些食物若食用过量会使血糖平衡失调，而像粳米、面粉、豆类、土豆等属于非精制碳水化合物，这些食物中含有一定量的植物纤维可避免糖分摄取过量。日常饮食一定要注意做到优质适量，均衡营养。

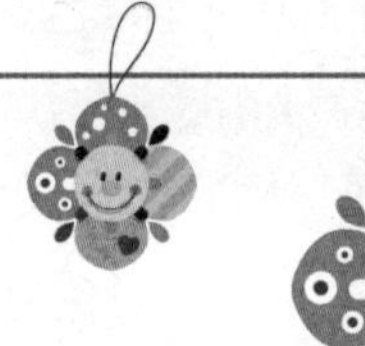

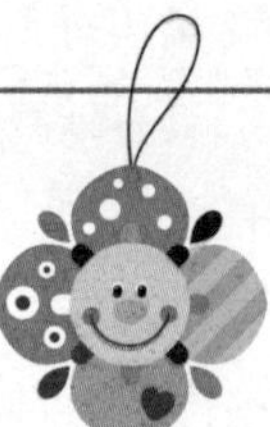

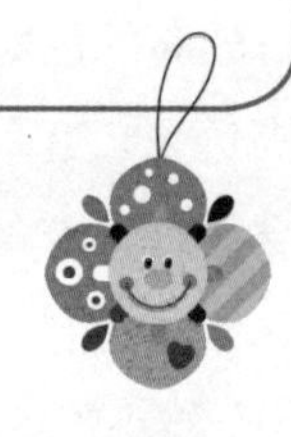

6. 抚摸胎教：玩玩踢肚游戏

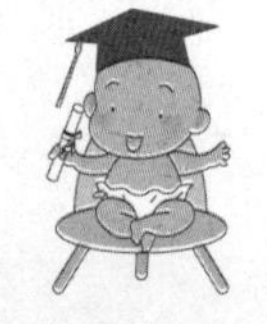

胎儿在母体内有很强的感知能力，与胎儿做游戏不但可以增进胎儿活动的积极性，而且有利于他智力的发育。

“踢肚游戏”就是特别适合这个时期（孕19周）胎儿的胎教法。孕妈妈或者准爸爸用手掌轻轻拍击胎儿，以引导他用手推或用脚踢来回应，通过这种游戏达到胎教的目的。

经过踢肚游戏胎教法训练的胎儿出生后，学习站立和走路都会快些，动作也较灵敏，而且不爱啼哭，相比未经过这种胎教训练的宝宝更活泼可爱。

做这种游戏前通常需要经过一段时间的抚摸训练。

踢肚游戏怎么玩

当感觉到胎儿踢你的肚子时，轻轻拍打被踢的部位，然后等待第 2 次踢肚。

通常 1 ～ 2 分钟后胎儿会再踢，这时候再轻拍几下，接着停下来。

待胎儿再次踢肚的时候，可以更换拍打的部位，胎儿会向着改变的地方去踢，但应注意改变的位置不要离胎儿一开始踢的地方太远。

这个游戏可每天进行 2 次，每次几分钟，最好在每晚临睡前进行，因为这时胎儿的活动最多，但时间不要太长，以免引起胎儿过于兴奋，这样孕妈妈会无法安然入睡。同时还要注意，准确判断胎儿的作息规律，不要在他睡觉偶尔翻身的时候去拍打，以免影响胎儿的睡眠。

7. 羊水过多或过少

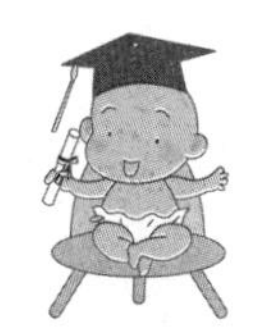

羊水有保护胎儿免受外部力量冲击的作用，同时能够参与胎儿的新陈代谢，还有保护母体的作用，减少由于胎动导致的不适感。然而，羊水应有一定的量，过多、过少均会出现问题。

羊水过多常常提示胎儿或母体方面存在着病变，常见的有胎儿畸形，如无脑儿、水脑儿、脊柱裂、脐膨出等，也有可能是双胞胎所致，或是妊娠并发糖尿病。母儿血型不合，或是提示胎盘过大等。

羊水过少也会发生意外。羊水过少，胎儿得不到应有的保护，外界一有“风吹草动”便会直接波及胎儿，羊水起不到“屏障”的作用。当子宫发生收缩时，宫内的压力直接作用于胎盘及胎儿，又会影响胎盘和脐血循环，导致胎儿供氧不足，甚至造成胎儿窒息死亡。

羊水过多，首先应查明原因，针对疾病进行治疗。羊水偏多，没有症状者应严密观察其发展，一旦出现症状，则应及时进行治疗。假若中度羊水过多，可通过忌食多盐食物、利尿药物应用、中医中药治疗以缓解病情，也可以在医院通过穿刺的办法减少羊水。

羊水过少的治疗也要首先查明发病原因。如果羊水过少，胎儿经检查无畸形，孕妈妈没有严重并发疾病，可在医生的指导下，通过快速饮水的办法增加羊水量。凡足月未临产而又缺乏羊水的孕妈妈，可在 2 小时之内饮水 2000 毫升（约 4 碗水），如果仍然达不到要求，还可重复上述办法。这种办法安全、有效、简便、易行，也没有不良反应，可在医生的指导下进行。

二十、怀孕第 20 周

1. 胎儿发育与孕妈妈的变化

胎儿的头发在迅速生长，身体比例终于显得匀称，皮肤渐渐显现出红色，皮下脂肪开始沉着，皮肤不透明了。各种感觉器官比如味觉、嗅觉、听觉、视觉等也在迅速生长发育，神经元在胎儿的大脑中发育，神经元数量的增长开始减慢，但是神经元之间的相互连通开始增多。胎儿的心跳十分活跃，手脚可以在羊水中自由地活动。

怀孕 20 周时，子宫增长较平稳，大约在脐下 1 横指。在此之前，子宫生长不很规则。自本周起，子宫大约每周长高 1 厘米。孕妈妈早孕反应结束，身心开始进入安定期。

2. 孕妈妈外出购物需注意哪些问题

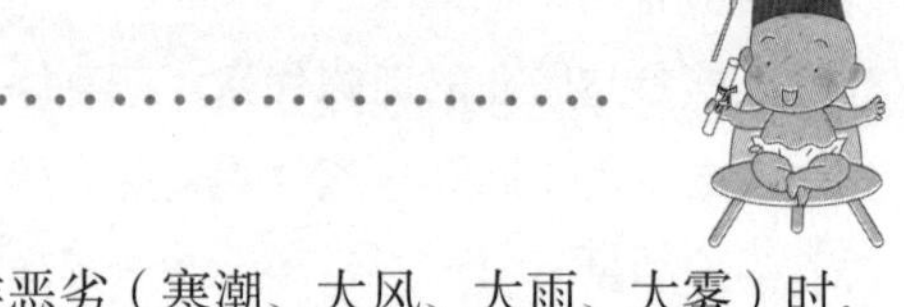

进入怀孕第 17 周之后，孕妈妈的身心日渐稳定，只要一切健康，出门购物是没有问题的。逛街走路也是一种很好的锻炼。在外出的时候，孕妈妈要注意下面几点：

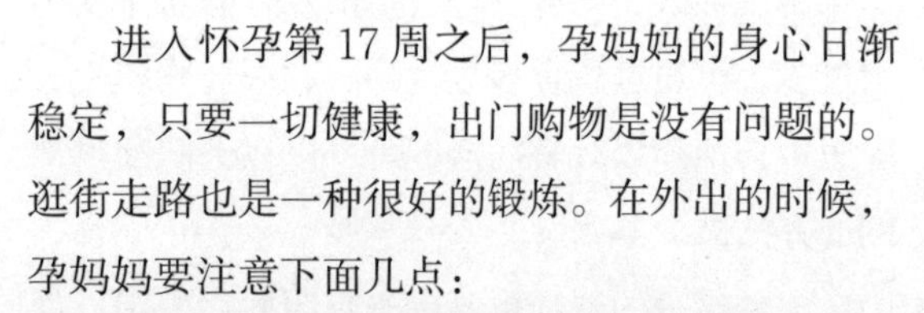

不要在人流高峰时间搭乘公交车出行。平时出行逛街最好要有家人陪同，那样不仅可以帮忙提重物，还可以保护孕妈妈的安全。

逛街购物要有计划，预先列好清单。买齐所需物品之后就离开人多的场所，减少在一些拥挤场所的逗留时间。尽可能避开人流高峰，免受拥挤之累。在逛街途中可选择一些街心花园或人少安静处休息一会儿。

气候恶劣（寒潮、大风、大雨、大雾）时，不要上街购物，以免因身体笨重不便而发生摔伤或扭伤，或因滑倒而引起流产或早产。在流感和其他传染病流行时，也不要到人群过于拥挤的地方去。

购物时间最好不要超过 2 个小时。行走速度不宜快，更不要穿高跟鞋。不要在刚装修完毕的商场或商店停留过久，以免接触装修材料产生的化学污染物。

逛完街后回到家里应当及时洗手、洗脸，换下外衣。购回的物品要合理存放，外包装要妥善处理。也可坐定后闭目养神或听听音乐，以消除躯体疲劳，缓解紧张情绪。

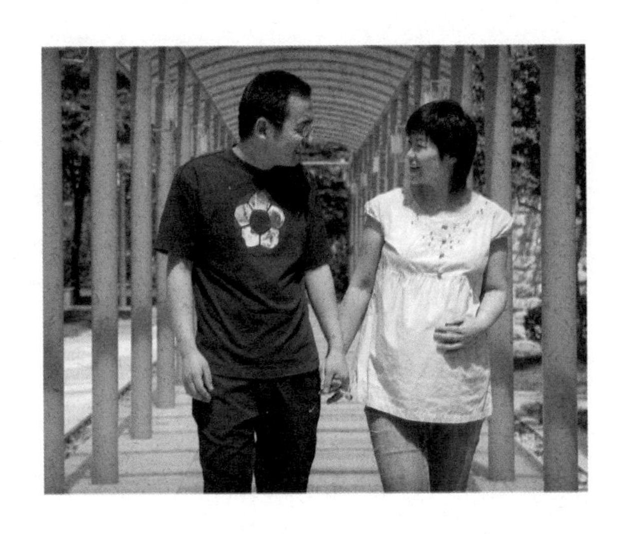

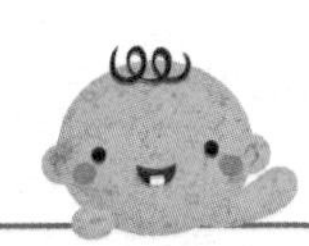

怀孕小便笺

进入孕中期，胎儿情况稳定，此时可以安排一些适当的旅行。外出难免会对孕妈妈存在一些不利因素，所以孕妈妈要旅行时，应做好多方面准备，确保旅途安全。

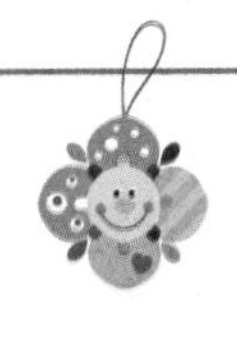

3. 双胞胎孕妈妈的孕期护理原则

怀双胞胎的孕妈妈身体处于高负荷状态，双胞胎孕妈妈要注意自我护理：

按时去医院做产前检查，避免妊娠高血压综合征（妊高征）。妊高征常表现为不明原因的高血压、水肿、蛋白尿，严重者可引发子痫，严重危害孕（产）妇及胎儿的生命安全。产前检查可对此进行早排查早治疗。

保持充足睡眠，每天的睡眠时间不应少于10 小时，睡姿以左侧卧位为宜。同普通孕妈妈相比，多胞胎孕妈妈更容易感受到怀孕压力的困扰，身体反应也大得多。双胞胎孕妈妈要多休息，保持心情愉快。

注意休息，避免早产。孕育双胞胎会使子宫过度膨胀，子宫难以拉长到适应双胎过大生长的程度，容易发生早产。孕妈妈在怀孕中后期的休息是非常必要的安胎方法。

4. 合理膳食，避免“低体重儿”

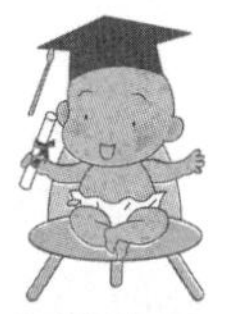

巨大儿对孕妈妈与胎儿自身都有不利影响，但低体重儿对优生也不利。

出生体重低于 2500 克的新生儿称为低体重儿。怀孕第 8 ~ 38 周的时间里，孕妈妈营养不良或因疾病因素都可能导致胎儿发育迟缓，在出生时体重过低。

低体重儿与正常婴儿相比皮下脂肪偏少，保温能力较差，其自身呼吸功能和代谢功能都比较弱，容易感染疾病，病死率比体重正常的新生儿要高得多。低体重儿还可能会出现脑细胞数目偏少，影响到日后的智力发展。

因此，孕妈妈要合理膳食，并保证规律的作息与良好的心态，在避免巨大儿的同时，也尽量避免足月低体重儿的发生。造成低体重儿的原因很多，主要原因还是孕妈妈摄入的营养不足，特别是维生素、蛋白质的供应不充足。孕妈妈可以根据前文提供的蛋白质、各类维生素的补充建议调配饮食。此外，孕妈妈一定要避免挑食、偏食的毛病，保证每日摄入足够的营养，为胎儿的生长发育提供有力支持。

最近有研究表明，孕期补充足量叶酸也能够有效避免低体重儿的产生。日常饮食中可经常食用一些富含叶酸的食物，如菠菜、生菜、芦笋、龙须菜、豆类、酵母、动物肝脏及苹果、柑橘、橙汁等。

为避免低体重儿的发生，坚持按时进行孕期检查也是必要的。通过孕期检查，及时掌握胎儿的生长发育情况，如果发现异常，可根据医生建议进行及时调整。

怀孕小便笺

在怀孕期间，如果孕妈妈没有明显的维生素缺乏症，那通过均衡的饮食可以满足身体对维生素的需要。如果通过检查，发现你的体内特别缺乏某一种维生素，那就需要在医生的指导下，进行维生素制剂的补充。

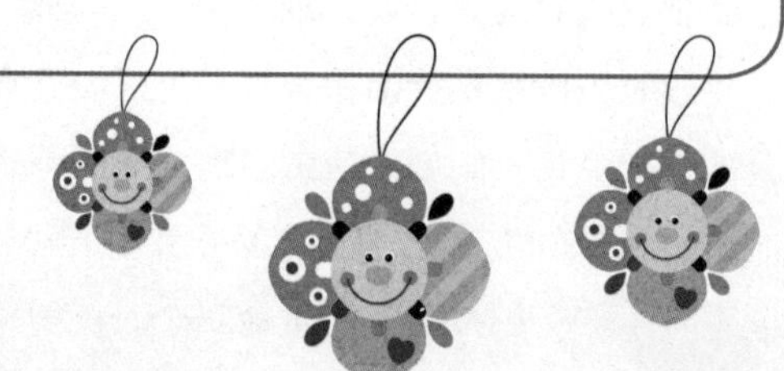

5. 美育胎教：这个月去拍个大肚照吧

胎儿越来越大，与准父母见面的时间也越来越近，这是一段对准爸妈和胎儿来说都无比珍贵的时间。孕妈妈不妨去拍张大肚照，为自己和宝宝留下美好的回忆。

孕妈妈拍摄大肚照要以安全为第一守则，在拍照时间、动作设计、拍摄环境方面需多加注意。

拍大肚照宜选择风和日丽的日子，拍摄环境可以选择在自己家里，这样就避免出门的麻烦了；也可以选择行人较少、拍摄环境条件很好的户外。如果专门要去影楼或外出拍摄的话，孕妈妈带上自己的安全化妆用品，避免使用影楼的化妆用品。

注意拍摄时间不宜太长，也不宜设计“高难动作”，最主要的就是要突出孕妈妈幸福的感觉。同时照几张与准爸爸一起的温馨照片。

6. 情绪胎教：每天问好心情也好

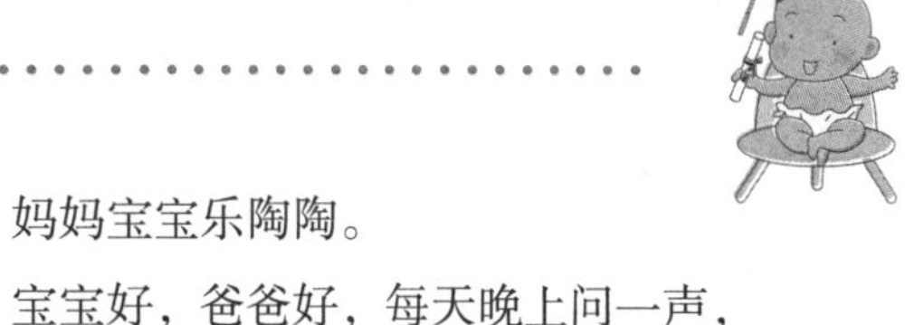

小家伙可以听懂妈妈的话咯，从现在开始，把他当成家里正式的一员吧，每天早晚爸爸妈妈都与他问好，他会很开心的。

宝宝好，妈妈好，每天早上问一声，

妈妈宝宝乐陶陶。

宝宝好，爸爸好，每天晚上问一声，

呼噜呼噜就睡着。

7. 孕期鼻出血的防治

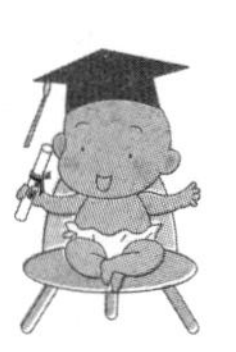

鼻出血的原因

怀孕后，胎盘会产生大量雌激素，尤其是孕后期，血液中的雌激素浓度可能超过未怀孕 20 倍以上，血液中大量的雌激素可促使鼻黏膜发生肿胀、软化、充血。孕妈妈鼻腔血管壁的脆性增加，就容易发生破裂而引起鼻血。

防治方法

孕妈妈要多吃富含维生素 C、维生素 E 的食物，如小白菜、番茄、豆类、乳类等，可以增强血管弹性。

孕妈妈一旦出现鼻出血情况，就应该迅速仰卧，用拇指和食指压鼻翼根部，持续 5 ~ 10 分钟，并用冷湿毛巾敷额头或鼻部，一般即可止住出血。

一般情况下的鼻出血不会造成贫血，如果孕妈妈出血严重，应在医生指导下合理使用黄体酮药物，降低雌激素对鼻黏膜的刺激作用，消除诱因。

二十一、怀孕第21周

1. 胎儿发育与孕妈妈的变化

本周胎儿身长约27厘米，体重约380克。从这时起，胎儿的体重将会大幅度增加，眉毛和眼睑清晰可见。小家伙现在看上去变得滑溜溜的，他的身上覆盖了一层白色的、滑腻的物质，这就是胎脂。它可以保护胎儿的皮肤，以免在羊水的长期浸泡下受到损害。胎儿的听力达到一定的水平，他已经能够听到妈妈的声音了。如果是女宝宝，她的阴道已经形成了，并且会持续发育。小家伙现在非常爱动，平均一个小时可以动50次呢！夜深人静的时候，可以强烈地感觉到。

孕妈妈的肚子越来越大，子宫底高18～21厘米。由于体重增加过快，孕妈妈时常容易感到疲劳，出现腰部疼痛。乳房有明显的变化，偶尔会有淡初乳溢出。由于母体的钙质被胎儿摄取利用，有时孕妈妈会患上轻微牙病。

2. 学会监听胎心音

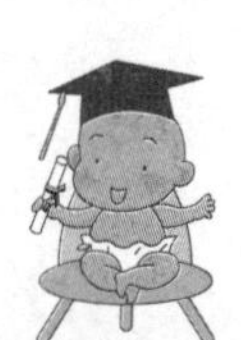

胎宝宝的心音，约于妊娠20周以后才能听到。正常的胎心音为120～160次/分，它是一种类似钟表的“滴答”声，是双音，胎心音是世界上最美妙的音乐。

家庭中，孕妈妈自己监护胎心音是不可能的，通常由准爸爸来监听。听取胎心音时，准爸爸帮助孕妈妈躺成仰卧位，暴露腹部。监听前，应先弄清胎宝宝背部，因为胎心音在胎儿背侧听诊最清楚。确定胎背侧后，准爸爸将特制的直筒听诊器，放在孕妈妈腹壁上听取。

正常头位胎儿的胎心音可在左下腹部或右下腹部寻找，臀位者可在脐左上腹或脐右上腹部寻找。每天早、晚各听1次，每次1分钟。若发现胎心率>160次/分，或<120次/分，或胎心音不规律时，再重复听2分钟，如仍未改善，提示胎儿在子宫内出现了险情，应立即去医院急诊。

在听胎心音前，先由医生传授听诊方法及注意要点后，才有可能掌握听诊方法，开始数胎心率时，常常跟不上胎心跳动的速度，会“掉队”，练习一段时间后，就可做到准确数数了。听取胎心音时，应注意与孕妇腹主动脉搏动音区别，腹主动脉搏动音是“夫”“夫”的单音，每分钟搏动与孕妈妈的脉搏或心率一致，约 80 次 / 分左右。

3. 孕妈妈泡澡，讲究不少

孕 6 月，宝宝比较稳定了，孕妈妈可以适当地泡热水澡，达到舒经活络、消除疲劳的作用。但孕妈妈泡澡还有不少需要注意的：

温度：水温以 35℃ ~ 39℃为佳。高于 39℃的水温在 20 分钟内就能够让孕妈妈的体温上升至 38.8℃甚至更高，高温刺激会使得心脏和脑部负荷不了刺激而出现休克、晕眩和虚脱等情况。

时间：泡澡的时间不能超过 30 分钟。长时间浸泡在高温热水中，会破坏羊水的恒温，损害胎宝宝的中枢神经系统。

安全：浴室内应增添防滑垫以防滑倒。泡完澡之后不要随意对脚部进行按摩，因为脚底是身体的很多部位的反射区，随意按摩可能引起宫缩。

4. 孕 21 ~ 24 周的饮食原则

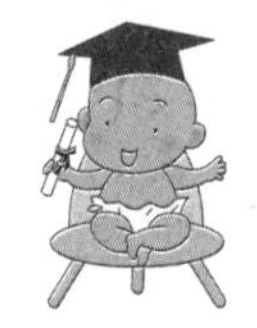

1. 钙的摄取量至少达到每天 1000 毫克，补充钙质应以食补为主，不要超量。可以多吃豆制品。一般来讲摄取 100 克左右豆制品，就可摄取到 100 毫克的钙。乳酪也是不错的补钙食品。

2. 多吃富含铁质的食物（如：瘦肉、鸡蛋、动物肝、鱼）和含铁较多的蔬菜及强化铁质的谷类食品。还应注意多吃一些含维生素 C 较多的食品，以帮助身体吸收更多的铁质。

3. 这段时间还要注意不要摄入过多糖类食品（如蔗糖、果糖、葡萄糖等），注意能量平衡，否则易引发妊娠糖尿病。

4. 在这一时期很多孕妈妈会发现自己异常能吃，很多以前不喜欢的食品现在反倒成了最喜欢的东西，因此，妈妈可以好好利用这段时间调整自己的饮食习惯，加强营养，增强体质，为将来分娩和产后哺乳做准备。

5. 这个时期孕妈妈很容易被便秘困扰，发生便秘现象后，要注意饮食调节，多吃一些润肠通便的食品，如各种粗粮、蔬菜、黑芝麻、香蕉、蜂蜜等。也应该注意适当运动，促进肠蠕动，利于消化。

6.香辛性的食物佐料如辣椒、花椒、胡椒、小茴香、八角、桂皮、五香粉等，容易消耗肠道水分，使胃肠分泌物减少，造成肠道干燥、便秘，应该少食。

5.孕21周开始重点补充铁

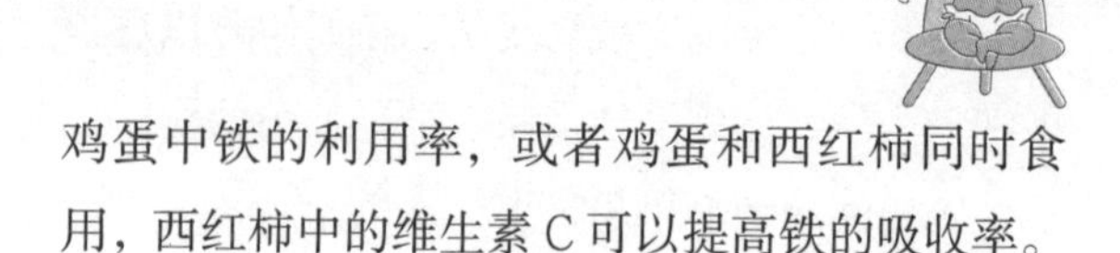

整个孕期，孕妈妈膳食中铁的供给量应由一般成年女性的每日20毫克提高到每日25毫克。进入怀孕第21周之后，随着胎儿的不断生长发育的需要，以及孕妈妈自身血容量的不断增加，对矿物质铁的需求量日渐增加。为了避免出现缺铁性贫血，孕妈妈应注意及时补充铁质。以下是给孕妈妈的补铁建议：

多吃富铁食物

适当多吃瘦肉、家禽、动物肝及血（鸭血、猪血）、蛋类等富含铁的食物。豆制品含铁量也较多，肠道的吸收率也较高，要注意摄取。主食多吃面食，面食较粳米含铁多，肠道吸收也比粳米好。

注意搭配食用有助于铁吸收的食物

水果和蔬菜不仅能够补铁，所含的维生素C还可以促进铁在肠道的吸收。因此，在吃富含铁的食物的同时，最好一同多吃一些水果和蔬菜，也有很好的补铁作用。鸡蛋和肉同时食用，提高鸡蛋中铁的利用率，或者鸡蛋和西红柿同时食用，西红柿中的维生素C可以提高铁的吸收率。

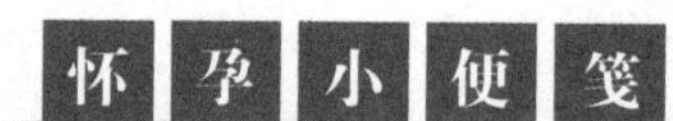

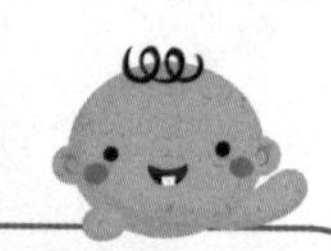

怀孕小便笺

补充铁剂，一定要与餐共食或餐后服用，可以减少铁质对胃肠道的刺激，同时食物中的蛋白质也可以提高铁的吸收率，如果能够随富含维生素C的水果或果汁服用，人体对铁的吸收率会更高。

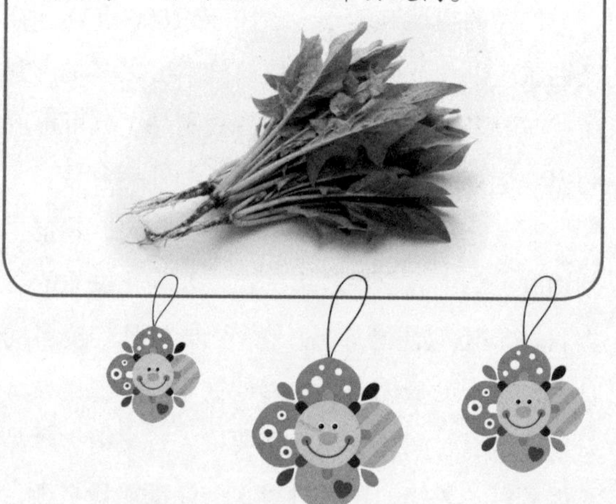

6. 孕21周后的胎教指导方案

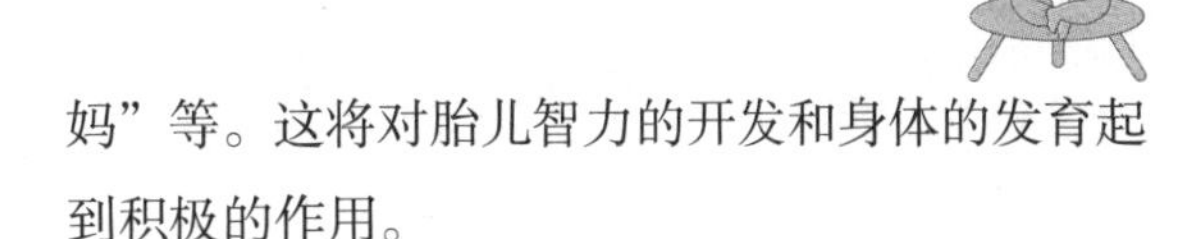

21周大的胎儿已经产生了自我意识，渐渐形成了个性特征与爱、憎、忧、惧、喜、怒等不同情感，渐渐“懂事”了，这个时候是对胎儿进行直接胎教的良好时机。

因此孕妈妈应保持旺盛的求知欲，多给胎儿进行音乐胎教、语言胎教等，教胎儿认识数字、字母、汉字、音乐符号，也可多教他念一念童谣、儿歌，学一些简单的单词和词语，如“爸爸”“妈妈”等。这将对胎儿智力的开发和身体的发育起到积极的作用。

怀孕第21周以后，胎儿的听力发育水平和成年人相当，此刻进行音乐胎教要特别注意用对方法、选对音乐。

孕21周以后胎儿的状况稳定，可继续做孕妇体操、散步或游泳，还应当积极通过触觉来给胎儿做运动。

7. 孕21～24周产检的注意事项

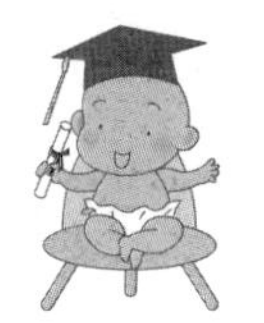

出门前，注意携带产前检查本、零钱、卫生纸等，检查前保持空腹，以保证各项指标不受胃内食物的影响。

如同上月，检查时，孕妈妈应该告诉医生这一段时间以来身体是否发生了特别的变化，有没有不适，如消退不了的水肿、体重突然增加、头痛、胃痛、恶心、尿量及排尿次数减少等。如果有龋病，医生会建议孕妈妈在这个时期进行治疗。

本次检查的内容和上次基本相同，医生会根据孕妈妈身体各项指标的变化，来判断孕妈妈的身体是否健康、胎儿的生长发育是否正常。

这一阶段的孕妈妈，子宫底高度为18～21厘米，或脐上一横指。在尿常规的化验中，如果24小时尿蛋白的排出量超过0.3克，则属异常；如果超过2克，则可能有重度妊娠高血压综合征。

二十二、怀孕第 22 周

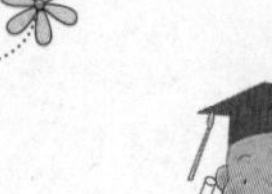

1. 胎儿发育与孕妈妈的变化

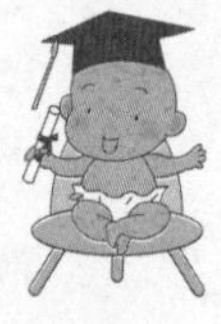

这个时期胎儿的身长大约 28 厘米，体重 448 克左右。胎儿已经长出浓密的头发、眉毛、睫毛，牙胚开始发育。骨骼已经相当结实，骨关节开始发育，身体逐渐变得匀称。皮肤上覆盖了一层白色滑腻的物质，皮下脂肪减少，皮肤呈黄色。如果是男孩儿，睾丸将从骨盆降到阴囊内，原始精子已经形成；如果是女孩儿，阴道开始呈现中空的形状。

孕妈妈的身体越来越重，由于子宫日益增高，压迫肺部，所以在上楼的时候呼吸相对困难。从这时开始，医生将会在你每次做产前检查时，为你测量，他会观察你增加的体重和子宫大小的变化。这个的时候胎动增强，孕妈妈能明显感受到胎动次数的增加。

2. 打造一个良好的家居环境

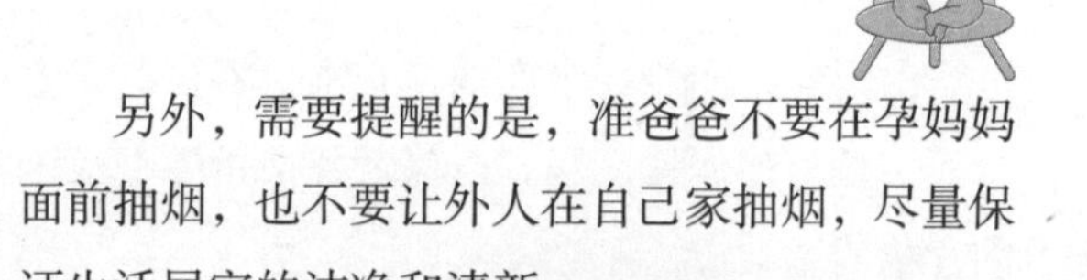

这段时间，孕妈妈的身心都比较稳定。此期，可以找一个风和日丽的天气，和准爸爸一起来重新装扮一下美丽的家。尽量把家庭布置得浪漫温馨，营造一个和谐欢快的氛围。但是需要注意的是，重活、危险的活儿，可由准爸爸来帮助做，孕妈妈应避免干重活儿、下蹲的活儿、弯腰的活儿、攀高的活儿、接触有害物质的家务活动，比如打杀虫剂、饲养宠物等，并且如果感觉到累了，孕妈妈要学会及时休息。需要明了的一点是，布置一个新的环境主要的原因是让孕妈妈开心，而不是为了让危险发生，所以应处处警惕。

另外，需要提醒的是，准爸爸不要在孕妈妈面前抽烟，也不要让外人在自己家抽烟，尽量保证生活居室的洁净和清新。

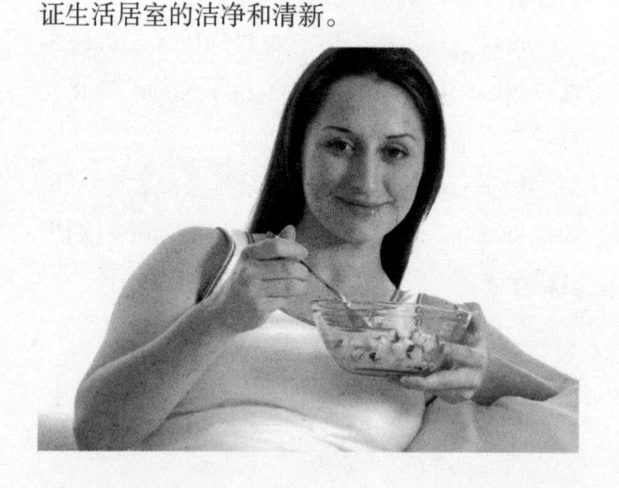

3. 穿回长筒袜，预防静脉曲张

近年来，夏季不再穿长筒袜已成为一种时尚，甚至到了秋天也不例外，殊不知，对孕妈妈来说，这种时尚是不利于腿部保护的。

孕妈妈肚子大起来以后，动得会越来越少，久坐久站缺少运动很容易导致下肢静脉曲张，具体表现为腿部肿胀，下肢静脉犹如蚯蚓状弯曲或结节成团，皮肤发紫，特别是踝和小腿内侧更为严重。下肢静脉曲张是一种治疗起来比较麻烦的疾病，最好的方法还是防患于未然，穿长筒袜就是一种很简便的方法。

长筒袜可帮助血液进入较大且较深处的静脉，能以适当的压力，让静脉失去异常扩张的空间，在长期穿着后，所有因静脉曲张引起的不适，包括疼痛、抽筋、水肿等，都将随着静脉逆流的消除与静脉回流的改善逐渐消除。

4. 孕妈妈营养过剩的预防

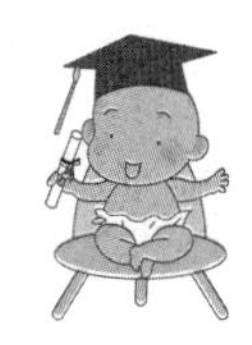

进入孕中期，孕妈妈已经摆脱了恶心、呕吐、没食欲的早孕反应，胃口会迅速好转。此时，胎儿也开始进入了迅速发育的时期，所以，相对于孕早期而言，孕妈妈在孕中期的饮食量会相应增多，也会变得比较容易饥饿。

除此之外，很多孕妈妈有一个误区，认为怀孕后营养补充越多越好，认为这样有助于孕育出健壮又聪明的宝宝，因此饮食常常变得不加节制。

孕期补充营养是有限度的，过度地补充只会使孕妈妈出现营养过剩，增加孕妈妈患妊娠糖尿病、妊娠中毒症的风险。

此外，过度补充营养还有可能使孕妈妈孕育出巨大胎儿，为分娩增加难度和难产的风险。

预防营养过剩，最简单的方法就是控制饮食。

合理补充蛋白质

孕妈妈每天需要补充 100 克左右蛋白质，只要每天吃 1 ~ 2 个鸡蛋或喝 2 杯牛奶，再加上适量的肉类和豆制品，就可以获得足够的蛋白质，不必通过吃十几个鸡蛋来补充。

优化饮食结构

孕妈妈每天需要适当地吃一些主食、肉类和

蛋、乳制品，此外还需要多吃芥蓝、西蓝花、豌豆苗、小白菜、空心菜等绿色蔬菜，为自己补充足够的膳食纤维、胡萝卜素、维生素C、钙、铁等营养素。

科学地吃水果

孕妈妈在孕期可以吃一些水果，但以每天不超过500克为宜。因为水果中的含糖量很高，吃得太多容易摄入过多的热量，使孕妈妈发胖。

少量多次，合理进食

为了避免一次性吃得过多，孕妈妈可以一天吃5～6餐，每次要少吃一点，切忌饥一顿饱一顿，一次吃得过量。

其他注意事项

少吃高盐、高糖及刺激性食物。多吃蒸煮食物，少吃煎炸食物，以免摄入过多油脂。此外，孕妈妈还要参加一些强度不太大的运动，或做一些不使自己太劳累的家务活，以促进体内的新陈代谢，消耗多余脂肪，维持体内的营养平衡。

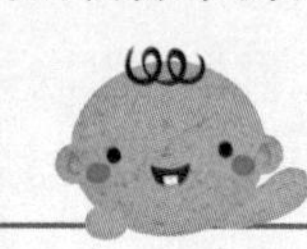

怀孕小便笺

怀孕期间，孕妈妈最好每月称1次体重，并及时和以前的体重进行比较。如果孕妈妈的体重增加超出平均值太多，就很可能是营养过剩，最好去医院就诊，在医生指导下进行调整。

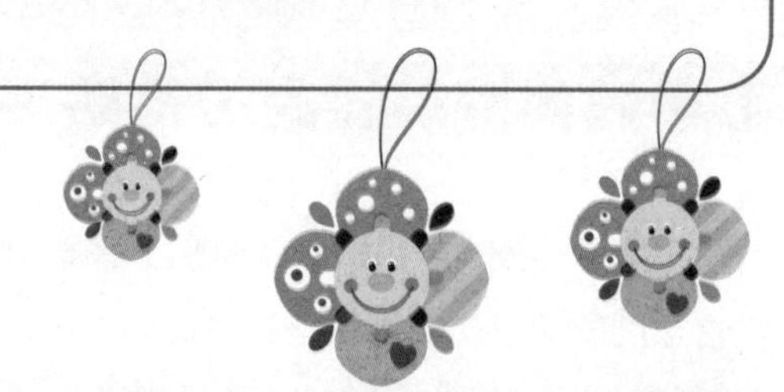

5. 孕21～24周一周食谱推荐

餐次	周一	周二	周三	周四	周五	周六	周日
早餐	豆包或全麦面包50克，牛奶250毫升	香菇菜心面1碗（100克），鹌鹑蛋3个	黑芝麻糊1碗，煮鸡蛋1个，生菜少许	馒头50克，玉米粥1碗，蔬菜适量	面包50克，肉松25克，蔬菜适量	薄饼50克，豆浆250毫升，蔬菜适量	紫苋菜粥1碗，牛肉饼1个，蔬菜适量
加餐	苹果1个	牛奶250毫升，麦麸饼干50克	黄豆芝麻粥1碗	牛奶250毫升，强化营养饼干50克	酸奶适量，猕猴桃1个	酸奶200毫升，香蕉1根	枣糕80克

续表

餐次	周一	周二	周三	周四	周五	周六	周日
午餐	米饭100克，豌豆鸡丝150克，草莓汁、蔬菜适量	芦笋蛤蜊饭150克，凉拌苦瓜100克，米粥1碗	面条150克，香菇炒菜花100克，大米绿豆猪肝粥1碗	米饭100克，京酱西葫芦150克，鲫鱼丝瓜汤、蔬菜各适量	虾肉水饺150克，奶汁烩生菜100克，肉丝银芽汤适量	青柠饭150克，盐水鸡肝80克，鲤鱼冬瓜汤适量	米饭100克，山药五彩虾仁150克，杂粮皮蛋瘦肉粥1碗，蔬菜适量
加餐	银耳羹1碗	全麦面包50克，牛奶250毫升	枸杞红枣茶1杯，榛子或核桃适量	菠萝100克	小米红枣粥1碗	奶油手卷50克，干鱼片适量	点心80克
晚餐	肉丝面150克，素什锦适量	牛肉饼100克，孜然鱿鱼100克，香菇红枣粥1碗	米饭100克，芝麻卷心菜100克，小米鸡蛋粥适量	包子100克，鲤鱼冬瓜汤、蔬菜各适量	猪肉酸菜包100克，蒜蓉空心菜100克，虾皮紫菜汤适量	米饭100克，百合炒牛肉100克，鱼头木耳汤适量	米饭100克，鲜虾芦笋100克，米粥1碗，蔬菜适量

6. 音乐胎教：宝宝学唱儿歌《打电话》

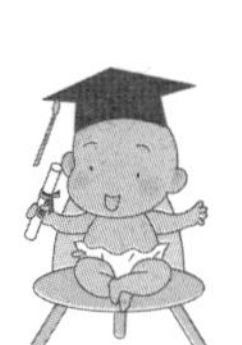

儿歌，是最单纯的歌，是最自由的歌，是快乐的游戏，儿歌的内容往往十分浅显，于天真稚气中表达幼儿对周围生活的模仿和思考，节奏鲜明，朗朗上口，易念易记易传。现在就给宝宝唱首儿歌吧。

两个小娃娃呀，正在打电话呀，
“喂喂喂，你在哪里呀？”
“哎哎哎，我在幼儿园。”
两个小娃娃呀，正在打电话呀，
“喂喂喂，你在干什么？”
“哎哎哎，我在学唱歌。”
（儿童音乐作曲家汪玲作品）

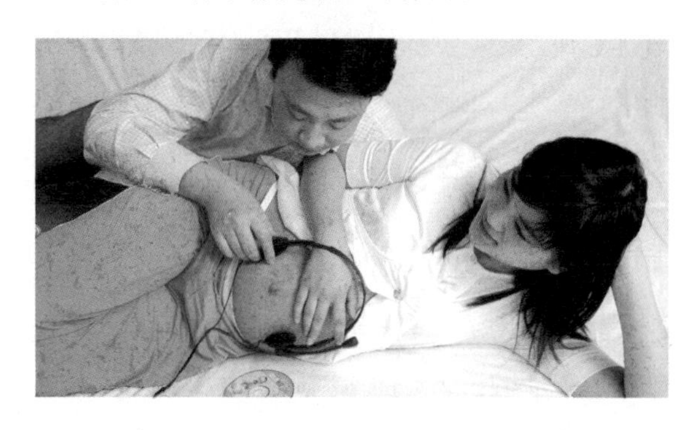

7. 情绪胎教：孕妈妈情绪影响胎儿性格

胎儿性格在一定程度上受到遗传因素的影响，但并非完全取决于遗传因素，也不完全是后天形成的。一般来讲，胎儿在妊娠5周起就能对刺激做出反应；8周时能做出许多诸如蹬脚、摇头等动作来表示他的喜好或厌恶；从6个月起，胎儿就过着积极的情绪生活，不满意时也会发点小脾气。

孕妈妈的情绪对胎儿的影响很重要。孕妈妈的焦虑、恐惧和不安所引起的一系列生理变化都能影响到胎儿。消极因素会导致母体对胎儿的供养减少，使胎儿也置于不安与恐惧之中。

有调查发现，夫妻吵架、邻里不和所导致的不良心境对胎儿的影响最大。特别是孕妈妈发怒时，大声哭叫能引起胎儿不安和恐惧，而且发怒时体内分泌大量去甲肾上腺素，使血压上升，胎盘血管收缩，引起胎儿一次性缺氧，从而影响身心健康。

因此，孕妈妈应注意保持良好的情绪状态，使胎儿得以健康发育。

8. 孕妈妈焦虑的调节方法

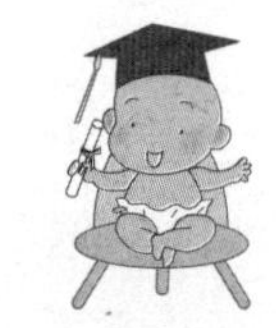

妊娠焦虑症就是妊娠期孕妈妈情绪不稳，时常忧心忡忡。不良的情绪对孕妈妈和胎儿影响都不好，临床上也显示，妊娠期过度焦虑、对情绪调控不稳的孕妈妈生出的孩子日后也常出现情绪问题，影响正常的心智生长。因此，孕妈妈千万不要过度焦虑，万事都有解决方法，以轻松的心态对待怀孕后遇到的种种问题。如果发现有妊娠焦虑症的苗头，应及时就医治疗。

妊娠焦虑症的常见表现

妊娠焦虑症的表现如下：

焦急，常会感到紧张，有突发的、无从解释的惊慌失措，神经过敏，有时心脏突突地跳得使人发慌。

感到压抑、惶惶不安，忧愁或恐惧，常有惊恐性的幻想或空想，害怕自己有病或胎儿有病，或身边亲近的人有病，或担心胎儿将要死亡，担忧或自我感觉死亡逼近；很容易激动。

担心某些可怕的事情会发生；担心自己在他人面前出洋相或做出愚蠢的举动。

害怕自己会孤独，怕遭到家人非难，怕会被遗弃，会无人理睬。

怕分娩，有时甚至会神经质地发抖或因恐惧引起颤抖，或惊恐性发汗。

至于身体表现方面，会有：胸口疼痛、压迫或紧缩感；头晕目眩；便秘或腹泻；头痛、颈背部疼痛；疲乏、虚弱或稍微活动就筋疲力尽等。

有焦虑倾向时这么做

如果孕妈妈发现自己有焦虑倾向，时常不开心，一定要及时向家人与医生寻求帮助。如果自己的表现与上述项目有吻合处，或者吻合的项目很多，就更加证明孕妈妈正在受焦虑之苦，需要积极主动地及时去找人聊天排解。

如果是关于自己与胎儿生理上的担心，要找医生聊聊，让医生用专业知识作出判断，来帮助孕妈妈走出焦虑困扰。

如果是对家庭、生活存有担心与疑虑，要及时找准爸爸及其他家人进行沟通，请他们倾听自己的诉说，帮助自己解决心头烦恼。

另外，孕妈妈自己也可分散一下注意力，如看看电视电影、听听音乐、散散步、做做操等。还可以多找朋友聊聊天，会让孕妈妈的精神放松、头脑冷静。

切忌独自猜测、惶恐不安、沉默不语。

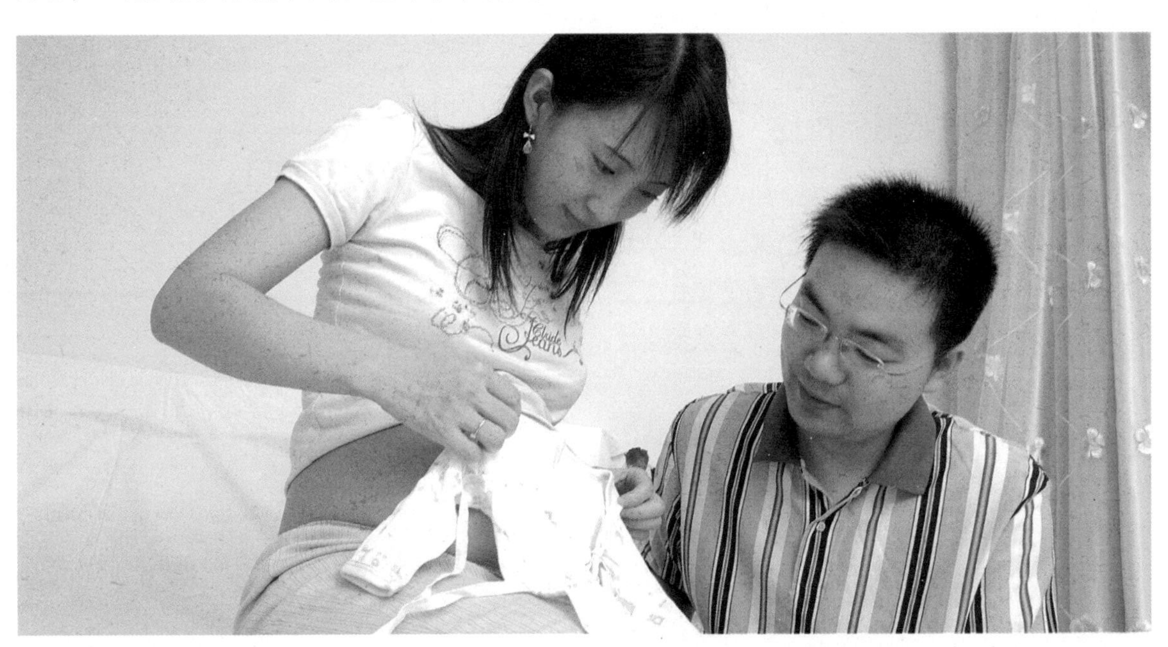

二十三、怀孕第 23 周

1. 胎儿发育与孕妈妈的变化

此时的胎儿身长大约 29 厘米长，体重 525 克左右，开始出现呼吸样运动，能啼哭，如果此时出生可存活数小时。胎儿的听力基本形成，还会不断被吞咽。大脑皮质继续发育，沟回明显增多。手足的活动明显增多，身体的位置常在羊水中变动，如果出现臀位也不必害怕，因为这个时候的胎儿胎位还没有固定下来。

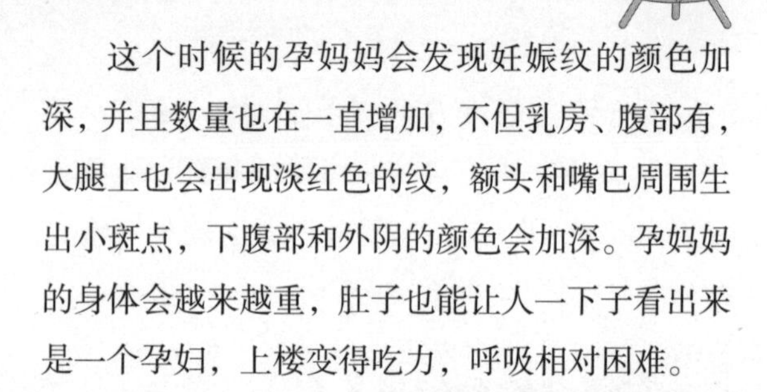

这个时候的孕妈妈会发现妊娠纹的颜色加深，并且数量也在一直增加，不但乳房、腹部有，大腿上也会出现淡红色的纹，额头和嘴巴周围生出小斑点，下腹部和外阴的颜色会加深。孕妈妈的身体会越来越重，肚子也能让人一下子看出来是一个孕妇，上楼变得吃力，呼吸相对困难。

2. 孕妈妈坚持午睡的益处

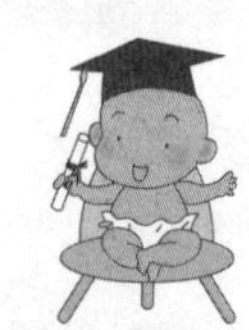

孕妈妈的睡眠时间探秘

孕妈妈的睡眠时间应最少达到 8 个小时，这是生理需要，睡眠是消除疲劳的主要方式。孕妈妈睡眠不足会引起疲劳过度，使得机体抵抗力下降，不能对抗外来的细菌或病毒感染，从而引发各种疾病。

孕妈妈睡眠时间的长短要依个人实际情况来决定，有些孕妈妈仅睡 5 ～ 6 个小时就能感到体力恢复，大部分孕妈妈则需要更多的时间。

正常成人每天睡眠时间一般需要 8 个小时，而孕妈妈因身体各方面的变化，很容易感到疲劳，睡眠时间要比平时多 1 ～ 2 个小时，最少也应该保证 8 小时的睡眠时间。

午睡对孕妈妈有好处

孕妈妈保证充足的睡眠时间能为胎儿创造一个良好的环境。怀孕时期，孕妈妈如果能睡得很熟，脑垂体会分泌出生长激素，这主要是为了胎儿成长而分泌的，是胎儿成长不可或缺的物质。这种激素也有帮助孕妈妈迅速消除身心疲劳的效果。

因此，如果孕妈妈发现自己白天变得很容易疲劳，也是正常现象。白天感到困倦时就睡个午觉，可以很有效地消除疲劳。工作中的孕妈妈如果不能保证午睡，就要在工作间隙注意多休息。

怀孕 6 个月以后，孕妈妈每天中午最好能保证 1 个小时的午睡时间，但最多不能超过 2 个小时。午睡从几点睡到几点，最好有个安排。

午睡姿势的讲究

午睡以选择卧床，并以侧卧位休息为佳。

从怀孕第 21 周起，子宫增大到对周围脏器，包括心脏、肺脏、泌尿器官等都有所压迫或者推移，影响胎盘和全身的供血等，对胎儿和孕妈妈都不好，孕妈妈采取左侧卧位的睡姿可有效缓解仰卧带来的压力与其他影响。

左侧卧位是我们一直提倡的最佳孕期睡姿，但是也并不是所有人都必须一直按此姿势休息，如果侧卧休息令孕妈妈感到很不舒服，这时可以选择令自己舒服的姿势。不用因为不能保持左侧卧位而感到担心与苦恼。

不要趴着睡觉或搂抱一些东西睡觉等，尤其是职场孕妈妈要避免伏桌休息，避免腹部受压，影响胎儿。

孕妈妈最好在计划怀孕前就要养成良好的睡眠习惯，以免影响宝宝的生长发育。

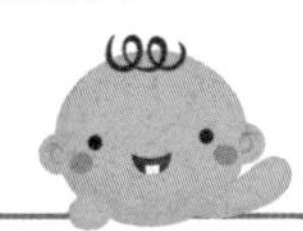

怀孕小便笺

孕妈妈不要长时间看电视，因看电视睡得过晚，会妨碍孕妈妈的睡眠和休息。另外，电视中的紧张情节和惊险场面会对孕妈妈造成刺激。

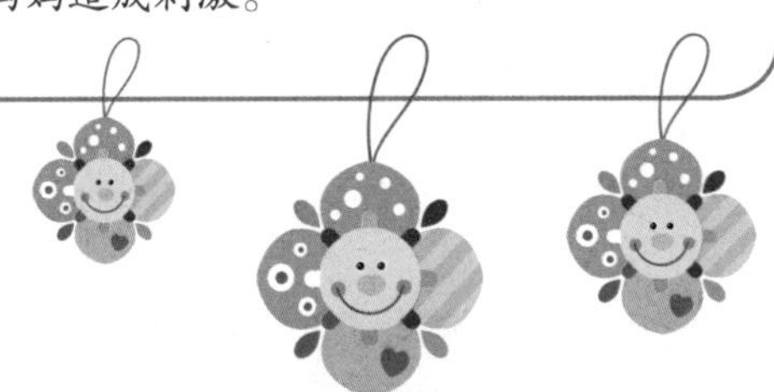

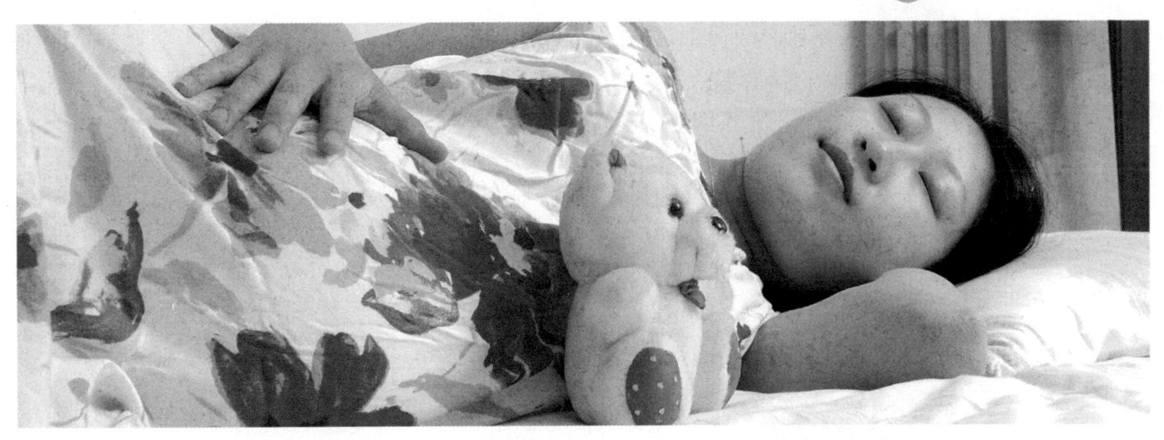

3. 孕妈妈在孕23周以后的零食建议

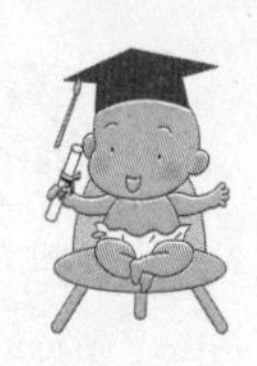

进入怀孕第23周以后，每天为孕妈妈准备一些合适的零食是很有必要的。

较通用的零食建议

下表中提供的零食可以在食用的时候选择，适合所有孕妈妈。

名称	做法及营养
半个香蕉卷进全麦面包	含钾、蛋白质的超级营养零食
全熟的白煮蛋	可以获得的蛋白质
猕猴桃	完美的维生素C来源
芒果块	丰富的维生素A
烤土豆洒上纯酸奶	丰富的铁
苹果片配奶酪片	不仅是吃水果，而且是获得纤维素和钙的很好途径
香脆果粒酸奶+麦片	富含钙质、蛋白质及纤维素

除上述几种零食外，孕妈妈还可以吃一定量的水果、酸奶、粗纤维饼干等。

给职场孕妈妈的零食建议

还在上班的职场孕妈妈零食时间与进食量可能不如在家里随意，因此这里特别为职场孕妈妈提供了一份可以在不同的时间段食用的零食建议，以供参考。

8：30 ~ 9：00

可食用麦片、奶茶。选择麦片时最好选择低糖的，冲泡时适量加入一些牛奶，保证营养的同时还改善了味道。

9：30 ~ 10：30

吃点苏打饼干。苏打饼干含有的油脂相对少一些，食用起来更健康。

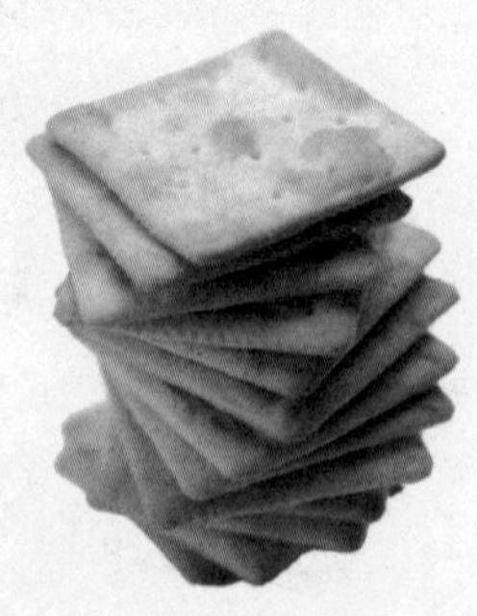

12：30 ~ 13：00

可喝一些酸梅汤等解暑饮品。最好在饭后半小时喝。

14：00 ~ 14：30

补充一些新鲜水果。新鲜水果是不可缺少的健康零食，既能补充营养还可提高身体的免疫力。

15：00 ~ 16：00

果干或坚果。果干和坚果中含有不少微量元素及矿物质，对母体与胎儿都有益。最好选择经过脱水处理制成的果干，如红薯干等，这类零食热量低一些。

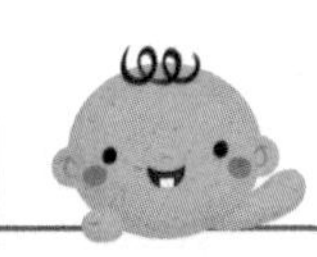

怀孕小便笺

不要在电脑旁边吃零食，也不要边看文件边吃零食。因为这样不但不卫生，也不利于消化。每次吃零食的量不要太多，最好在两餐之间吃，离正餐远一点儿，这样就不会影响正餐的进食量。

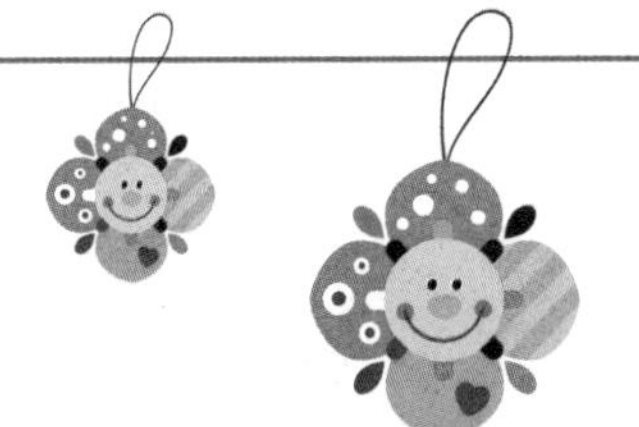

4. 孕妈妈进补过度的危害

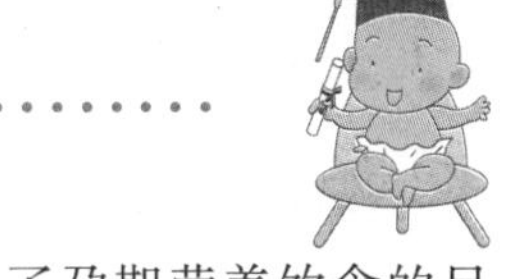

尽管营养专家多次强调孕期孕妈妈应控制饮食，以免进补过度造成巨大儿。但是一些孕妈妈在怀孕期间仍然不能很好地遵照要求进行健康饮食。这些孕妈妈可能总是担心自己吃的食物不能满足胎儿需求，如果家庭中有老人坚持“一个人吃两个人的饭”的饮食观点，更可能影响这些孕妈妈选择拼命吃、使劲吃、什么好吃就吃什么的行为，希望借此为胎儿提供更多营养。结果使得自己的体重不断地增长，一不留神成了超重妈妈。

这样的想法其实误解了孕期营养饮食的目的。事实上，在孕期不同的阶段，胎儿会根据自身生长发育的需求自动地选择吸收营养的种类与量。并不是孕妈妈想要给胎儿什么营养，胎儿就能吸收什么营养，也不会因为孕妈妈今天多吃了几份食物，胎儿就会加倍吸收。

胎儿的体重增加与孕妈妈的营养摄入密切相关，但是孕妈妈的体重增长并不意味着胎儿体重增长。

临床上，一些孕妈妈的体重增加不少，但是

胎儿体重却不足，如果通过检查排除了孕妈妈和胎儿的疾病因素，那就是因为孕妈妈在孕期摄取了过多高热量食物，饮食不均衡所致。比如孕妈妈是因为暴饮暴食或运动不足等导致的体重增加，这只是孕妈妈自己的皮下脂肪增多而已，与胎儿体重的增加并没有直接的联系。

孕妈妈如果想只让胎儿增加营养，方法很简单，那就是合理作息，均衡饮食，多食用健康、天然的食品，如蛋、新鲜蔬菜、鲜奶、鱼、瘦肉等，根据孕期身体的不同需要相应地增补饮食种类与数量，而不是盲目地选一些热量高的食品。如果孕妈妈能坚持做些适当的运动，那就更好了。

5. 音乐胎教：《杜鹃圆舞曲》，感受春天的朝气

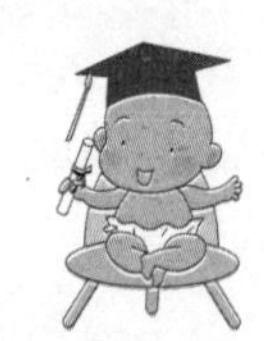

一年之计在于春，春天是一个充满了希望和朝气的季节，胎宝宝的到来在每个孕妈妈心里都是一个春天的开始，虽然春天一年只有一次，但是在音乐中我们一年四季都可以听到春天的声音，美妙的《杜鹃圆舞曲》就是一首春意盎然的曲子。

怎么听这首曲子

这首手风琴曲欢快而迷人，带有浓浓的春意，孕妈妈在早晨醒来后或是午间小憩后听一听这首《杜鹃圆舞曲》，会给接下来的时光带来一个充满朝气和活力的心情，能赶走孕妈妈进入孕晚期后的心理压力。

此外，孕妈妈带着这首音乐到林荫小道上散散步，置身林木中可以让孕妈妈更快乐地体会到曲中所渲染的春意盎然的景致。

6. 情绪胎教：简单十字绣，孕出好心情

十字绣是一种古老的民族刺绣，是任何人只要有耐心，都可以绣出同样效果的一种刺绣方法。

绣“福”字的方法

你可能不会或没有足够的时间来进行十字绣，所以你可以到十字绣专卖店挑选一些简单的图案，绣字是比较合适的，因为线的颜色比较少，记得在店员的帮助下配齐针线，这样，在家里你随时都可以拿出来绣一绣了，不妨试一试“福”字，让胎宝宝也体会一把“幸福”的手工。

首先认真地看一下所买图案中附带的十字绣色线符号对照表。

从图案的中心动针，绣完一种颜色，再绣另一种颜色，直至完工。

7. 孕 21 ~ 24 周孕妈妈的检查项目

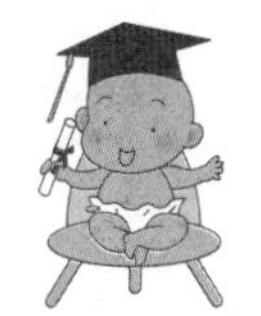

怀孕 21 ~ 24 周的产前检查和常规的程序仍然很相似。医生可能会安排检查的孕检项目有以下事项，根据不同需要和医生的行医方式，会有一些变化。

测体重

每次孕检必测项目。间接检测胎儿的成长。如果孕妈妈的体重增加过少，胎儿可能发育迟缓；如果孕妈妈的体重增加过多，容易产生巨大儿。整个孕期体重增加约为 12.5 千克，在孕晚期平均每周增加 0.5 千克，当然，这只是个参考值，每个人会有不同。

量血压

每次孕期检查必检项目。血压高是先兆子痫的症状之一，影响胎儿的发育成长。

测量宫高、腹围

孕妈妈做产前检查时每次都要测量宫高及腹围。测量宫高及腹围，估计胎儿宫内发育情况，同时根据宫高画妊娠图曲线以了解胎儿宫内发育情况，如发育迟缓或巨大儿。

尿常规检查

检查尿液中是否有蛋白、糖及酮体，镜检红细胞和白细胞，尤其是蛋白的检测，可提示有无妊娠高血压等疾病的出现。

水肿检查

怀孕达到 20 ~ 24 周的孕妈妈如果出现下肢水肿，指压时有明显凹陷，休息后水肿不消退时，建议赶紧测量血压，因为在妊娠中后期不少孕妈妈会患妊娠高血压综合征（简称“妊高症”）。

B 超检查

各项数值要听医生的分析。

听胎心音

听到胎心音即可表明腹中的胎儿为活胎，医生听到胎心的跳动后才会开出一系列化验单。正常范围：120 ~ 160 次。

二十四、怀孕第24周

1. 胎儿发育与孕妈妈的变化

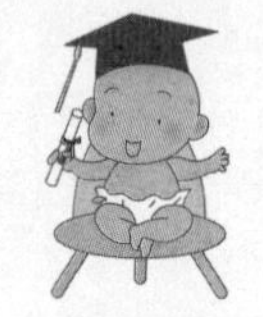

本周胎儿身长约30厘米，体重约630克，开始充满整个子宫空间。此时胎儿身体的比例开始匀称，头的大小约为身长的1/3，鼻和口的外形会逐渐明显，而且开始长头发。全身被胎毛覆盖，皮下脂肪也开始形成，皮肤呈不透明的红色。胎儿大脑发育得非常快,味蕾现在可能也在发挥作用了。他的肺里面正在发育着呼吸"树"的"分枝"和肺部细胞。汗腺也在形成。心脏的搏动也在增强,骨骼、肌肉进一步发育，手、足运动更灵活。他还在不断吞咽羊水，但是通常并不会排出大便。

孕妈妈身体越来越沉重，子宫底位于脐上约1横指的位置，宫高约24厘米。脸部的妊娠斑和腹部的妊娠纹会变得更加明显增大。乳房的发育更为旺盛，不但外形饱满，而且用力挤压时会有带黄的稀薄乳汁流出，分泌物仍然大量增加。

2. 上班族孕妈妈要注意日常护理

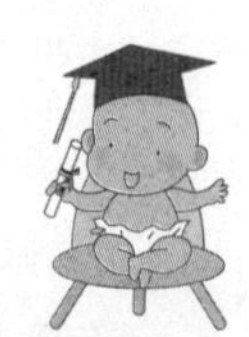

工作之余应这么做

工作中需要提或搬运重物、需要长时间站立（一天持续站立超过3小时）、需轮值夜班、工作时间长或工作压力大的孕妈妈，较容易出现早产和新生儿体重偏低的问题。因此，孕妈妈在工作忙碌之余，一定要注意休息，保证安全，可以这么做：

工作期间要多摄取水分，尤其是高温环境工作者。

每隔1～2小时请先放下手边工作，活动一下。

连续工作4～5小时后，抽空休息一下或闭目养神15分钟。

必要时应减少工作量

上班族孕妈妈遇到下列情况时，应该适度减少工作量：

阴道出血；羊水过多。怀有双胞胎或多胞胎。胎儿过小。出现胎盘前置情况；曾有早产、多次流产经历。

吃工作餐也要吃得有营养

上班族孕妈妈吃工作餐时一定要善于“去粗取精”，选那些营养、健康的食物来食用。如果周边就餐环境不是很理想，就尽量自带食物。食物要注意多样化，如果工作餐比较单调，就应该把早餐和晚餐做得更丰富些，以满足一天的营养需求。

此外，可以多带些营养的零食在两餐之间食用。比如坚果、牛奶、酸奶、新鲜水果等。容易饥饿的孕妈妈要记得带些全麦饼干或者面包之类的食物，饿了就吃点。

除了以上所述，还有两点比较重要：

不要边工作边进食。吃饭要细嚼慢咽，这样比较容易消化。

定时进餐。上班族吃饭经常不定时，午餐往往等到下午两三点，导致午餐变成热量高、无营养的零食。一旦养成习惯，会造成恶性循环。假设下午 3 点吃午餐，正常晚餐时间又没有食欲，一拖再拖，连生物钟都跟着受到影响。

工作时遇到身体不适不要慌张

孕妈妈可在办公室里准备好毛巾、呕吐袋，同时尽量让自己的座位离洗手间近一些。如果持续感觉不舒服，孕妈妈最好在有人陪同的情况下，尽快到医院咨询医生。怀孕中后期，职场孕妈妈如果身体状况允许，可以抽空做一些锻炼、户外散步、晒晒太阳等。

白天上班时，需要经常站着工作的孕妈妈，要及时和领导、同事进行沟通，适当调整工作，如遇身体不适，要及时休息，敢于求助，千万不要忍。孕妈妈白天需要经常坐着工作，疲劳时在个人工作区可适当休息，也可以尽情感受怀孕的感觉，触摸隆起的腹部等，但在公共场合，特别是会议期间应避免做这些事情。

3. 孕妈妈适宜饮绿茶

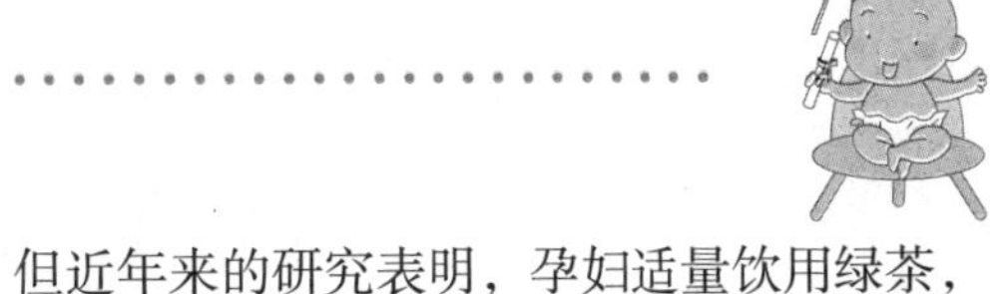

以往的观点认为孕妇不宜饮茶，因为茶水中的咖啡因具有兴奋作用，会刺激胎动，影响胎儿的生长发育。茶叶还含有大量鞣酸，它可与孕妇食物中的铁元素结合成为一种不能被机体吸收的复合物，影响铁的吸收。

但近年来的研究表明，孕妇适量饮用绿茶，不仅可补水解渴，而且能够提供母胎双方都极需要的维生素与微量元素。

测量表明，每天饮用 20 克绿茶，便可获得一天维生素 C 生理需要量的 87%，饮用 5 杯绿茶，可摄取到一天叶酸生理需要量的 25%。

此外，享有“生命的火花”之称号的锌元素，也以绿茶，尤其是茉莉花茶的含量为高。常饮绿茶的孕妇及胎儿脐血的含锌量，比不饮者多 16 毫克。

饮用绿茶应安排在就餐 1 小时以后，因为食物中的铁元素在进餐后 30 ~ 60 分钟，即已吸收完毕，这个时候饮茶就可消除绿茶中的鞣酸干扰铁吸收之弊了。

4. 外出就餐的注意事项

避免单一的饮食，最好选择套餐。单一饮食营养不够丰富，容易引起营养失衡。为了摄取均衡的营养素，最好选择菜肴种类多样的套餐，并尽可能选择蔬菜多的食物。

尽量避免西餐，选用中餐。西餐与中餐相比，常用的油或黄油过多，会导致热量超标。但在选择中餐时应注意避免盐分过多的菜肴。

不要摄入过咸的食物，妊娠过程必须小心谨慎，不要摄取过量盐分。尽量少吃泡菜，避免煎制食品和酱制食品。

尽可能节制快餐。汉堡、披萨、鸡排等快餐一方面热量过高，另一方面营养价值较差。同时，快餐和色拉、饮料一起食用的时候，往往一顿饭会吃两顿饭的分量，因此最好避免。

用白开水代替冷饮。与冷饮或含糖量较高的果汁相比，饮用白开水对身体有益处。

5. 语言胎教：户外活动随时跟宝宝说话

散步不仅有利于孕妇的身体健康，也可以为进行胎教的母亲提供了解社会、接触更多事物的机会。看到菜场、花店、超市、高楼大厦，都可以告诉胎儿那里是干什么的。也可以到风景宜人的公园，感受大自然的勃勃生机和人们的快乐。把你的所见所闻一一描述给胎宝宝听。

干巴巴地讲，自然收不到好的效果，要创造出情景相生的意境。例如，你到大自然中散步，一边走一边看，感到轻松愉快，有一种安详、宁静的情绪荡漾在心头的感觉。这时，你就用这样的心情把所见所闻讲给胎宝宝听：宝宝，你看见红花和绿草了吗？它们是那么的美丽，等你长大了和妈妈再一起来这里好吗？

6. 孕妈妈被宠物咬伤怎么办

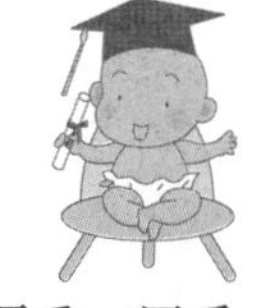

现在城市里养宠物的人越来越多，孕妈妈出门时，经常会遇到猫和狗，它们有时候会伤害人。

如果被猫抓到或咬到，要立即用水冲洗伤口，然后用肥皂水浸泡，避免使用碘酒或其他消毒液，因为这些东西会加重疼痛，并且要马上到医院就诊。

一旦被狗咬伤，如果伤口流血很严重，用手按压出血的区域 5 分钟，直到流血减少，立即打电话求助。如果此时伤口已经不流血，用清水和肥皂把伤口冲洗干净，记住不要包扎伤口。最重要的一点是，尽量在第一时间去医院就诊。

7. 小心妊娠糖尿病

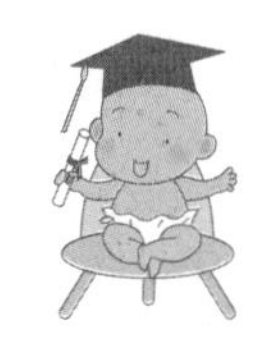

妊娠糖尿病指妊娠期发生的不同程度的糖代谢异常。妊娠糖尿病的病因是每次进食后，孕妈妈的消化系统会把摄入的食物分解成一种叫做葡萄糖的成分，葡萄糖会进入血液，然后在胰岛素的帮助下，为孕妈妈体内的细胞提供能量。妊娠期糖尿病和 1 型、2 型糖尿病一样，都会使葡萄糖存留在体内的血液里，而不是进入细胞中被转化为能量。

如何知道自己患了妊娠糖尿病？如果在妊娠 24 周以后，出现多饮、多食、多尿、体重减轻的症状，则不排除妊娠糖尿病的可能性。是否患妊娠期糖尿病要先做专门的检查，然后才能确诊。一般而言，建议在怀孕后 26 ~ 28 周进行相关检查。

患了妊娠糖尿病怎么办？孕妈妈的饮食必须做到平衡地摄入蛋白质、脂肪和碳水化合物，以及适量的维生素、矿物质和能量。为了让血糖水平稳定，必须注意不能漏餐，尤其是早餐一定要吃。有研究表明适当的运动可帮助孕妈妈的身体代谢葡萄糖，使血糖保持在稳定水平。

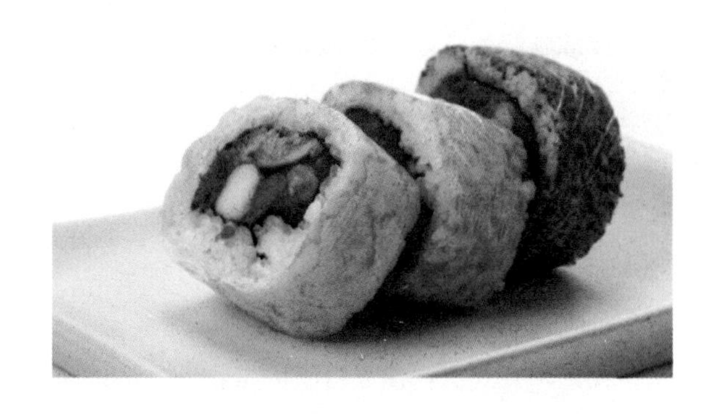

二十五、怀孕第25周

1. 胎儿发育与孕妈妈的变化

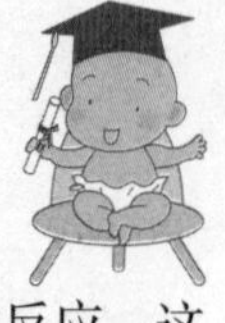

25周的胎儿身长大约33厘米，体重约700克，皮肤很薄而且有不少皱纹，全身覆盖着一层细细的绒毛，几乎没有皮下脂肪，但身体比例已较匀称。这时胎儿大脑细胞迅速增殖，体积增大，这标志着他的大脑发育将进入一个高峰期。胎儿的传音系统完成，神经系统发育到相当程度，声音、光线及母体的触摸都会引起胎儿的反应，这时候的胎儿已经有疼痛感、刺痒感，喜欢被摇动。

孕妈妈的腹部变得更大，下腹部和上腹部都变得更为隆起。增大的子宫压迫盆腔静脉，使下肢静脉曲张更加严重，有的孕妈妈还会出现便秘和痔疮、腰酸、背痛等。

2. 解决失眠孕妈妈的苦恼

怀孕之后，孕妈妈的睡眠需求会自然增加，然而不少孕妈妈孕期的睡眠质量反而有所下降，可能是因为体内激素分泌的变化以及精神和心理上的压力，容易引起失眠。解决失眠问题，孕妈妈平时需要注意的问题有：

培养睡眠气氛：不在卧室内办公，不要在床上打电话、看电视或进行其他活动，只把床当成一个睡眠的场所。

改正睡眠姿势：孕期最好的睡觉姿势是侧卧，左侧卧尤佳，可以在两腿之间垫一个枕头。避免仰睡或俯睡。

保证作息规律：建立自己的生物钟，建议孕妈妈每天晚上能在11点之前进入睡眠。

临睡前不受刺激：睡前半小时内要避免过分劳心的工作，不要带着思考中的难题上床。

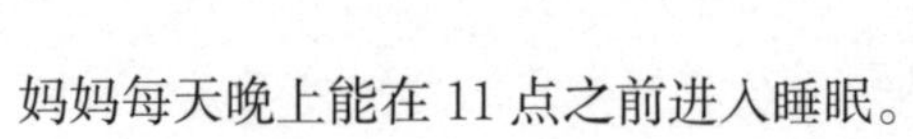

有睡意的时候再上床，早早上床等着往往“欲速则不达”，反而加重心理压力。

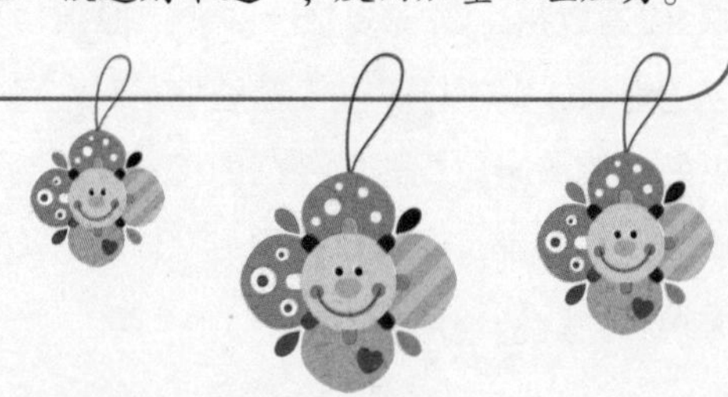

3. 孕期晒太阳应注意时长与强度

晒太阳可以补充维生素 D，促进钙质的吸收。如果孕妈妈长期在室内工作，晒太阳就更加重要。孕期晒太阳孕妈妈要注意这些事情：

夏秋季每天上午 11 时至下午 15 时是一天中温度最高的时候，这个时间段孕妈妈最好避免晒太阳，待在阴凉场所较好。

晒太阳的时间最好选择在上午 7 ~ 9 时，下午 4 ~ 6 时，冬天每日晒太阳时间一般不超过 1 个小时，夏天保持在半个小时左右即可。

一定强度的日光会使皮肤受到紫外线的损伤，导致脸上的色素、色斑增多，还可能出现日光性皮炎等。所以，晒太阳不是越多越好。

4. 孕 25 ~ 28 周的饮食营养

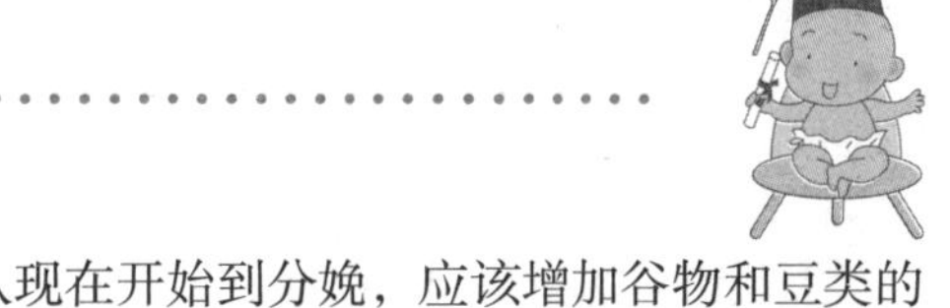

孕妈妈可以多吃一些核桃、芝麻、花生之类的健脑食品，为胎儿大脑发育提供充足的营养。

从怀孕第 25 周到第 28 周是孕中期的最后时期，孕妈妈的各方面情况与前一个月相差不大。这个阶段，孕妈妈的食欲大增，要注意少吃动物性脂肪；可多选些富含 B 族维生素、维生素 C、维生素 E 的食物；忌用辛辣调料，多吃新鲜蔬菜和水果，适当补充钙元素；日常饮食以清淡为佳，水肿明显者要控制盐的摄入量，限制在每日 2 ~ 4 克。

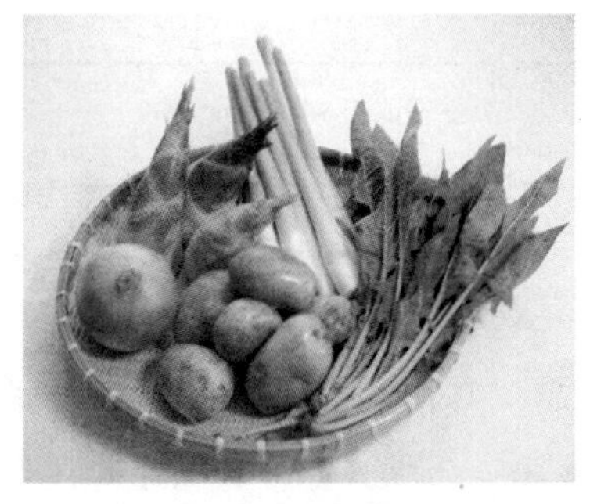

从现在开始到分娩，应该增加谷物和豆类的摄入量，因为胎儿需要更多的营养。富含食物纤维的食品中 B 族维生素的含量很高，对胎儿大脑的生长发育有重要作用，而且可以预防便秘。孕妈妈可以适当食用全麦面包及其他全麦食品、豆类食品、粗粮等。

另外，本月要注意增加植物油的摄入。此时，胎儿机体和大脑发育速度加快，对脂质及必需脂肪酸的需要增加，必须及时补充。因此，增加烹调所用植物油即豆油、花生油、菜油等的量，既可保证孕中期所需的脂质供给，又提供了丰富的必需脂肪酸。孕妈妈在合理摄取营养的同时，还要控制体重的增加，每周保持增长 350 克左右，以不超过 500 克为宜。

5. 孕25～28周一周食谱举例

餐次	周一	周二	周三	周四	周五	周六	周日
早餐	面包50克，肉松30克，牛奶250毫升	蔬菜炒饭100克，牛奶250毫升	豆腐150克，馒头50克	黑芝麻糊50克，奶酪面包100克，蔬菜适量	麦片粥1碗，豆沙包50克，蔬菜适量	鸡蛋羹1碗，花卷50克，蔬菜适量	馄饨150克，蔬菜适量
加餐	奶酪适量，苹果1个	牛奶250毫升，面包4片	牛奶250毫升，蛋糕50克	核桃糕80克	水果沙拉100克	奶酪蛋糕100克	蛋糕80克
午餐	米饭100克，土豆炖牛肉150克，蔬菜适量	米饭100克，双鲜拌金针菇150克，猪骨萝卜汤适量	面条150克，熘肝尖80克，奶汁烩生菜适量	黑豆饭100克，小米蒸排骨150克，冰糖五彩玉米羹适量	虾肉水饺150克，芝麻卷心菜100克，芪枣枸杞茶1杯	米饭100克，什锦烧豆腐150克，小米鸡蛋粥1碗，蔬菜适量	米饭100克，京酱西葫芦150克，咖喱蔬菜鱼丸煲、蔬菜各适量
加餐	小米鸡蛋粥1碗	猕猴桃拌酸奶	葡萄100克	莴笋猪肉粥1碗	牛奶250毫升，鸡蛋1个	水果沙拉100克	牛奶200毫升，蛋糕50克
晚餐	猪肉酸菜包100克，鲜蘑炒豌豆100克，早晚养胃粥1碗，蔬菜适量	米饭100克，枸杞松子爆鸡丁100克，蔬菜适量	米饭100克，豌豆鸡丝100克，虾皮紫菜汤适量	米饭100克，桂花糯米糖藕80克，蔬菜适量	花卷100克，香菇炒菜花100克，鲤鱼冬瓜汤、蔬菜各适量	面条100克，鲜虾芦笋100克，鸭肉冬瓜汤、蔬菜各适量	馒头80克，百合炒牛肉100克，莴笋猪肉粥1碗，蔬菜适量

6. 孕25～28周胎教指导方案

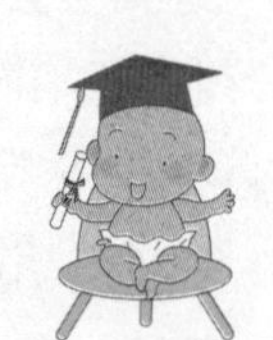

这个月胎儿的身体功能、感觉系统、神经系统都有明显的进步，做游戏、对话或者听音乐等对孕妈妈和胎儿的情绪特别有好处。

胎儿这时候已经有足够的能力进行互动游戏，在子宫内伸个懒腰，打个呵欠，或踢一下子宫壁，玩弄一下身边漂浮的脐带等，这些都会使胎儿感到很满意、很快乐。孕妈妈可以和准爸爸多与胎儿互动一下，做做游戏，这对于胎儿的智力发育是有益的。

孕妈妈应每天坚持和胎儿说说话。清晨起床时可一边轻轻抚摸腹部一边说：“宝宝，你睡得好不好？天亮了，我们起床了。宝宝，起来活动活动，看今天的天气多好。”对话的时间不需要很长，内容可轻松、愉快些，可重复地练习，胎儿是喜欢重复以前的对话的。

胎儿的感觉现在很敏锐，通过准爸爸孕妈妈的情绪，他会知道自己在这个世界上是不是一个受欢迎的人，这对未来的亲子关系与性格的形成有很大的影响。

7. 知识胎教：一二三——宝宝识字正当时

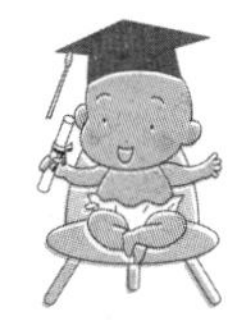

希望宝宝以后的文艺细胞更活跃的话，就要多给胎宝宝补充点文学营养，不妨先从教胎宝宝识字开始。

歌谣认字法

● 一人大，二人天，天字出头就是夫，夫字两点夹夹牢，夹子站好来来来。

认：一，人，大，天，夫，夹，来。

● 一二三，加一竖，就是王，王上一点叫做主，泡在水里变成注。

认：一，二，三，王，主，注。

● 小孩子，戴帽子，头上一点写大字，小孩子，戴帽子，头上三点上学去。

认：子，字，学。

诗词歌赋法

咏雪诗（郑板桥）

一片两片三四片，

五六七八九十片。

千片万片无数片，

飞入芦花总不见。

谜语识字法

● 有时挂在天边，有时落在树梢，有时像个圆盘，有时像把镰刀。

答案：月。

● 东边升，西边落。看时圆，写时方。

答案：日。

8. 孕 25 ~ 28 周的检查项目

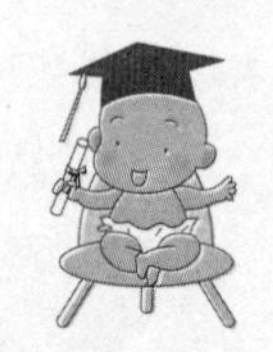

妊娠 25 周后贫血发生率增加，孕妈妈务必做贫血检查，若发现贫血，必须在分娩前治愈。孕妈妈必须定期到妇幼保健诊所做检查，孕 28 周前每 4 周检查一次，孕 28 ~ 36 周每 2 周检查一次。

测体重

每次孕检必测项目。通过孕妈妈的体重可以间接检测胎儿的成长。如果孕妈妈的体重增加过少，胎儿可能发育迟缓；如果孕妈妈的体重增加过多，容易产生巨大儿。整个孕期体重增加约为 12.5 千克，在孕晚期平均每周增加 0.5 千克，不过，这只是个参考值，每个人会有不同的差异。

量血压

每次孕检必测项目。血压高是先兆子痫的症状之一，它将影响胎儿的发育成长，不应超过 140/90mmHg，或与基础血压（怀孕前的血压）相比收缩压增加不超过 30mmHg，舒张压增加不超过 15mmHg。

测量宫高、腹围

孕妈妈做产前检查时每次都要测量宫高及腹围。测量宫高及腹围，估计胎儿宫内发育情况。同时根据宫高画妊娠曲线图以了解胎儿宫内发育情况，是否是发育迟缓或巨大儿。

尿常规检查

检查尿液中是否有蛋白、糖及酮体，镜检红细胞和白细胞，尤其是蛋白的检测，可提示有无妊娠高血压等疾病的出现。

水肿检查

怀孕达到 25 ~ 28 周的孕妈妈如果出现下肢水肿，指压时有明显凹陷，休息后水肿不消退时，建议赶紧测量血压，因为在妊娠中后期不少孕妈妈会患妊娠高血压综合征（简称“妊高症”），其诊断标准是妊娠 20 周后血压超过 140/90mmHg，或收缩压升高 30mmHg 或舒张压升高 15mmHg。

B 超检查

各项数值要听医生的分析。

听胎心音

听到胎心音即可表明腹中的胎儿为活胎，正常范围：120 ~ 160 次。

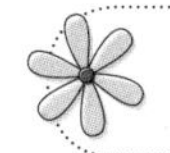

二十六、怀孕第 26 周

1. 胎儿发育与孕妈妈的变化

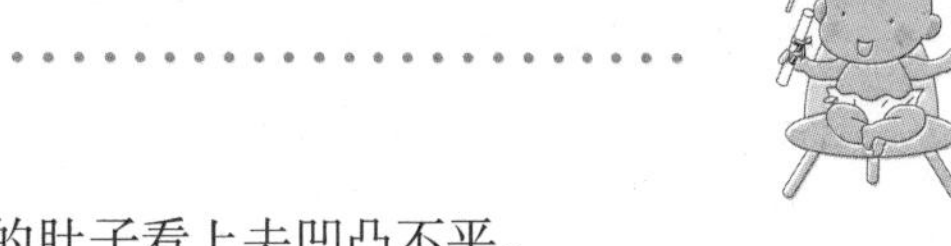

又过去一周了，现在胎儿的坐高约 22 厘米，身长 35 厘米左右，体重约 900 克。胎儿可以睁开眼睛了，睫毛也已经长出来了。如果子宫外有长时间的亮光，他会把头转向亮光处。胎儿大脑快速发育。此时他已能感到疼痛，味觉感受敏锐。内脏的形状和功能正在不断完善。这时候的胎动已经比较有规律了，胎儿会在妈妈的肚子中闹得翻天覆地，有时候还会让自己翻一个身，这时孕妈妈的肚子看上去凹凸不平。

孕妈妈子宫高度为 24 ~ 25 厘米，肚子感到分外沉重。如果怀孕期间孕妈妈坚持均衡饮食的话，体重大概增加有 7 ~ 10 千克。受激素水平的影响，有的孕妈妈髋关节松弛而导致步履艰难。有些人可能发生水肿、高血压、蛋白尿等。

2. 孕妈妈不妨多多“手舞足蹈”

怀孕是一个较漫长的过程，现在孕妈妈很快就要进入孕晚期了，运动的项目又比较有限，行动也不十分方便了，很多孕妈妈会感觉烦闷，其实，孕妈妈也可以去跳跳舞，改变一下花样。跳舞其实和游泳一样，可以通过锻炼，使生产更顺利。孕妈妈可以配合旋律，使手、脚、腰等部位自然摆动，充分伸展、放松肌肉，从而使得健身的目的得以实现。

妊娠期间，虽然肚子很大，可是由于卵细胞激素的作用，会使身体令人意外地自由和柔软、如果能很愉快地运动，身体内就会分泌快乐激素，就会通过胎盘让宝宝感受到，使得胎宝宝身心健康成长，也可以促进生产的顺利进行。怀孕是一个较漫长的过程，现在孕妈妈很快就要进入孕晚期了，运动的项目又比较有限，行动也不十分方便了，很多孕妈妈会感觉烦闷，其实，孕妈妈也可以去跳跳舞，改变一下花样。跳舞其实和游泳一样，可以通过锻炼，使生产更顺利。孕妈妈可以配合旋律，使手、脚、腰等部位自然摆动，充分伸展、放松肌肉，从而使得健身的目的得以实现。

3. 本月重点补充一些“脑黄金”

保证婴儿大脑和视网膜正常发育的二十二碳六烯酸（DHA）、二十碳五烯酸（EPA）和脑磷脂、磷脂酰胆碱等物质合在一起，被称为“脑黄金”。“脑黄金”对于怀孕7个月的孕妈妈来说具有双重的重要意义。

首先，“脑黄金”能预防早产，防止胎儿发育迟缓。

其次，此时胎儿的神经系统逐渐完善，全身组织尤其是大脑细胞发育速度比孕早期明显加快。摄入足够的“脑黄金”能保证胎儿大脑和视网膜的正常发育。

为补充足量的“脑黄金”，孕妈妈可以交替地吃些富含DHA的物质，如富含天然亚油酸和亚麻酸的核桃、松子、葵花子、榛子、花生等坚果类食品。此外，还可以适量食用一些海鱼、鱼油等。

4. 素食妈妈的饮食方案

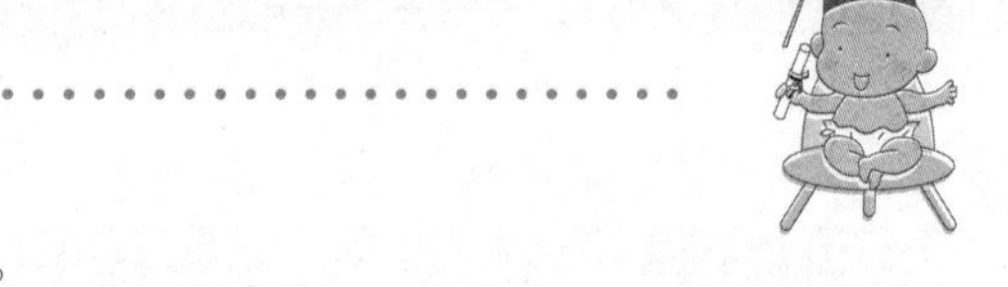

肉类为人体提供的营养主要是蛋白质，而动物性蛋白质是人体最容易吸收利用的蛋白质。此外，动物的内脏是无机物质如磷、铁、镁、锌等以及B类维生素的重要食物来源。

因此，不爱吃肉的孕妈妈很容易缺蛋白质和B族维生素。平时孕妈妈饮食要注意营养补充，建议：多食用奶制品。这类孕妈妈可以每天喝3杯牛奶，或每天250毫升牛奶、1杯酸奶，也可以每天吃2～3块奶酪。

多选用豆制品：豆类富含植物蛋白，并且其必需的氨基酸组成与动物性蛋白近似，比较容易被人体吸收利用。可以常吃豆腐、豆芽、豌豆、扁豆。

选择全谷物粮食：全麦面包和麦片都是全谷物粮食。

怀孕小便笺

孕妈妈每天早餐时，可以适当吃几粒坚果和两个鸡蛋，如果有时间和条件，也可鲜榨豆浆来喝。

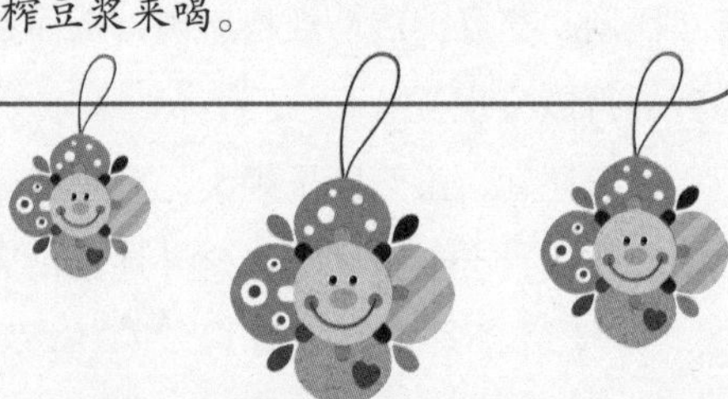

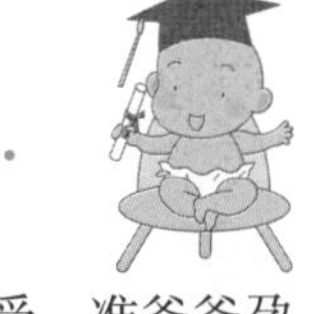

5. 想象胎教：帮助胎儿顺利成长

想象胎教就是想象美好的事物，使孕妈妈自身处于一种美好的意境中，再把这种美好的情绪和体验传递给胎儿。

孕妈妈如果在孕期产生一些不好的联想感受，胎儿能够意识到，从而会引起胎儿精神上的异常反应。这样的胎儿出生后大多有情感障碍，出现感觉迟钝、情绪不稳、体质差等现象。

孕 7 月的胎儿初步形成的视觉中枢能接受通过眼睛传达的信号，胎儿能够区分外部环境的明暗，并能直接体验孕妈妈的视觉感受。准爸爸孕妈妈应该把生活环境布置得整洁美观、赏心悦目。还可以挂几幅漂亮的婴儿头像，孕妈妈可以天天看，想象一下胎儿也是这样健康、美丽、可爱，这样胎儿出生后会更加可爱。

孕妈妈还可以想象胎儿在羊水中安静地睡眠，一副逗人喜爱的样子。当孕妈妈察觉到胎动时，就可以想象胎儿欢快地从睡眠中醒来，伸脚动手打哈欠的可爱模样。

6. 孕妈妈腿部抽筋的应对措施

在妊娠中后期，孕妈妈常有腿部抽筋、疼痛的现象，而且多在晚上或睡觉时频繁发作。有的时候一觉醒来时伸“懒腰”伸直双腿时或长时间坐着都会发生腿部抽筋。

这主要是因为随着孕妈妈体重的逐渐增加，双腿负担日益加重，腿部的肌肉经常处于疲劳状态而导致的。此外，如果孕妈妈饮食中摄取的钙不足，血钙浓度低，当体内缺钙时，肌肉的兴奋性增强，也容易发生肌肉痉挛，即腿部抽筋。

应对和防止腿部抽筋，孕妈妈可以从以下几个方面做起：

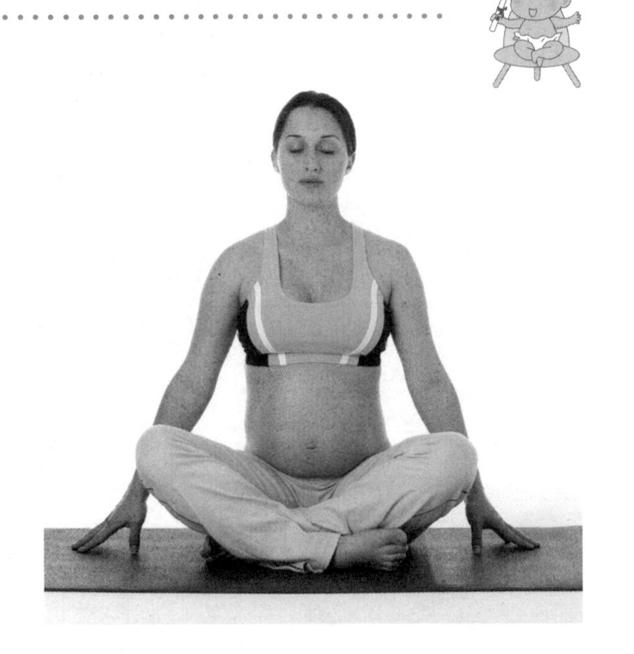

多吃含钙食物，避免钙摄取不足

可适量进食牛奶、孕妇奶粉、鱼骨、豆制品、果蔬、肉类食物。并适当进行户外活动，接受日光照射。必要时可在医生的指导下加服钙剂和维生素D。

不要使腿部的肌肉过度疲劳，不要穿高跟鞋

女性爱穿高跟鞋，但这会使腿部肌肉紧张，所以孕妇特别要注意。

睡前可对腿和脚进行按摩

一旦抽筋发生，立即站在地面上蹬直患肢；或是取坐姿，将患肢蹬在墙上，蹬直；也可让身边亲友将患肢拉直。

小腿蹬直、肌肉绷紧，再加上局部按摩小腿肌肉，或者热敷患肢，即可以缓解疼痛感甚至使疼痛立即消失。

怀孕小便笺

孕妈妈绝不能以小腿是否抽筋作为补钙的指征，因为每个人对缺钙的耐受值有所差异，有的孕妈妈在钙缺乏时，并没有小腿抽筋的症状。

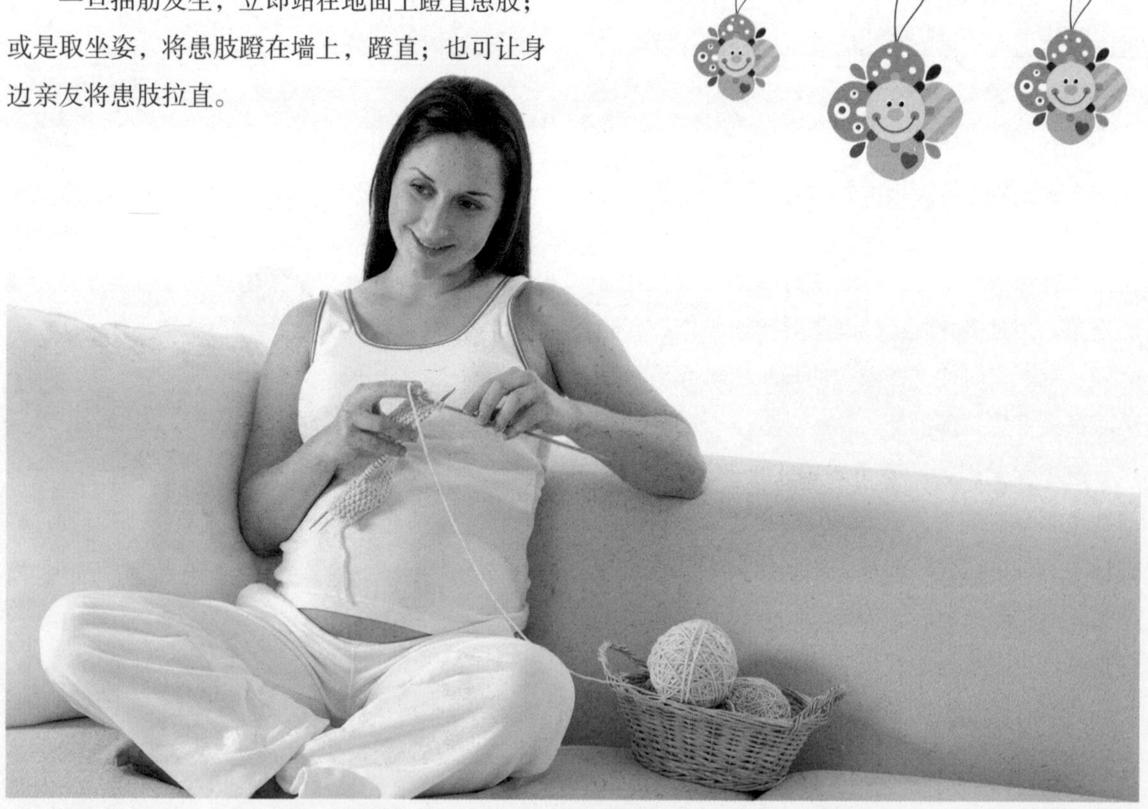

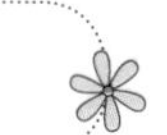

二十七、怀孕第 27 周

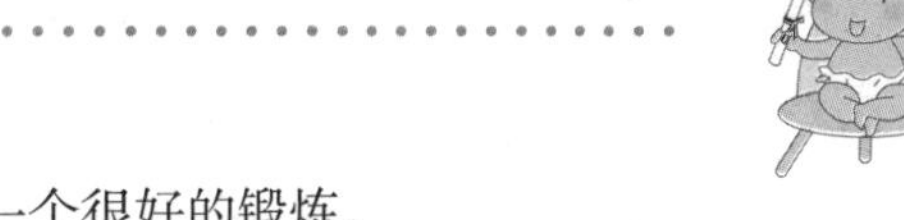

1. 胎儿发育与孕妈妈的变化

这一周的胎儿，体重已有 1000 克左右了，身长大约已达到 38 厘米，坐高大约为 25 厘米。很多胎儿此时已经长出了头发，眼睛也已可以睁开。听觉神经系统也已发育，对外界声音刺激的反应也更为明显。但气管和肺部还未发育成熟，不过呼吸动作仍在继续，这对他将来在空气中呼吸是一个很好的锻炼。

孕妈妈的子宫更加膨大，宫高 25 ~ 26 厘米。由于子宫接近了肋缘，孕妈妈有时候会感到气短。这个时候的孕妈妈一般食欲都会降低，这是因为子宫对胃部的压迫，让孕妈妈很容易有饱胀感。

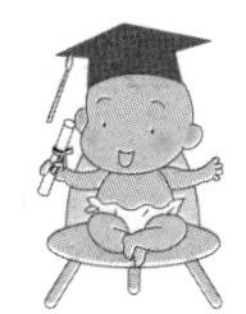

2. 孕期保养头发有妙招

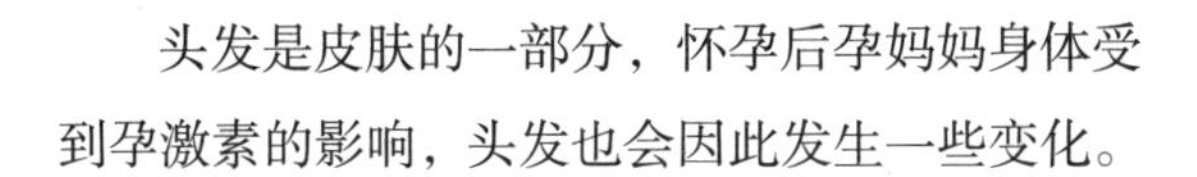

头发是皮肤的一部分，怀孕后孕妈妈身体受到孕激素的影响，头发也会因此发生一些变化。

孕期头发的变化

由于孕激素有保护头发的作用，因而孕期有的孕妈妈会发现头发突然比以前增多了，而且梳头时，头发也不像以前那样掉得厉害了。不仅如此，由于受到雌激素的影响，头发也会变得比之前更光洁、浓密、服帖，且很少有头垢和头屑。

孕激素也会对发质产生一定的影响，比如原本油性的头发可能变得更油腻，而原本干涩的头发也可能变得更加干涩。

孕期是保养头发的好时机，孕妈妈如果能在这一时期好好打理自己的头发，可以将头发打造得更加秀美。

保养头发的方法

选用合适的洗发水：如果头发本来就比较干燥，则可选用成分温和的孕期专用洗发水洗头，并且应该减少洗头的次数，这样可以避免洗去过多自然分泌的油脂。洗完头后，还可以抹点润发保湿摩丝，以保持头发的湿润。相反，如果头发是油性的，可适当增加洗头次数。

头皮按摩：洗头时，用手指指腹轻轻按摩头

皮，可促进头皮血液循环。平时也可以用此方法多按摩头皮，促进头部血液循环。

不用电吹风：经常用电吹风吹头发，头发会比较干燥且易开叉。孕妈妈洗头后可用干毛巾擦到不滴水，然后等待头发自然干。

用少许橄榄油：头发干枯的孕妈妈可将少许橄榄油在手心搓开后抹在发梢上。

帮助孕妈妈洗头发

孕妈妈弯腰行动不方便，也不宜长久站立，准爸爸这时可以帮孕妈妈洗洗头。

孕妈妈躺在舒服的长沙发上或是床上，身下铺较大的塑料垫。准爸爸准备好温度适宜的水，拿来洗发用品，轻柔地为孕妈妈洗头。

通过这样的举动，准爸爸和孕妈妈可以增进感情，孕妈妈孕期的紧张焦虑情绪也容易得到缓解，对妊娠有益。

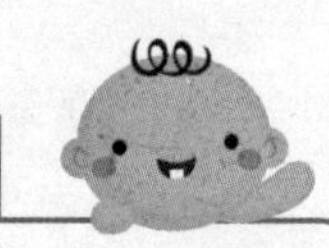

怀孕小便笺

孕妈妈在孕期可以换换发型，会让自己有个不错的心情。由于孕期身形特殊、行动不便，建议孕妈妈以留短发为宜，坚持留长发的孕妈妈最好能常把头发扎起来。相对于长发，短发打理无论是在孕期还是在产后都比较方便，而且短发也比较清爽，对于爱出汗、怕热的孕妈妈无疑是个很好的选择。

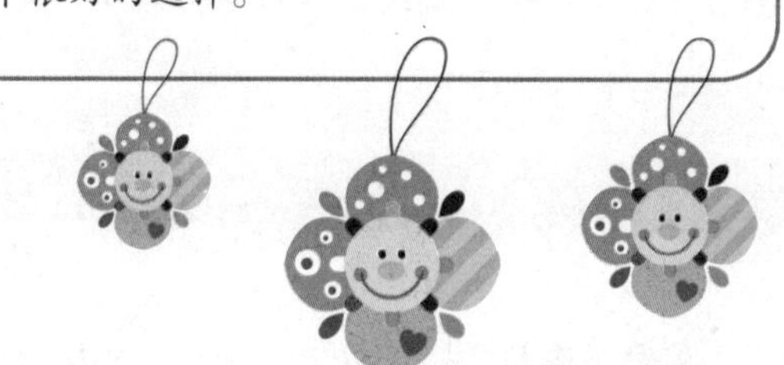

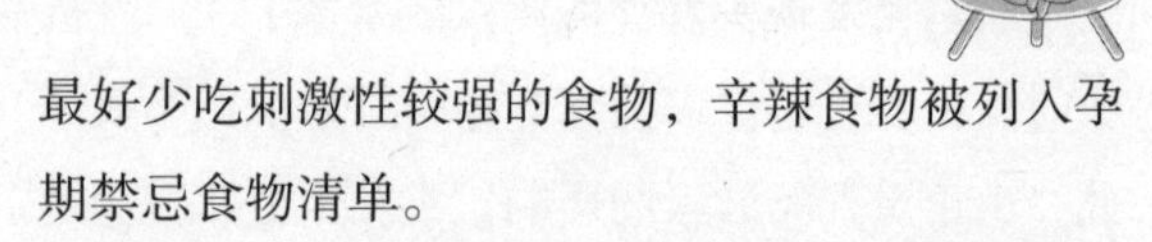

3.“辣妈”有理，适当喜食辛辣无害

不少南方寒湿地区的人有习惯吃辛辣食物的习惯，北方城市的人们也越来越适应辣味饮食，辣味饮食颇受众多女性青睐，更不消说因为怀孕而“变馋”的孕妈妈了。

到孕中期以后口感变化，喜食辣味食物的孕妈妈也很多，然而，有不少人认为孕期最好少吃刺激性较强的食物，辛辣食物被列入孕期禁忌食物清单。

其实，辛辣食物可以刺激食欲，孕期适当吃一些也并无大碍，尤其是生活在习惯食辛辣味食物的地区，禁止孕妈妈吃辣椒，会让孕妈妈不习惯。

但对于有便秘、痔疮、较重妊娠浮肿症状的孕妈妈来说，则有必要从食谱中剔除辛辣味重的调味品，包括辣椒、花椒、胡椒、小茴香、八角、桂皮、五香粉等，这些食物容易消耗肠道水分，加重便秘，造成胎儿不安、羊水早破、自然流产、早产等不良后果。

4. 孕妈妈如何科学吃鱼

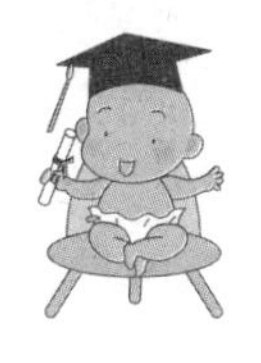

鱼类含有丰富的蛋白质、维生素 A、维生素 D 及二十二碳六烯酸（DHA）等营养素，是孕妈妈餐桌上必不可少的美味。但是，吃鱼要吃得既健康又营养，还是有讲究的。

鱼类选择

孕妈妈尽量不要吃鲨鱼、剑鱼等体积较大的深海鱼，因为鱼体内汞含量较高，会影响胎儿大脑发育。可以选择带鱼、平鱼、黄花鱼等体积小的深海鱼及鲫鱼、鲤鱼、鲢鱼等淡水鱼。

烹调搭配

鱼和豆腐搭配可以使两者的氨基酸互补，还可以使钙的吸收率提高二十多倍；做鱼时加入大蒜和醋，可以杀死鱼皮上的嗜盐菌，并可软化骨刺，促进钙、磷的吸收。

另外，烹调淡水鱼时尽量采取水煮方法，同时要经常变换鱼的品种，不要在一段时间内只吃一种鱼，还要注意不要吃生鱼，以免鱼身上的细菌和寄生虫进入体内。

5. 光照胎教：胎儿比较喜欢的游戏

光照游戏对胎儿日后的视觉敏锐、协调、专注和阅读都会产生良好的影响。有实验证明，从怀孕 24 周后，将光射进子宫内或用强光多次在母亲腹部照射，可发现胎儿眼球活动次数增加，胎儿会安静下来。

光照胎教的实施必须建立在胎儿视力发展的基础之上。胎儿的感觉功能中视觉的发育最晚，孕 27 周的胎儿视网膜才具有感光功能。因此，光照胎教应该从怀孕 24 周之后开始。具体的胎教方法如下：

每天用手电筒紧贴妈妈腹壁照射胎头部位，每次持续 5 分钟左右。照射的同时，准爸爸或孕妈妈可以同时对胎儿进行语言胎教，告诉胎儿现在是什么时间、周围有什么。结束后，可以反复关闭、开启手电筒数次。

光照胎教的注意事项

进行光照胎教的时候，孕妈妈应注意把自身的感受详细地记录下来，如胎动的变化是增加还是减少，是大动还是小动。通过一段时间的训练和记录，可以总结一下胎儿对刺激是否建立起特定的反应或规律。

切忌强光照射，同时照射时间也不能过长。

应在有胎动的时候进行光照胎教，而不要在胎儿睡眠时进行光照胎教，以免打乱胎儿的生物钟。

和其他胎教一样，光照胎教要取得预期的效果，就必须持之以恒、有规律地去做，这样才能使胎儿领会其中的含义，并积极地做出回应。

6. 孕中晚期怎样预防痔疮

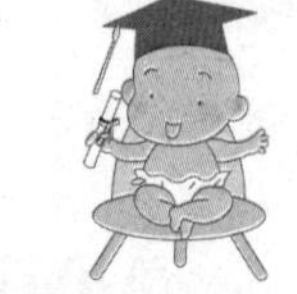

据了解，孕妈妈得痔疮的概率很高。孕妈妈得痔疮有两种情况：一种是原本有旧疾，怀孕后复发了；另一种是怀孕后新长的。由于胎儿不断生长，子宫日益膨大，以致直接压迫下腔静脉，影响血液的正常回流。最后导致痔静脉丛的扩张而形成或加重痔疮。

影响：痔疮经常反复出血，日积月累，可导致贫血，出现头昏、气短、疲乏无力、精神不佳等症状。这不但影响孕妈妈自身的健康，也影响胎儿的正常发育，易造成胎儿发育迟缓、低体重，甚至引起早产或死亡，还可影响后期的产褥期恢复。

孕期如何预防痔疮

首先，要养成良好的饮食习惯。孕妈妈日常饮食中应该多吃新鲜蔬菜水果，尤其应注意多吃些富含粗纤维的食物，同时还要养成多饮水的习惯，最好喝些淡盐水或蜂蜜水。

其次，要养成良好的排便习惯。孕妈妈要养成定时排便的好习惯。不要蹲在厕所里看书、看报、玩手机，这样会增加腹压和肛门周围血流的压力，导致痔疮或加重痔疮。

此外，还要适当进行一些体力活动和肛门保健。孕妈妈应防止久坐不动，提倡适当的户外活动。适量的体力活动可增强体质，促进肠蠕动而增加食欲，防止便秘。每日早晚可做两次缩肛运动，每次 30 ~ 40 遍，这样有利于增强盆底肌肉的力量和肛门周围的血液循环，有利于排便和预防痔疮。

二十八、怀孕第 28 周

1. 胎儿发育与孕妈妈的变化

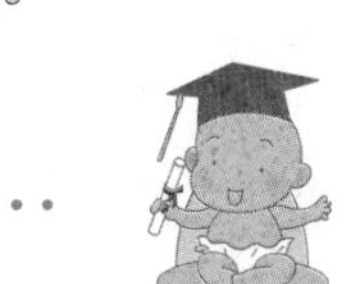

28 周的宝宝坐高约 26 厘米，体重 1100 克左右。大脑已逐渐可以控制自己的身体了。大脑皮质已变得发达，大脑发育进入第二个高峰期，已经建立起来的脑神经细胞可传导脑神经细胞的兴奋冲动。头上有了明显的头发，皮肤逐渐变得平滑起来，但皮下脂肪仍较少。内耳与大脑发生联系的神经通路已经接通，对声音的分辨能力更为提高。男孩的阴囊明显，睾丸已开始由腹部向阴囊下降；女孩的小阴唇、阴蒂渐渐突起。

孕妈妈这时不仅腹部鼓起来，就连胳膊、腿、脚踝等部位也会出现肿胀和水肿，因此特别容易感觉疲劳。轻微的水肿在任何一位孕妈妈身上都有可能显现。

2. 夏季孕妈妈的驱蚊之道

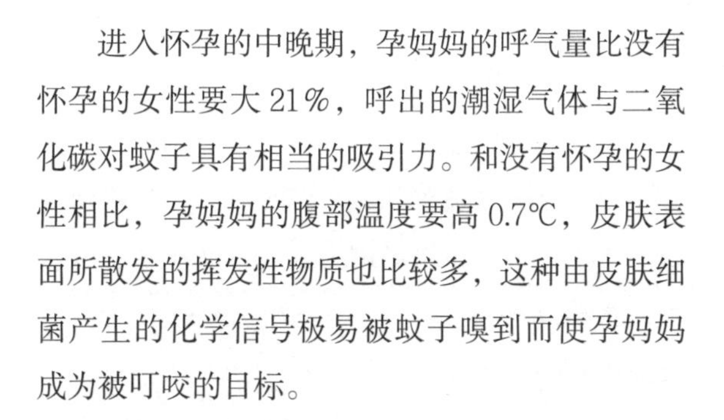

进入怀孕的中晚期，孕妈妈的呼气量比没有怀孕的女性要大 21%，呼出的潮湿气体与二氧化碳对蚊子具有相当的吸引力。和没有怀孕的女性相比，孕妈妈的腹部温度要高 0.7℃，皮肤表面所散发的挥发性物质也比较多，这种由皮肤细菌产生的化学信号极易被蚊子嗅到而使孕妈妈成为被叮咬的目标。

常见的驱蚊工具

夏季孕妈妈驱蚊可以利用以下这 3 样东西：

电蚊香：它散发出的气味对孕妈妈的影响不大。孕妈妈可以趁着出门散步的机会点上蚊香，这样等到回家的时候，蚊子和蚊香的气味都不会对孕妈妈造成太大的影响了。

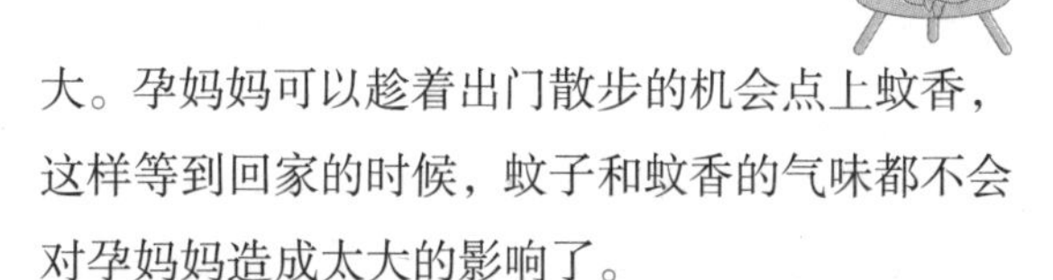

电蚊拍：这种灭蚊方法对胎儿来讲更安全。

挂蚊帐：如果蚊子多的话，这是最保险的方法。

不要用风油精和清凉油

孕妈妈最好不要使用风油精和清凉油，这是因为风油精和清凉油里所含的冰片可能会刺激胎儿造成早产。

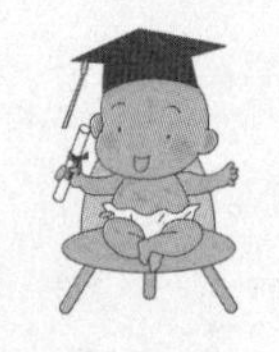

3. 再给自己的家重新布置一下

在孕中期的最后一个月里，如果有需要的话，孕妈妈可以重新布置一下居室的环境，给自己换个新鲜的好心情。

可对居室进行装饰，更换悬挂一些漂亮活泼的婴幼儿画报或照片，悬挂一些景象壮观的油画也是有益的，不仅能增加居室的自然色彩，还能使视野开阔。喜欢字画的孕妈妈不妨在居室里悬挂一些隽永的书法作品。

可对居室进行一些绿化装饰，装饰风格以轻松、温柔的格调为主，无论盆花、插花装饰，均应以小型为好，不宜大红大紫，花香也不宜太浓。

孕妈妈处在被装饰得温馨雅致的居室里，一定会有舒适轻松的感觉，疲劳感也较容易消失，喜悦与轻松感不请自来。

4. 肥胖孕妈妈的科学饮食护理

孕妈妈肥胖可导致分娩巨大胎儿，并造成妊娠糖尿病、妊娠期高血压、产后出血情况增多等。因此，妊娠期一定要合理营养，平衡膳食，不可暴食，注意防止肥胖。已经肥胖的孕妈妈，不能通过药物来减肥，可在医生的指导下，通过调节饮食来控制体重。肥胖孕妈妈摄取营养时要注意以下几方面。

控制高糖类、高脂肪食物的摄取量

米饭、面食等粮食均不宜超过每日标准供给量。动物性食物中可多选择含脂肪相对较低的鸡、鱼、蛋、奶。少选择含脂肪量相对较高的猪、牛、羊肉，适当增加一些豆类，这样可以保证蛋白质的供给，又能控制脂肪量。少吃油炸食物、坚果、植物种子类的食物，这类食物含脂肪量也较高。

多吃蔬菜和水果

主食和脂肪进食量减少后，往往饥饿感较严重，可多吃一些蔬菜和水果，注意要选择含糖分少的水果，既可缓解饥饿感，又可增强维生素和有机物的摄入。

养成良好的膳食习惯

肥胖孕妈妈要注意饮食有规律，按时进餐。不要选择饼干、糖果、油炸土豆片等热量比较高的食物做零食。

5. 食疗解决孕中晚期胃胀气的尴尬

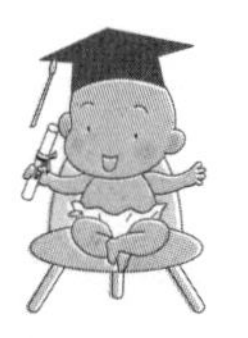

孕妈妈可能会出现胃胀、头晕、乏力、食欲缺乏等问题，这主要是因为肠胃消化不好，对主食的消化有点吃力。要解决胃胀气、消化不良，孕妈妈除了保持每天正餐外，还可以参考下面的食谱。

早晨：喝 1 碗五谷米浆。红豆、绿豆、黑豆、黄豆、小米、黄米、香米、糙米、大麦米、荞麦米、细玉米、黑芝麻、白芝麻。用以上任意 5 种谷物混合榨浆，注意豆子要少放，以免不好消化。

上午：喝 1 杯蜂蜜牛奶。牛奶不烫嘴即可，不要烧沸，以免破坏蜂蜜和牛奶中的营养，也可以加一点水将蜂蜜稀释后兑入牛奶，顺便吃 1 个苹果。

下午：多喝白开水。

晚餐后：吃 1 个苹果、1 把干果，最好选择松子、生核桃、榛子，睡前最好再喝 1 杯蜂蜜牛奶。

除以上食谱外，孕妈妈要切忌一次进食太多，或者突然改变饮食习惯和进食量，不规律的饮食很容易引起胃肠不适。

6. 美育胎教：折一折手工幸运星

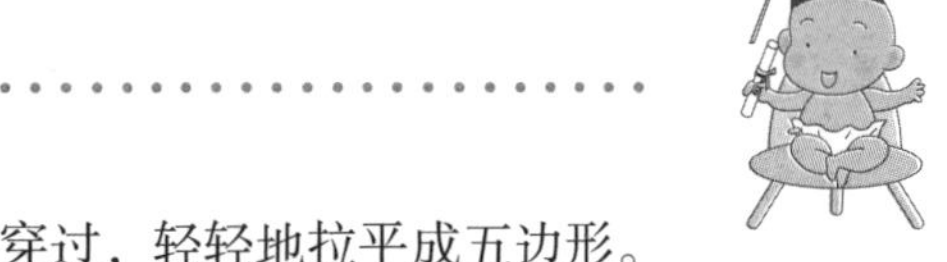

幸运星是一种爱的寄语，通过自己的双手为胎儿折一折幸运星，希望胎儿会感受到自己出生的这份幸运和祝福。

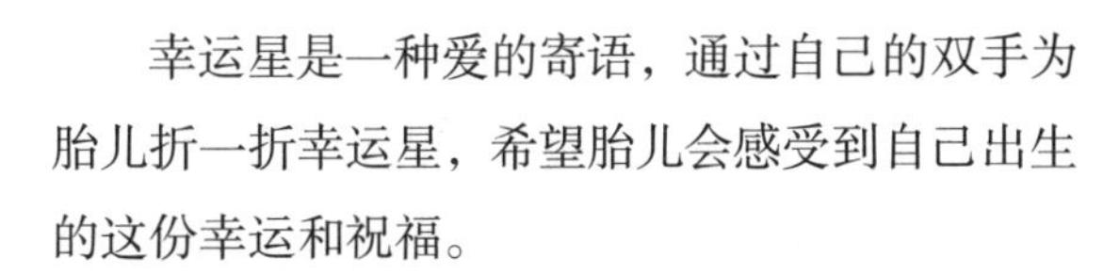

手工材料

1. 彩色长条纸一张。可以用礼物包装纸等代替，纸张不要太薄，不然做出的效果会不好。

2. 剪刀。

手工步骤

1. 用指头弯曲纸条一端，做一个结，然后将另一端穿过，轻轻地拉平成五边形。

2. 剪掉较短的一端，使之与一边平齐，压平，然后将较长的一端沿着一边以正确的角度折回，翻转后继续沿着一边折叠，依样折至纸张尽头。

3. 把多出来的部分穿进纸缝，用指头轻轻地挤压五个边，让星星鼓起来，完工。开始折之前可以试着在纸上写下想对宝宝说的话，完成之后放在一个漂亮的透明玻璃瓶里，每天可以和胎儿说说自己今天折了多少，对宝宝说了些什么，胎儿出生以后也是一份很好的纪念礼物。

7. 知识胎教：闪光卡片——宝宝学数字

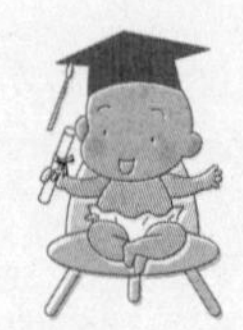

用闪光卡片教胎宝宝学数学，即是通过深刻的视觉刺激，把卡片上描绘的数字、图形的形状和颜色，以及孕妈妈的轻柔声音一起传递给胎儿。使胎教成功的诀窍是不要以平面的形象而是以立体的形象传递。例如“1”这个数字，即使视觉化了，对胎儿来说也是一个极为枯燥的形象。为了学起来饶有兴趣，窍门在于加上由“1”联想起来的各种事物，如“竖起来的铅笔”“一根电线杆”等让“1”这个数字具体又形象。在教“2”这个数字时，可以想象“浮在水面上的天鹅的倩影”……尽可能从身边的材料中找出恰当的例子来，当然，同时还要记得清楚地发好“1”“2”的读音。

8. 注意正确使用托腹带

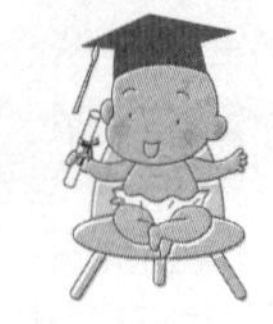

进入孕25周以后，孕妈妈的特征越发明显，此时腹部已经非常突出，无论走到哪里，孕妈妈都会得到相应的帮助与照顾。有些孕妈妈由于腹部过大，给身体带来较大的负担，此时可以选择使用托腹带来减轻身体负担。

托腹带的作用

托腹带的主要作用是帮助孕妈妈托起腹部，同时对孕妈妈的背部起到支撑作用，缓解因重力作用而带来的腰背疼痛。做了胎位纠正的孕妈妈使用，可以固定胎位。

托腹带能够帮助孕妈妈保持正确的姿势，同时也可以为胎儿提供一种保护作用，使胎儿有一种安定的感觉。

哪些情况下可选择使用托腹带

并不是所有的孕妈妈进入孕中晚期后都适合使用托腹带。托腹带的使用是需要一定条件的，如果孕妈妈有以下情况，则建议使用托腹带。

有悬垂腹的孕妈妈：有过生育史的孕妈妈腹壁非常松弛，容易形成悬垂腹。孕妈妈增大的腹部垂在腹部下方，几乎压住了耻骨联合，像个大西瓜似的悬在身前，这种情况下建议使用托腹带，以纠正悬垂腹的程度。

孕有多胞胎或者胎儿过大，造成站立时腹壁下垂比较严重的孕妈妈可以使用托腹带。连接骨盆的各条韧带发生松弛型疼痛的孕妈妈，或者有严重的腰背疼痛的孕妈妈可以使用托腹带。腹壁被增大的子宫撑得很薄，腹部皮肤发痒、发木、颜色发紫，用手触摸甚至无感觉的孕妈妈可以使用托腹带保护腹壁。

做过胎位纠正术的孕妈妈，为防止胎儿又回到原位可以使用托腹带加以固定。

托腹带的使用方法

托腹带具有较强的伸缩性，孕妈妈使用托腹带时一定要注意根据腹部的大小进行灵活调节。不可过松或者过紧，过松起不到托腹的作用，过紧会影响胎儿的发育。托腹带要方便穿脱，托腹带的材料应选择透气性较强不会让孕妈妈感到闷热的材质。

特别注意：一定要在医生指导下使用托腹带，尤其是第一次使用托腹带，最好请家人在旁一起学习，学会后再回家使用。

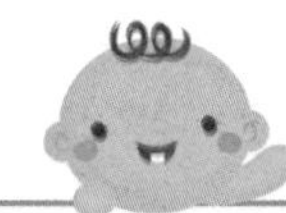

怀孕小便笺

一般情况下，如果孕妈妈的腹壁肌肉比较结实，就没有必要使用托腹带。如果腹壁肌肉确实比较松弛，或者有其他特殊情况，医生认为可以使用托腹带的才会建议使用。

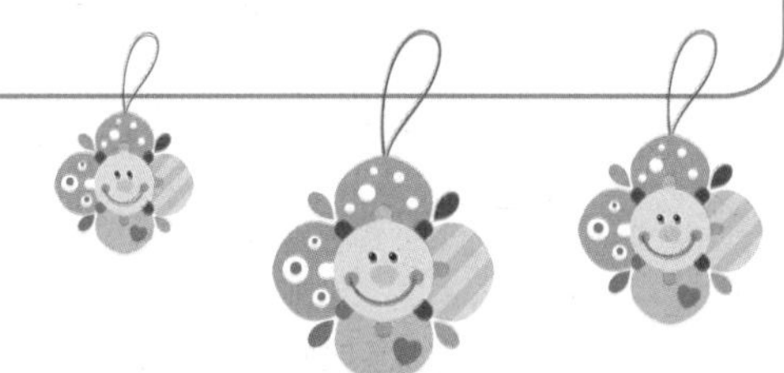

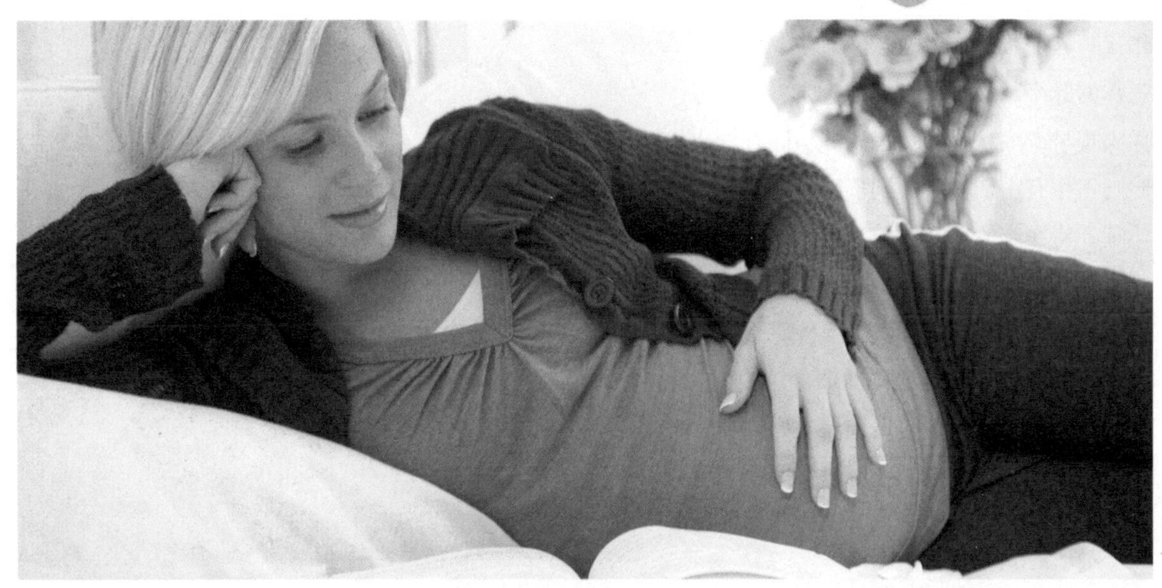

二十九、怀孕第 29 周

1. 胎儿发育与孕妈妈的变化

这一周胎儿体重已经有大概 1300 克了，坐高为 26 ~ 27 厘米，如果加上腿长，身长已有大约 43 厘米了。胎儿的皮下脂肪已初步形成，手指甲也很清晰。此时如果有光亮透过妈妈子宫壁照射进来，胎儿就会睁开眼睛并把头转向光源，这说明胎儿的视觉发育已相当完善。

孕妈妈的腹部已经相当大了，行动起来也很不方便。随着子宫的增大，腹部、肠、胃、膀胱都受到轻度压迫，孕妈妈常感到胃部不适，身体沉重，腰背及下肢酸痛等。此时孕妈妈的乳晕、脐部及外阴颜色加深，在仰卧的时候会感觉不适。

2. 职场孕妈妈的工作交接

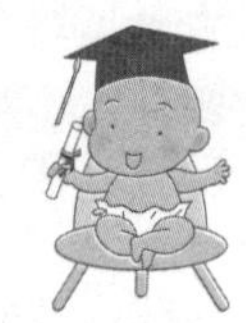

从这个月开始，职场孕妈妈要开始考虑与工作代理人交接工作，在产假前，让代理人了解你工作的脉络与流程，并提前进入工作状态，万一你出现早产症状，可轻松离开。同时，让代理人同与工作有密切联系的同事熟悉，并告知同事，代理人将在产假期间接替你的工作。

在产假期间可以与代理人通电话，关心一下他的工作状态，虽然有时会比较麻烦，但不吝啬这点时间与耐心，才是以后在职场生存的长久之道。

当你还沉浸在与宝贝快乐相处的产假时，会突然发现产假要结束了，所以假期结束前的一两周妈妈要收心了！您可以与同事，尤其是工作代理人聊聊工作进展的程度，现阶段有哪些工作是迫在眉睫，也可以拿出一张工作明细表，让代理人详细说明每件工作的最新状况。这样，你一回到公司就可以迅速找回原来的感觉！

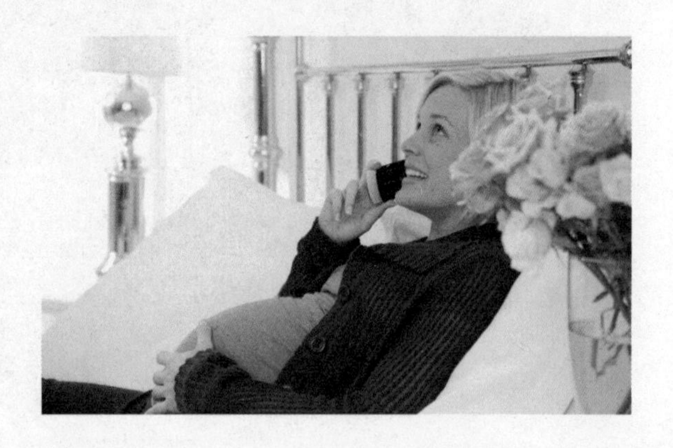

3. 孕妈妈出现第二次妊娠反应

母体子宫底升高到肚脐与剑突之间，直接挤压到胃部，则会使孕妈妈的食欲受到极大影响，使胃容量受限，饭量明显变小。偶然间子宫挤压到腹部的大血管，会使人猝然发生神志昏迷。同样，因为变大的子宫在腹腔中占有空间的原因，孕妈妈会出现一系列类似妊娠初期的各种不适症状，包括失眠、恶心、呕吐等。

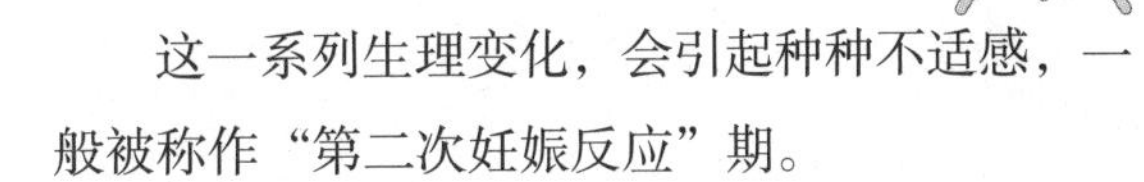

这一系列生理变化，会引起种种不适感，一般被称作“第二次妊娠反应”期。

除此之外，因为身体负担加重，孕妈妈如果稍微多走一点路，就会感到腰酸背痛、小腿和脚跟痛，下肢会经常肿胀，浮现静脉曲张。有时候在清晨起床后会发现，头一天脸部和腿部的浮肿依然没有消失。

4. 孕 29 ~ 32 周饮食营养指导方案

进入孕 29 周之后，孕妈妈基础代谢率增至最高峰，胎儿的生长速度也达到最高峰。此外，孕妈妈会因身体笨重而行动不便。子宫此时已经占据了大半个腹部，而胃部被挤压，饭量受到影响，因而常有吃不饱的感觉。

这几周孕妈妈应该尽量补足因胃容量减小而减少的营养，实行一日多餐，均衡摄取各种营养素，防止胎儿发育迟缓。本月胎儿开始在肝脏和皮下储存糖原及脂肪。此时如碳水化合物摄入不足，将造成蛋白质缺乏或酮症酸中毒，所以孕 8 月应保证热量的供给，增加主食的摄入。一般来说，孕妈妈每天平均需要进食 400 克左右的谷类食品，这对保证热量供给、节省蛋白质有着重要意义。另外在米、面主食之外，可以增加一些粗粮，比如小米、玉米等。

妊娠晚期孕妈妈每天应摄入的食物量如下所列：

种类	每日摄入量
主食（米、面）	400～500克
粗粮	50克
新鲜蔬菜（绿叶蔬菜为主）	500～750克
植物油	40克
畜、禽、鱼、肉类	200克
豆类及豆制品	50～100克
水果	200克
牛奶	250～500克

5. 孕29～32周的饮食安排

少吃多餐，均衡营养

一般采取少吃多餐的方式进餐，选择谷类、豆类、蔬果、肉、禽、鱼、奶、蛋等食物，尽量做到食物多样化。

限制高脂肪食物

要适当控制高蛋白、高脂肪食物，如果此时不加限制，会给分娩带来一定困难。

调味宜清淡

少吃过咸的食物，每天饮食中的盐量应控制在6克以下。

选易消化、营养价值高的食物

多吃含动物蛋白较多的食品，避免吃体积大、不易消化的食物，如土豆、红薯，以减轻胃部的胀满感。

怀孕小便笺

烹调蔬菜时要用大火，时间不宜长，以减少水溶性维生素的损失。

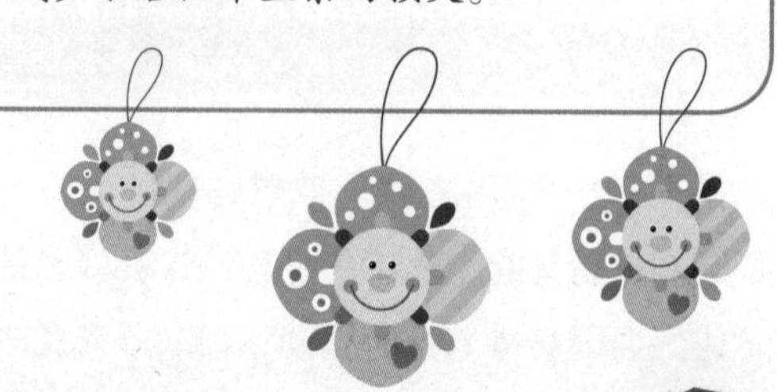

6. 音乐胎教：《春之声圆舞曲》，缓解忧郁

《春之声圆舞曲》是奥地利作曲家约翰·施特劳斯于1883年所作，当时他已年近六旬，但这首曲子依然充满活力，处处散发着青春的气息。

这首曲子是约翰·施特劳斯不朽的名作，其节奏自由、充满变化，旋律生动而连贯，具有较强的欣赏性，全曲同样具有相当高的艺术性，雅俗共赏、经久不衰。曲中生动地描绘了大地回春、冰雪消融、一派生机的景象，宛如一幅色彩浓重的油画，永远保留住了大自然的春色。

据说这首欢快的曲子是约翰·施特劳斯在一个晚上用钢琴即兴创作出来的，因此它最早的版本是钢琴曲，后经剧作家填词而成为流行一时的声乐曲，直到现在，这首曲子一直深受世界人民喜爱。

听这首圆舞曲有助于解除孕妈妈的忧郁情绪。

7. 情绪胎教：努力保持心情愉快

怀孕后不要为别人的某句话前思后想，就做个单纯快乐的人吧，不需那么深沉，也不要那些无名的烦恼来打扰！

于是乎，开始更多地发现别人的长处，想想别人的好，变得更宽容了。世界是什么样子？就是眼睛看到的样子。用愉快的心情来看这周围的一切，因为这不光是为自己，也是为了宝宝，妈妈就是胎儿的眼睛，要用它来为宝宝寻找、欣赏最美的风景！

有人说怀孕的女人最美丽，那种美丽是从心中溢出的幸福、满足的爱意！孕妈妈的美丽都是因为有了新的小生命！

8. 孕 29 ~ 32 周产检注意事项

孕 29 ~ 32 周的产前检查除了完成常规检查项目外，孕妈妈还应做好心理、生理上的准备，预防早产。

在此次检查中，医生会要求孕妈妈注意无痛性阴道流血，因为妊娠晚期的无痛性阴道流血是前置胎盘的典型症状。正常妊娠时，胎盘附着于子宫的前壁、后壁或者侧壁。如果胎盘部分或者全部附着于子宫下段，或者覆盖在子宫颈内口上，医学上称为前置胎盘。这种病是妊娠晚期出血的重要原因之一，是危及母子生命的严重并发症。

妊娠晚期或者分娩时(偶发生在妊娠20周)，子宫下段逐渐伸展，附着于子宫下段或者子宫颈内口的胎盘不能够相应地随着伸展，故前置部分的胎盘由其附着处分离，导致胎盘血窦破裂而出血。初次出血量往往不多，但可反复发生，经常是一次比一次出血量多，这种出血通常发生于不自觉之中。有时孕妈妈半夜醒来方才发现自己已躺卧在“血泊”之中。偶有个别孕妈妈第一次出血量就很多，这种情况应立即送医院。

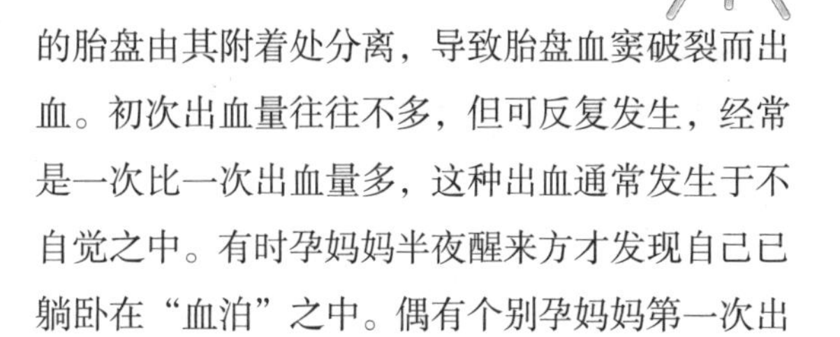

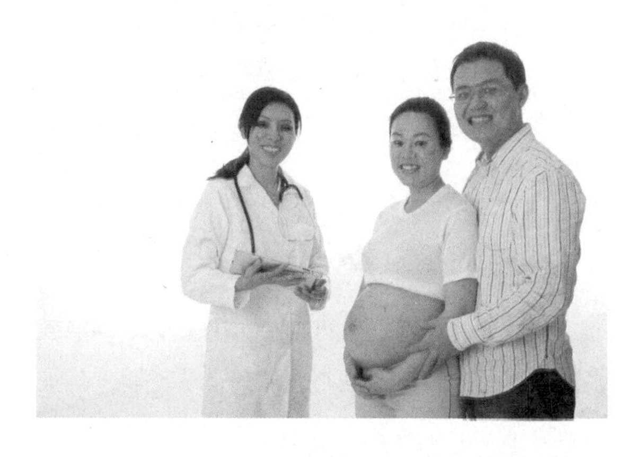

三十、怀孕第 30 周

1. 胎儿发育与孕妈妈的变化

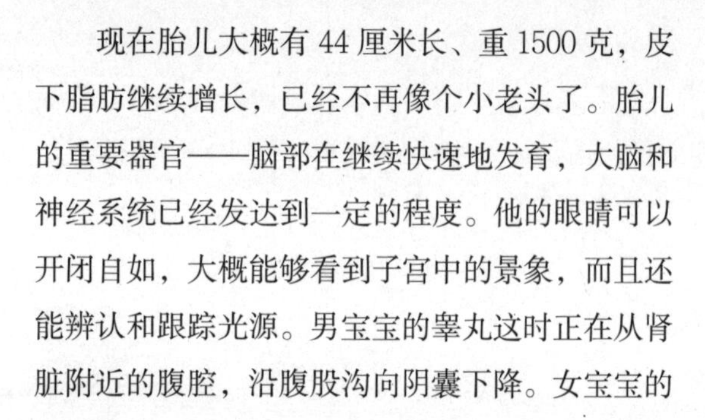

现在胎儿大概有 44 厘米长、重 1500 克，皮下脂肪继续增长，已经不再像个小老头了。胎儿的重要器官——脑部在继续快速地发育，大脑和神经系统已经发达到一定的程度。他的眼睛可以开闭自如，大概能够看到子宫中的景象，而且还能辨认和跟踪光源。男宝宝的睾丸这时正在从肾脏附近的腹腔，沿腹股沟向阴囊下降。女宝宝的阴蒂已突现出来，但并未被小阴唇所覆盖，那要等到出生前的最后几周。

孕妈妈的子宫已经上升到横隔，孕妈妈会感到呼吸困难，喘不上气来，吃饭后胃部不适。腹壁皮肤张力加大，使皮肤下的弹力纤维断裂，呈多条紫色或淡红色不规则平行的妊娠纹，孕妈妈的面部、外阴等处色素沉着更加严重。

2. 准爸爸要关照孕妈妈的出行

出行别坐自行车、摩托车

孕妈妈怀孕期间不能剧烈运动，准爸爸尽量不要让她选择自行车、摩托车作为交通，自行车稳定性差，颠簸路面也无法减震；摩托车车速快、风速大，也容易剧烈震动而可能动胎气，严重者会导致流产。

尽可能不坐公交车

孕妈妈出行，通常可选择乘坐公交车，但人多拥挤时，尽量不要去挤。尤其是孕晚期，若被人挤到肚皮容易引起流产、早产。准爸爸可陪同孕妈妈一同乘坐公交车，以便照顾她。

给爱车贴上“孕妇车贴”

不少孕妈妈孕期会继续上班，如果有条件，您最好开车慢行送其上班最为稳妥（汽车都装有减震器，抗颠簸能力强），车尾可贴上孕妇车贴，可以提示后车，减少因前车行车慢而按喇叭催促的几率。

陪伴孕妈妈出行

孕妈妈出行，准爸爸最好陪同或安排家人陪同。这样，孕妈妈既可以得到心理安慰，同时又可以得到照顾，以防不测。

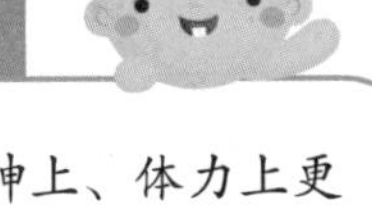

怀孕小便笺

妊娠晚期，妻子从精神上、体力上更需要丈夫的支持和关心。这也是做丈夫义不容辞的责任。

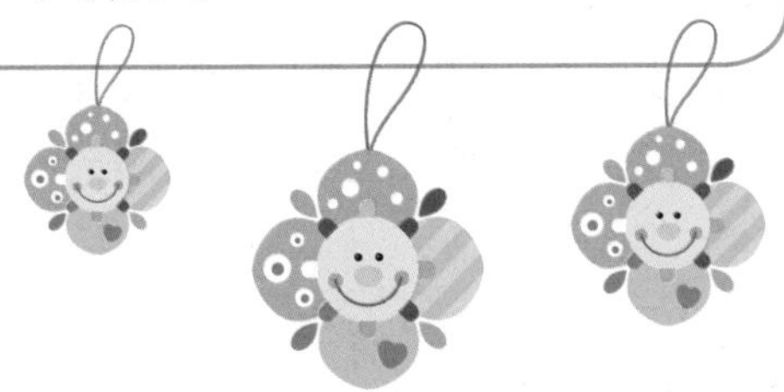

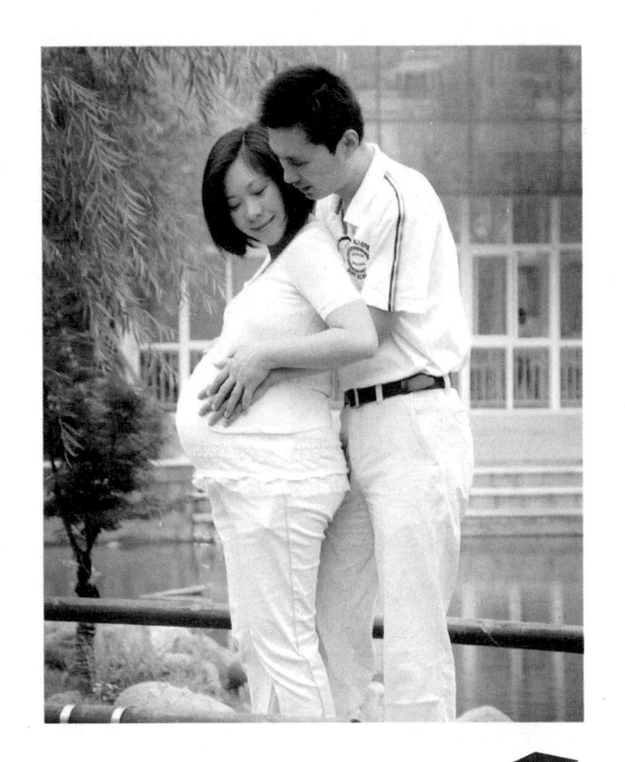

3. 孕妈妈忙里偷闲身体操

现在肚子已经很大了，你若还在上班，长时间保持一种姿势，难免会感觉腰酸背痛，更何况是有孕在身的你。此时一定要懂得忙里偷闲，在工作期间偶尔做几个小动作，放松一下自己的肌肉。

办公室体操

放松颈部的动作

颈部先挺直前望，再弯向左边，让左耳尽量靠近左肩，再把头慢慢挺直，然后把头弯向右边，让你的右耳尽量靠近右肩。重复做 2 ~ 3 次。

放松肩膀的动作

先挺腰，再把两肩往上耸，尽量贴近双耳，停留 10 秒后放松肩膀。重复做 2 ~ 3 次。

放松手部的动作

手部合十，把手腕下沉至前臂有伸展感，停留 10 秒后放松，重复做 2 ~ 3 次。接着翻转手掌，把手指指向下方，把手臂提升至有伸展的感觉，停留 10 秒后放松，重复做 2 ~ 3 次。

4. 孕29 ~ 32周重点补充碳水化合物

维持身体热量需求到第29周，胎儿开始在肝脏和皮下储存糖原及脂肪。此时如果碳水化合物摄入不足，将会造成蛋白质缺乏或酮症酸中毒，所以孕妈妈在孕29 ~ 32周应保证热量的供给，注意补充碳水化合物。

碳水化合物是一种可以为人体提供能量的营养素，因其主要由碳、氢、氧3种元素组成，其中氢和氧的比例为2 ∶ 1，和水的化学结构一样，所以被称为碳水化合物。

碳水化合物包含糖类和膳食纤维

食物中的碳水化合物主要有两类：一类是人可以吸收利用的单糖、双糖等糖类；另一类是人体不能吸收、不能提供能量的膳食纤维。

糖类是人体的主要供能物质，不但为人提供维持生命活动所需的大部分能量，还具有调节细胞活动、组成具有抗凝血作用的肝素、提高人体免疫力、解毒、增强肠道功能、参与胎儿的呼吸代谢、帮孕妈妈预防酮症的生理功能。

膳食纤维虽然不能直接为人体提供营养，却具有增加肠蠕动、促进肠道内有益菌繁殖、增大粪便体积、促使粪便变软和预防便秘、结肠癌等消化系统疾病的作用。

如果孕妈妈的饮食中碳水化合物比例过低，就会使孕妈妈出现全身无力、低血糖、头晕、心悸、脑功能障碍等不良症状，严重时还会使孕妈妈出现低血糖昏迷。

合理补充糖类

糖类广泛存在于各种食物中，如粳米、小麦、玉米、高粱等谷物，甘蔗、甜瓜、西瓜、香蕉、葡萄、大枣等水果，胡萝卜、红薯、土豆、莲藕、扁豆等蔬菜，蔗糖及各种成品糖果都含有丰富的糖类。

由于谷物是所有食物中含糖类最多的食物，孕妈妈对糖类的补充，也主要通过吃粳米、小麦、玉米等谷物（也就是通常所说的主食）来进行。

为了避免体重增长过度，孕妈妈每天的主食摄入量最好根据个人体重的增加情况进行调整。整个孕期中，孕妈妈的体重增加应控制在12.5千克左右。为避免孕育巨大儿，孕妈妈孕晚期的体重增长速度应该控制在每周增重0.3 ~ 0.5千克。

注意多食谷类等膳食纤维食物

一般来说，孕妈妈每天平均需要进食400克左右的谷类主食，这对保证热量供给、节省蛋白质有着重要意义。主食以米、面为主之外，还要增加一些粗粮，比如小米、玉米等。

这个时期，很多孕妈妈有夜间被饿醒的经历，出现这种情况时，孕妈妈可以喝点粥、吃 2 片饼干、喝 1 杯奶，或者吃 2 块豆腐干、2 片牛肉，吃后漱漱口，再接着睡。

5. 美育胎教：根据属相画张卡通全家福

十二生肖凝聚了我国几千年的文化与历史，是每一个中华儿女与生俱来、终生不改的标记和烙印，是我们每个人的吉祥物。画一幅卡通的属相全家福，祝愿亲爱的宝宝幸福吉祥。

画全家福的方法

1. 先画一个卡通背景，随意画，蓝蓝的天，白白的云，青青的草……

2. 再画准爸爸的生肖卡通像，也可随喜好画出准爸爸的特点。

3. 中间画胎宝宝的生肖卡通像，再画孕妈妈的生肖卡通像。

注意：不管画得怎么样，最重要的是你画得开心，画得有意思，还可以边画边跟胎宝宝说话。画完了可以贴在墙上，每天看一眼，想象胎宝宝的样子，会让你觉得很幸福的。

6. 抚摸胎教：推动散步法的练习

怀孕 8 个月以后，当孕妈妈可以在腹部明显地触摸到胎儿的头、背和肢体时，就可以进行推动散步法的练习了。也可以更早一些，在孕六七个月时开始。

具体做法：

孕妈妈平躺在床上，全身放松，孕妈妈或准爸爸轻轻地来回抚摸、按压、拍打腹部，同时也可用手轻轻地推动胎儿，让胎儿在宫内“散步”。

推动散步法应在医生的指导下进行，以避免因用力不当或过度而造成腹部疼痛、子宫收缩，甚至引发早产。如果胎儿用力来回扭动身体，应立即停止推动，可用手轻轻抚摸腹部，胎儿就会慢慢地平静下来。

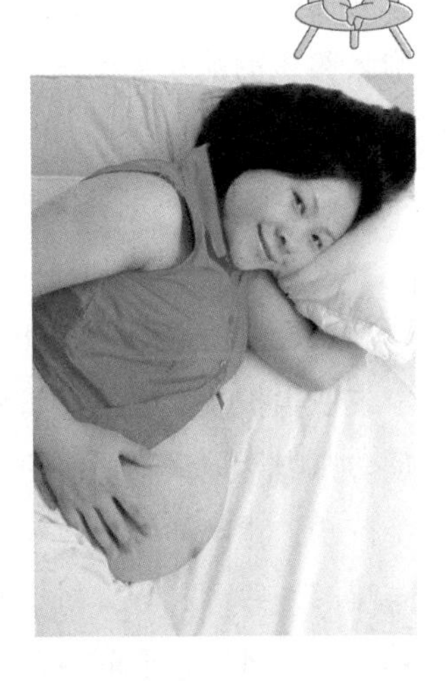

7. 孕晚期如何避免小便失禁

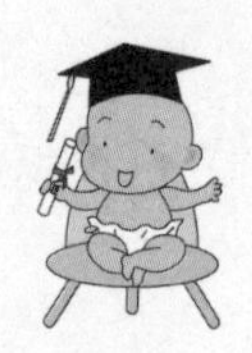

到了怀孕 8 个月后，由于妊娠子宫向前压迫膀胱，膀胱变得扁扁的，当然储尿量比非孕时明显减少，因而排尿次数要增多，1 ~ 2 小时排尿 1 次，甚至更短，这是正常的生理现象。如有尿意千万不要憋着，应立即去卫生间。还有一部分孕妈妈不但排尿次数增多，甚至还会因发育中的胎儿压迫膀胱而出现压力性尿失禁。发生这种情况的另一原因是由于骨盆底肌肉发育不良或锻炼不足，或受过外伤，其承托功能差，随着子宫增大，盆底肌肉变得柔软且推向下方，而对盆腔内器官的承托、节制、收缩及松弛功能减退而发生尿失禁。

压力性尿失禁也是妊娠晚期一个正常且常见的生理现象，如果你有大笑、咳嗽或打喷嚏等增大腹压的活动则更是不可避免地会发生压力性尿失禁。

解决的方法

如果你觉得尿失禁让人尴尬，可使用卫生巾或卫生护垫。也可做骨盆放松练习，有助于预防压力性尿失禁。练习方法是：四肢着地呈爬行状，背部伸直，收缩臀部肌肉，将骨盆推向腹部，并弓起背，持续几秒钟后放松。但若有早产的风险，事前应征求医生的意见，注意避免过于剧烈的运动。

有些孕妈妈为避免压力性尿失禁所带来的尴尬而少喝水，这是不对的。中断了水分的摄取只会导致更大的麻烦——便秘。另外，在怀孕期间，孕妈妈体内的血流量增加了 1 倍，所以要摄取大量的水分，每天至少喝 6 杯水，以供给血液循环和消化的需要，并保持肌肤健康。

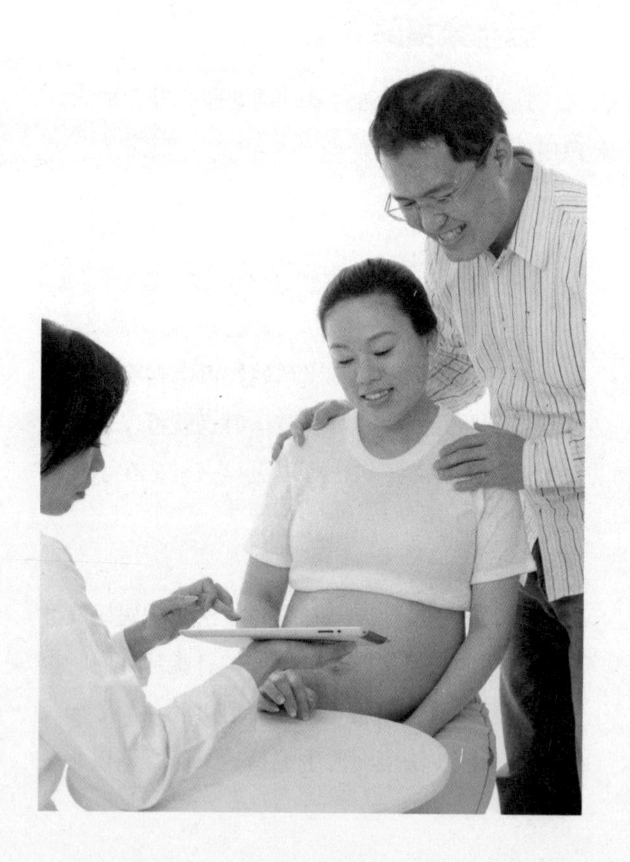

三十一、怀孕第 31 周

1. 胎儿发育与孕妈妈的变化

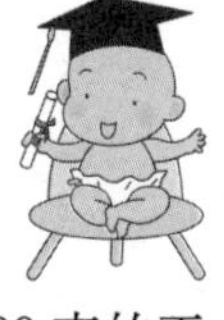

从现在起，胎儿的身高增长趋缓而体重迅速增加。他还将在皮下积蓄一层脂肪，为出生做准备。脸部的皱纹减少了很多，胳膊和腿都变得丰满起来。胎儿的肺部和消化系统已基本发育完成。随着胎儿的快速发育，他的活动空间也越来越小，胎动也变少了。

孕妈妈的体重继续维持 1 周增加 500 克的正常状态。受孕激素的影响，孕妈妈盆骨、关节、韧带均出现松弛，耻骨联合可呈轻度分离。些孕妈妈的皮肤变得敏感，腰部附近瘙痒，皮下组织增厚。

2. 可以开始练习分娩辅助动作

从怀孕第 31 周起，孕妈妈可以开始练习一些分娩的辅助动作，有助于减轻压力，为分娩做好准备。

分娩时的用力、休息、呼吸很重要

分娩能否顺利进行，很大程度取决于孕妈妈是否懂得用力、休息、呼吸的方法，所以孕妈妈的分娩辅助动作应该从这几方面来进行训练。分娩时助产士会在旁边嘱咐孕妈妈何时用力、如何用力、何时休息。因此，产前分娩辅助动作练习通常以呼吸方式为主。

分娩辅助动作还包括肌肉松弛法，孕妈妈也可以稍稍练习一些，以掌握正确的方法。具体如下：先将肘和膝关节用力弯曲，接着伸直放松，这样可以放松肌肉。

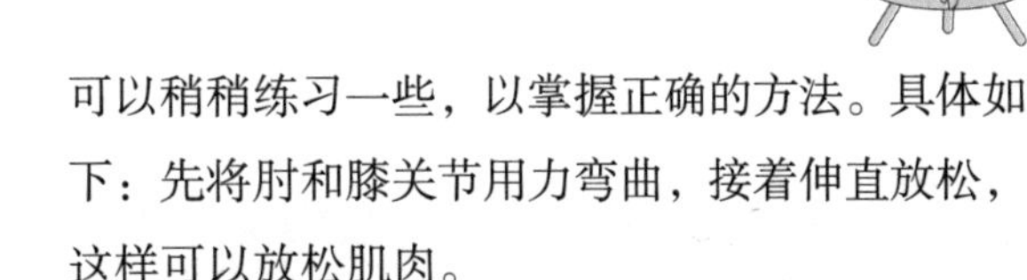

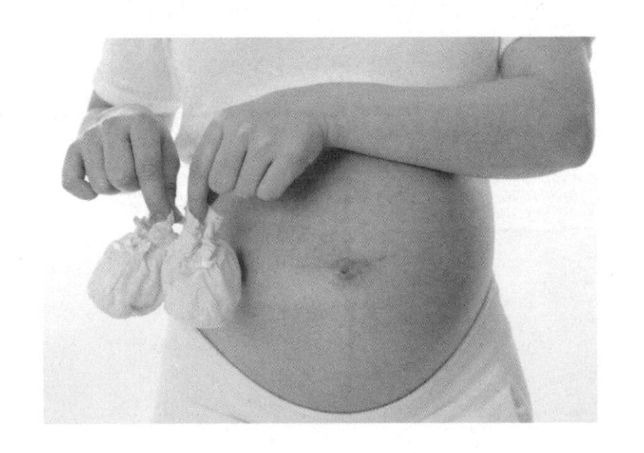

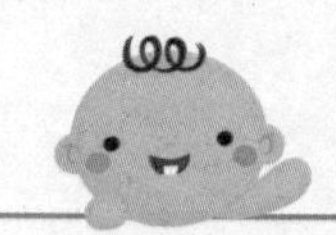

怀孕小便笺

已经被医生认为有早产可能的孕妈妈，绝对不要练习分娩的辅助动作，以免发生意外。

分娩时的4种呼吸方法

这4种方法为腹式深呼吸、胸式呼吸、浅呼吸与短促呼吸。要点如下：

● 腹式深呼吸

孕妈妈取仰卧位，肩膀自然放平，把手轻轻地放在肚子上，先把气全部呼出，然后慢慢地吸气，使肚子膨胀起来，气吸足后，再屏住气，放松全身，慢慢地将所有的气全部呼出。适用于分娩开始时，以减轻宫缩带来的疼痛。

腹式呼吸法会使人体分泌微量的激素，使人心情愉快，孕妈妈这种愉悦的心情也会影响胎儿，使胎儿感觉很舒服。怀孕第8个月，孕妈妈最好多运用腹式呼吸法，给胎儿提供足够的氧气。

● 胸式呼吸

作用与步骤同腹式呼吸一致，但是吸气时，左右胸部要鼓起来，胸骨也向上突出，气吸足够后，胸部下缩，呼出气。

● 浅呼吸

孕妈妈像分娩时那样平躺，嘴唇微微张开，进行吸气和呼气间隔相等的轻而浅的呼吸，用于解除腹部紧张。

● 短促呼吸

将双手握在一起，集中体力连续做几次短促呼吸，可以集中腹部力量，使胎儿的头慢慢娩出。

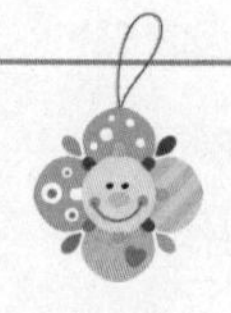
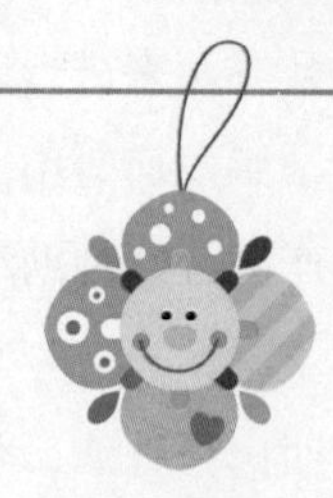
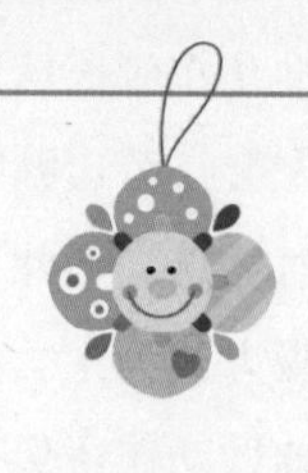

3. 怎样通过饮食预防早产发生

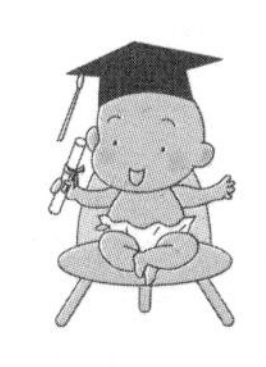

现在是早产的高发时期，为避免发生早产，孕妈妈可以通过食用以下食物来预防。

多吃鱼肉。鱼肉中丰富的 ω-3 脂肪酸，可以起到延长妊娠期，防止早产的作用。科学家发现，从不吃鱼的妈妈早产率为 7.1%，而每周至少吃一次鱼的妈妈，早产率只是 1.9%。鲑鱼、鲭鱼等鱼类含有丰富的 ω-3 脂肪酸。

均衡摄入营养丰富的食物，多吃含蛋白质丰富的鱼、肉、蛋、奶及豆类食品，多吃些新鲜蔬菜及水果。

饮食中可注意多选用一些含叶酸丰富的食物，如瘦肉、动物内脏、花生、菠菜、卷心菜、橙、香蕉、黄豆及其制品。

西红柿、葡萄等一些寒凉食品不宜多吃，西瓜可以吃，但是要注意适量，不要吃得太多，避免寒凉刺激身体，去除早产的危险因素。

不要吃过咸的食物，以免导致妊娠高血压综合征，增加早产的发生概率。

4. 想降低分娩危险就补充维生素 C

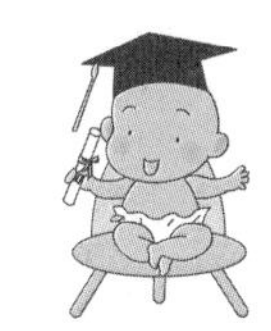

在怀孕前和怀孕期间未能得到足够维生素 C 的孕妈妈，在分娩时容易发生羊膜早破。补充适量维生素 C 可以降低分娩危险。

怀孕期间，由于胎儿发育占用了不少营养，所以孕妈妈体内的维生素 C 及血浆中的很多营养物质都会下降。并且水溶性维生素 C 在人体内存留的时间不长，未被吸收的维生素 C 会很快被排出体外。如果在孕妈妈的饮食中加强维生素的补给，就能够防止体内的维生素 C 含量下降。

增量服用维生素 C 有利于保持白细胞中维生素 C 的储存，从而有利于防止胎膜早破。孕妈妈不仅要增量服用维生素 C 药丸（增加的量需咨询医生来定），同时还应当多吃一些富含维生素 C 的水果和蔬菜，如橙子和西蓝花。

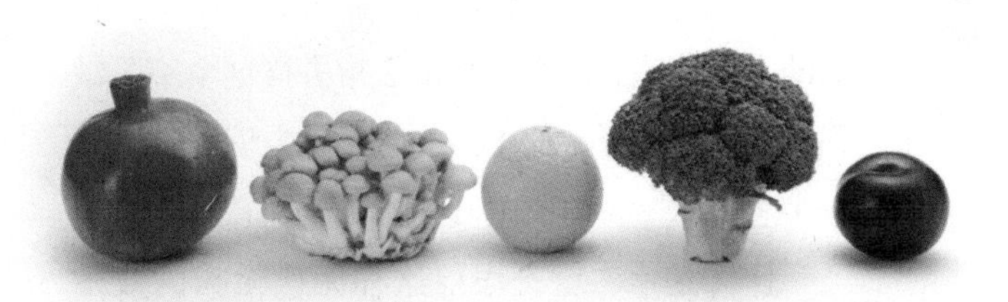

5. 语言胎教：准爸爸给胎儿上上课

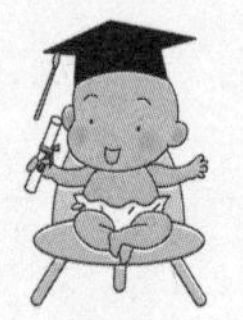

胎儿31周了，此时他已经具备了比较完善的感知能力，准爸爸可以常常对胎儿讲话。不妨和孕妈妈配合给胎儿上上课。

可参考以下对话。

孕妈妈坐在宽大舒适的椅子上，对胎儿说："乖宝宝，爸爸就在旁边，爸爸想和你说说话，咱们一起听听。"

这时，准爸爸应该坐在距离孕妈妈50厘米的位置上，用平静的语调开始说话。准爸爸可以这么开始："宝贝，我是你爸爸，我会天天和你讲话，我会告诉你外界的一切。今天爸爸想要和你讲讲……"

随着说话内容的展开，准爸爸逐渐提高声音。

准爸爸结束语言："宝宝学习很专心，真聪明，好吧，今天就学习到这儿，下次再接着聊，再见！"

6. 知识胎教：宝宝学汉字——水

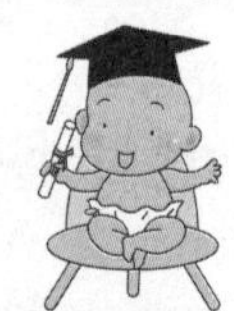

喝一口温开水，然后就开始今天的学习吧！告诉胎宝宝：今天要学的汉字是"水"，也是生活中常见的东西。并且，胎宝宝是泡在羊水里的，孕妈妈问问胎宝宝："宝宝，你的周围就是水，明白了吧？"

"水"字构造比较曲折，孕妈妈细心看卡片上的字体构造，用心并且用手指去描这个字，做到你的头脑里只有这个字的时候，告诉胎宝宝这个字念"水"。多次重复读音。

什么是水？就是眼前这杯无色无味的液体吗？是的，它就是。

端起眼前的水杯，用眼端详，用鼻子辨味，用嘴去感觉，还可以倒一点在手上，告诉胎宝宝你体验到的感觉。

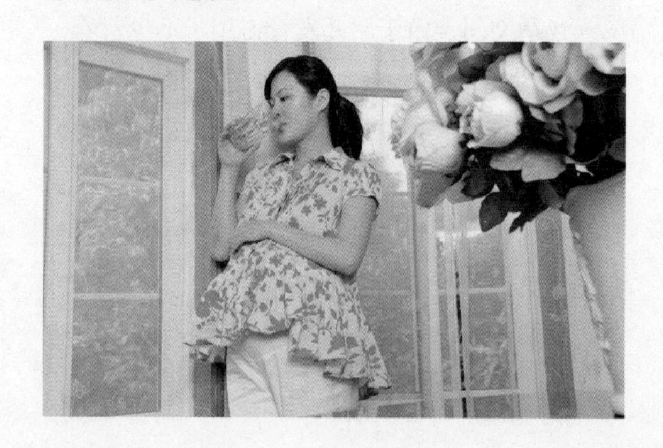

7. 分娩的疼痛更多的是主观感受

有的产妇形容自己分娩时的感觉，会说：“女人生孩子就像是人生中‘小死’了一场一样，想想就觉得无法忍受。”但是也有的产妇发现自己分娩时并没有那么疼痛，只是一阵腹部和腰部的胀痛不适，忍耐一下就轻松地生下了宝宝。分娩的疼痛究竟有多痛呢，竟然让有的孕妈妈望而却步，有的孕妈妈却无所畏惧。

其实，疼痛是一种很主观的感受，分娩的疼痛有很大一部分是来自恐惧心理，心理负担越重，就越害怕疼痛，而且还会把疼痛感放大。

一些心理情绪如紧张、焦虑、恐惧等会引起体内一系列神经内分泌反应，使疼痛加剧，因此有的妈妈觉得生产是“痛不欲生”的事情，与心理因素的关系很大。

分娩是一件自然而然的过程，是瓜熟蒂落，所以孕妈妈要相信自然的力量，相信自己和胎儿，不要因此而心生恐惧，进而影响到情绪，害怕怀孕，害怕生产，使得自己还未到预产期时就已经怕得不得了，紧张得不得了，既影响了身体对分娩所做的准备，也影响了胎儿的成长。

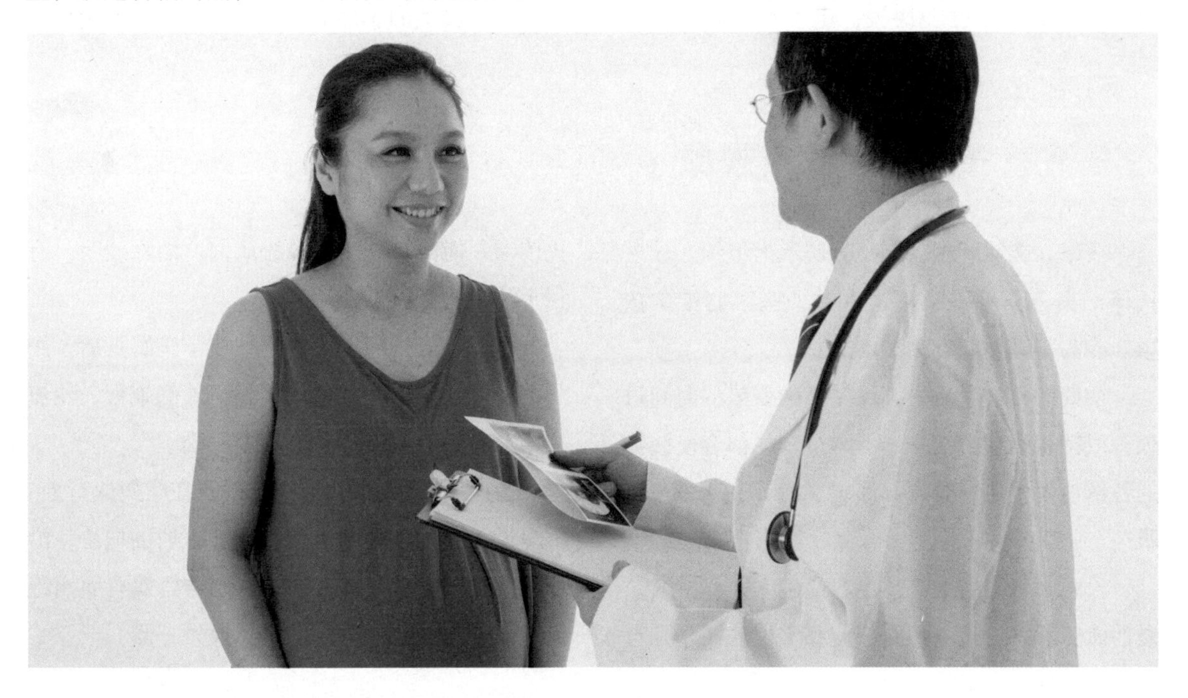

三十二、怀孕第32周

1. 胎儿发育与孕妈妈的变化

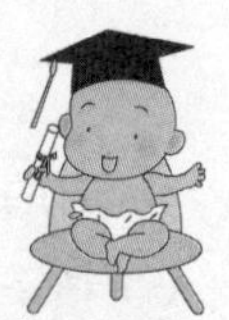

本周胎儿的身长为约44厘米，体重为1600～1800克。他可能已经长出了满头的头发或者说绒毛，脚趾甲也全部长出来了。皮肤变得比以前透明和粉红。肺和胃肠功能接近成熟，已具备呼吸能力，能分泌消化液。胎儿吞咽的羊水，经膀胱排泄在羊水中，这是在为他出生以后的小便功能进行锻炼呢。胎儿的神经系统逐渐发达，对体外强烈的声音会有所反应。妈妈子宫内的空间已经快被占满了，他的手脚不能随意活动了。因此，胎动的次数比原来少了，动作也减弱了，再也不能像原来那样在孕妈妈的肚子里翻筋斗了。

孕妈妈下腹部更加凸出。子宫继续增大，将横隔向上挤压，膈肌活动幅度减小，导致胸部容量的扩大，横径增加2厘米，周径增加5～7厘米。妊娠期间气体交换需要量增加，呼吸频率稍增快。鼻粘膜增厚，水肿，所以抵抗力稍低，易患感冒。沉重的腹部会让孕妈妈时常感到疲惫。

2. 准爸爸应为孕妈妈按按摩

按摩，能缓解疼痛，是舒展肌肉组织、放松身体的良方。可以经常适度做一些家庭推拿按摩，能为孕妈妈调整种种不适感。

孕期的日常生活中，保持某种姿势的时间过久，或持续运动、站立、下蹲过度，都会使肢体的各部位发生肌肉酸痛、僵硬、疲劳、乏力甚至肌肉、软组织痉挛。

长时间紧张的工作，也容易使人处在持续、慢性疲劳状态。通过不同部位和穴位的按摩和自我按摩，能舒缓压力，放松肌肉、消除疲劳，有利于消除慢性疲劳症。

肩部：取坐位，准爸爸站在孕妈妈身后，用双手采取揉法、捏法，由内侧向外侧施行，轮流按摩左右双肩肌肉组织，直至放松。

腰部：取侧卧位，准爸爸站立在孕妈妈背面，用拇指采用按法、揉法到指掌、臂肘的滚法，沿着腰部到臀部按摩肌肉组织，到孕妈妈有肌肉组织松弛感为度。做完这一侧，换另一侧。

肢体：取坐位、侧卧位，准爸爸站立在孕妈妈侧面，分别对四肢的肌肉群采用揉捏法、指压法、拿法、摇法和滚法，依次按摩四肢各大主要肌群，包括臂部的肱二头肌、肱三头肌、前臂肌群，腿部的四头肌、腿后侧肌群、内侧肌群和外侧肌群，力度宜由轻渐重、由缓渐疾，直到各组肌群有松弛感为度。然后，再用掌摩法、擦法，对各组肌肉群做缓解和放松。

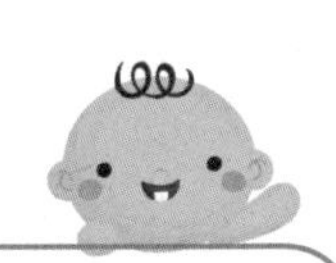

怀孕小便笺

准爸爸每天准备好一盆热水，帮妻子舒舒服服泡个脚，再帮她擦干，定期修剪脚指甲，既解决了妻子面临的难题，又能让妻子倍感欣慰，何乐而不为呢？

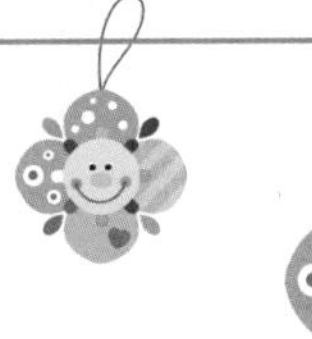

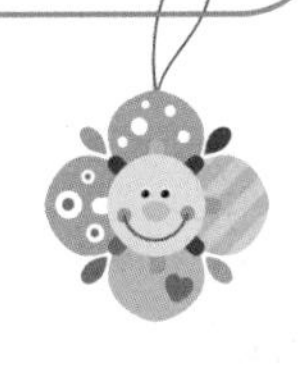

3. 能赶走孕妈妈坏情绪的一些食物

孕妈妈在怀孕期间经常心烦意乱，尤其到了孕晚期，对临产的恐惧更容易让孕妈妈越来越焦虑。不好的情绪和心理对孕妈妈和胎儿都会产生不良影响，孕妈妈除了要学会自我调节与放松心情外，还可以通过食用以下食物赶走坏情绪：

豆类食物

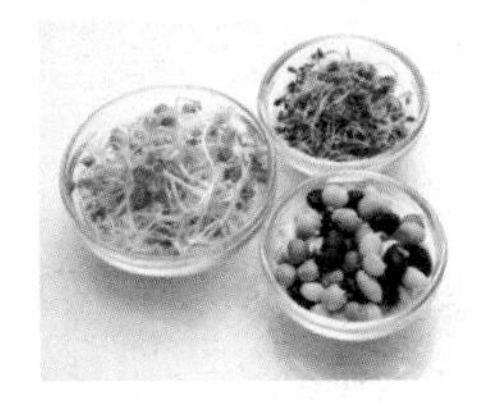

大豆中富含人脑所需的优质蛋白和 8 种必需的氨基酸，这些物质都有助于增强脑血管的功能。血液运行畅通了，心情自然就舒畅了。

香蕉

香蕉能够帮助大脑产生 5- 羟色胺，让心情变得愉快，甚至可以减少因为疼痛引起情绪不佳的激素。抑郁症患者以及其他人心情不好的时候吃一些香蕉，可以使大脑中 5- 羟色胺的浓度增加，有效减轻其抑郁程度，甚至使不愉快的情绪消失。

菠菜

菠菜除含有大量铁质外，更有人体所需的叶酸。人体如果缺乏叶酸会导致精神疾病，包括抑郁症和阿尔茨海默病等。

南瓜

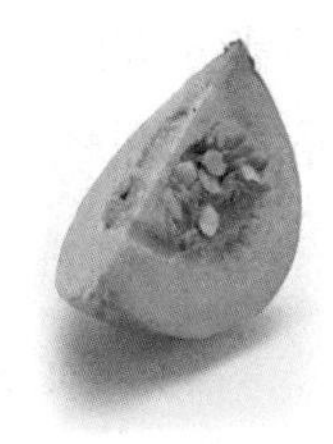

南瓜富含维生素 B_6 和铁，这两种营养素能帮助身体所储存的血糖转变成葡萄糖，葡萄糖正是脑组织唯一的“燃料”。

4. 多吃一些有助于顺产的食物

孕妈妈的分娩方式与怀孕后期饮食中的锌的含量有关，每天摄取锌越多，自然分娩的机会越大。这主要是因为锌可加强子宫酶的活性，促进子宫肌收缩，进而在分娩时能把胎儿娩出子宫腔。当孕妈妈体内缺锌时，子宫肌的收缩程度就会减弱，就不能自行娩出胎儿，因而需要借助产钳、吸引等外力帮助。若孕妈妈严重缺锌，只能采用剖宫产娩出胎儿了。

可见，锌是人体内十分重要的微量元素，对人体的正常生理功能发挥着重要的作用。而对于大多数孕妈妈来说，通过食物补充锌是最有效的也是最安全的。因此，孕妈妈在日常饮食中一定要注意补充锌元素。

孕妈妈可以经常吃些动物肝脏、肉、蛋、鱼及粗粮、干豆，这些都是含锌比较丰富的食物。另外，像核桃、瓜子、花生都是含锌较多的小零食，每天最好都吃些，这样能起到较好的补锌作用。

苹果是补充锌非常好的来源，他不仅富含锌等微量元素，还富含脂质、碳水化合物、多种维生素等营养成分，尤其是细纤维含量高，有助于胎儿大脑皮质边缘部海马区的发育。同时对胎儿后天的记忆力也有所帮助。孕妈妈每天吃1～2个苹果就可以满足锌的需要量。

还有一点孕妈妈要注意：要尽量少吃或不吃过于精制的米、面，因为，小麦磨去了麦芽和麦麸，成为精面粉时，锌元素已大量损失，只剩下1/5了。

5. 音乐胎教：《b小调第一钢琴协奏曲》

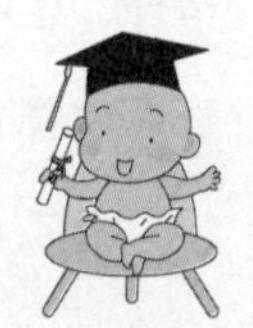

你可爱的胎宝宝在你的腹中健康地成长着，你瞧，这小家伙的耳朵已经非常好了。说不定他还能分清什么是钢琴曲什么是小提琴曲呢，不信，来试试吧！

怎样听这首曲子

当你平心静气并反复地听这首小提琴与钢琴的合奏曲时，你会觉得这支乐曲既好像是波涛起伏的大海，又像是和煦扑面的春风，好似灿烂的阳光铺满了生活的大地，真正感受到生活的美好。当腹内的胎宝宝接受了你美好的心理信息以后，他也会与你产生同感。

6. 预防早产刻不容缓

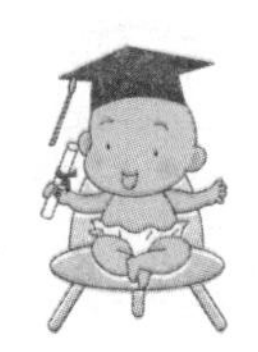

妊娠满28周至不满37周间分娩者称为早产。早产儿不仅只是体重小，而且生存能力差，体温调节功能不良，呼吸功能、消化功能及免疫功能均差，所以很容易发生感染。同时还容易出现新生儿低血糖、高胆红素血症、脑损伤等。

早产儿增多与许多因素有关，其中包括高龄孕妈妈的增加、试管婴儿的增多、环境污染的加重等。另外不少孕妈妈在孕期工作压力大、精神紧张等也是重要的影响因素。

调整生活起居，预防早产

关注自己的健康：如果孕妈妈患有心脏病、肾病、糖尿病、高血压等疾病，应积极配合医生治疗；有妊娠高血压、双胞胎或多胎妊娠、前置胎盘、羊水过多等情况的孕妈妈，一定要遵医嘱，积极做好孕期保健工作，及时发现异常，并尽早就医；孕妈妈若患有生殖道感染疾病时，应该及时就医诊治。

避免劳累和外来刺激：蹲拾物品要注意采取蹲下拾取式，或请他人代劳。避免长途旅行、出游。避免外出到人多、拥挤之地。

其他注意事项：孕晚期应多卧床休息，并采取左侧卧位，减少宫腔内向宫颈口的压力。不吸烟酗酒。

孕晚期必须禁止性生活。

发现有早产症状时可以这么做

当孕妈妈发现有早产征兆时可以这么做：

1. 一旦发现产兆，先放松心情（如深呼吸、听音乐），采取左侧卧姿卧床观察与休息、补充水分，并及时打电话到医院询问。

2. 若有见红及破水现象，应立刻就医。破水的孕妈妈应立即平卧。

3. 若使用以上方法后，症状经过半小时都无法改善，应立刻到附近设有“新生儿加护病房”的医院就诊（因若早产儿出生后再转院，会错过急救黄金时间），以确定治疗方向及处理方案，避免早产危机。

预防早产，情绪很重要

研究表明，紧张、忧郁等心理因素也会引发早产或者流产，孕妈妈心理压力越大，早产发生率越高，特别是紧张、焦虑和抑郁情绪与早产关系尤为密切。因此，孕妈妈应积极通过自我调节或心理咨询及必要药物等方法，改善不良的心态，以预防早产。

7. 孕妈妈胎位不正的护理

胎位是指胎儿在子宫内的位置与骨盆的关系。正常的胎位应该是胎儿的头部俯曲，枕骨在前，分娩时头部最先伸入骨盆，医学上称之为“头先露”，这种胎位分娩时一般比较顺利。除此以外的其他胎位，就是属于胎位不正了，包括臀位、横位及复合先露等。

如果在怀孕第32周时胎儿的头部仍未向下，应予以矫正。不过孕妈妈不必太过担心和焦虑，因为胎位不正是常事，可以在医生的指导下按以下方法进行矫正：

膝胸卧位

准备前，孕妈妈需要排空大小便，换上宽松、舒适的衣服。将小腿与头和上肢紧贴床面，在床上呈跪拜样子，但要胸部贴紧床面，臀部抬高，使大腿与床面垂直，保持15分钟，然后再侧卧30分钟。每天早、晚各做一次，连续做7天。患有心脏病、高血压的孕妈妈忌用此方法。

桥式卧位

准备前，孕妈妈仍需要排空大小便，换上宽松、舒适的衣服。先用棉被或棉垫将臀部垫高30 ~ 35厘米，孕妈妈仰卧，将腰置于垫上。每天只做1次，每次10 ~ 15分钟，持续1周。

此外，妈妈可以进行适当的运动，如散步，轻柔地揉腹、转腰等活动。

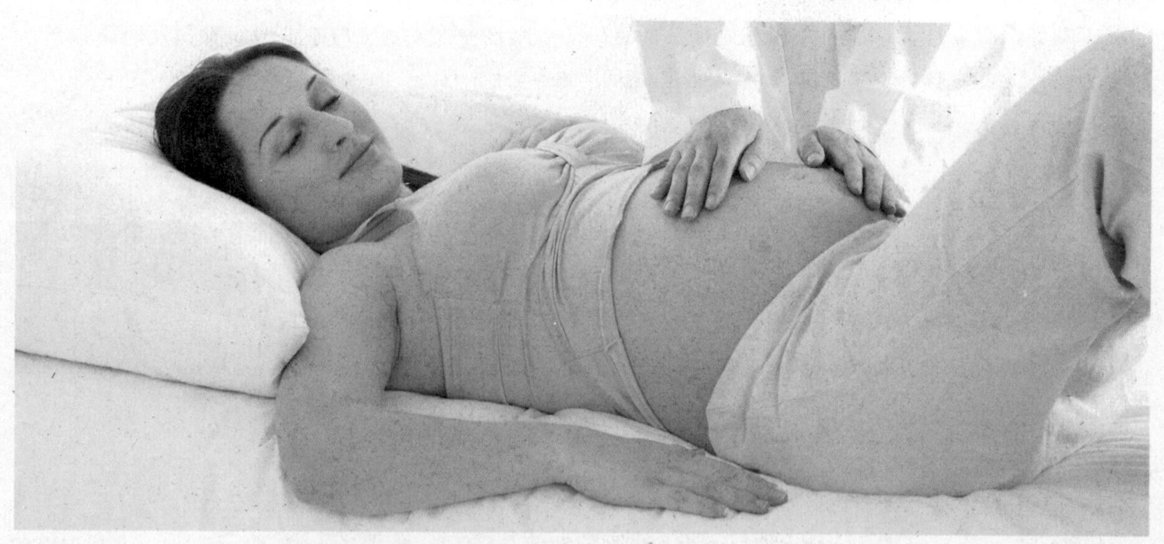

三十三、怀孕第 33 周

1. 胎儿发育与孕妈妈的变化

孕 33 周时，胎儿身长约 45 厘米，体重 2000 ~ 2250 克。此时皮肤不再又红又皱了，有的已长出了一头胎发，也有的头发稀少。指甲已长到指尖，一般不会超过指尖。呼吸系统、消化系统发育已近成熟。现在胎儿的头骨很软，每块头骨之间都有小空隙，这是为了在生产时头部能够顺利通过产道做准备，不过其他部位的骨骼已经变得很结实。

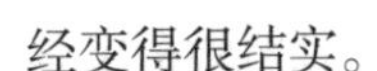

这个时候孕妈妈的子宫底已经升至心窝下方，子宫高 29 厘米，胃和心脏受压迫感更明显，有时感到气喘，呼吸困难，胃饱胀。由于子宫压迫膀胱，排尿次数增加，尿频现象明显。有的孕妈妈有时会感到轻微的子宫收缩。

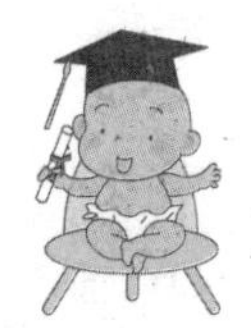

2. 分娩方式大扫盲

自然分娩

自然分娩即顺产，生产过程中不需要借助外力，胎儿经阴道自然娩出。这是人类进化中最本能最自然的方式。

剖宫产

以手术的方式，剖开腹壁及子宫，取出胎儿。是唯一不需经过阴道的分娩方式。

水中分娩

现代社会的进步、医学条件和科技的发展，使得孕妈妈对分娩方式的选择已经不再仅限于上面两种分娩方式。水中分娩一般会在一间特殊的产房进行，在一只形似按摩浴缸的“分娩水池”内，待产孕妈妈泡在经过特殊处理的温水中，在助产护士的引导下，合理换气、放松……慢慢地，一个可爱的天使就诞生了。

无痛分娩（硬膜外麻醉）

医学上称“分娩镇痛”，本质上还是自然分娩，只不过是使用麻醉药或镇痛药使分娩时的阵痛减轻甚至消失。虽然有很多分娩方式可供选择，但究竟采取什么样的分娩方式还是需要根据孕妈妈的自身状况来决定。

3. 孕33～36周饮食营养指导方案

进入怀孕第33周以后，胎儿逐渐下降进入盆腔，孕妈妈的胃部会感觉舒服一些，所以食量会有所增加。本月应继续保持以前的良好饮食方式和饮食习惯。少吃多餐，注意饮食卫生，减少因吃太多，或是饮食不洁造成的胃肠道不适，以免给分娩带来不利影响。

此外，本月仍需注意保证优质蛋白质的供给，应适度摄入碳水化合物类食物，避免食用热量较高的食物。

每天5～6餐，注意营养均衡。怀孕第9个月，胎儿的肝脏以每天5毫克的速度储存铁，直到储存量达到240毫克。如果此时铁的摄入量不足，会影响胎儿体内铁的存储，出生后易患缺铁性贫血，动物肝脏、绿叶蔬菜是最佳的铁质来源，孕妈妈应适当补充。

此月还可以吃一些淡水鱼，有促进乳汁分泌的作用，可以为胎儿准备好营养充足的初乳。

4. 要多吃一点富含膳食纤维的食物

膳食纤维可以防止便秘，促进肠道蠕动。

孕晚期，逐渐长大的胎儿给孕妈妈带来负担，孕妈妈很容易发生便秘。由于便秘，又可发生内外痔。为了缓解便秘带来的痛苦，孕妈妈应该注意摄取足够量的膳食纤维，以促进肠道蠕动。全麦面包、芹菜、胡萝卜、红薯、土豆、豆芽、菜花等各种新鲜蔬菜和水果中都含有丰富的膳食纤维，孕妈妈可在这个月适当地多摄入这些食物。

另外，孕妈妈还应该适当进行户外运动，并养成每日定时排便的习惯。

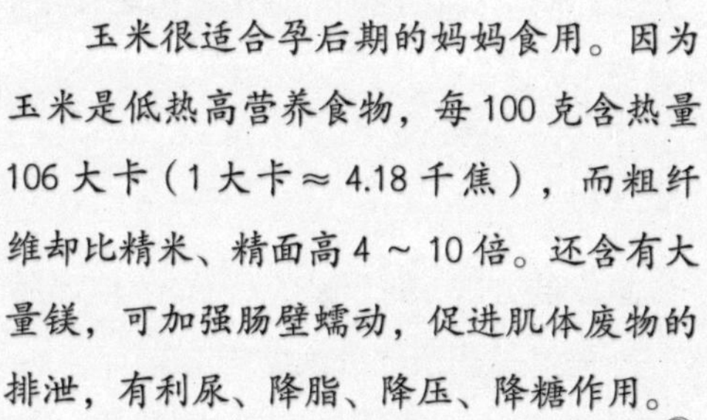
怀孕小便笺

玉米很适合孕后期的妈妈食用。因为玉米是低热高营养食物，每100克含热量106大卡（1大卡≈4.18千焦），而粗纤维却比精米、精面高4～10倍。还含有大量镁，可加强肠壁蠕动，促进肌体废物的排泄，有利尿、降脂、降压、降糖作用。

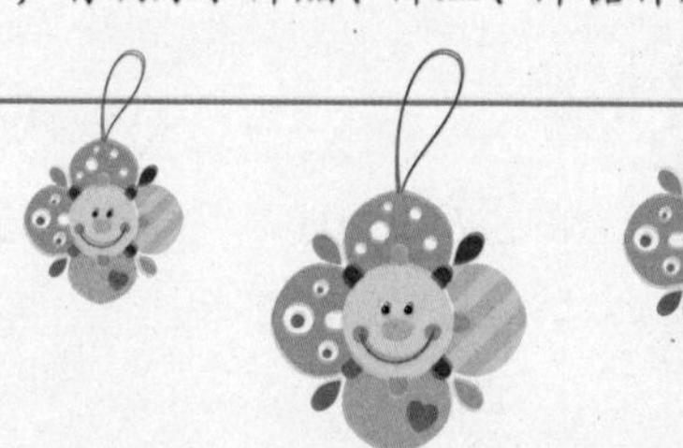

5. 语言胎教：母子“对话”开始了

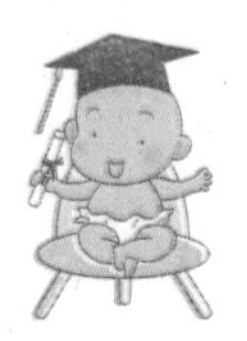

胎儿具有辨别各种声音并能做出相应反应的能力，孕妈妈应该抓住这一时机经常对胎儿进行呼唤训练，也可以说是“对话”。孩子出生就会马上识别出父母的声音，刚来到这个完全陌生的世界时如果能听到一个他所熟悉的声音，对他来说是莫大的安慰，同时消除了由于环境的突然改变而带给他心理上的紧张与不安。

6. 孕 33 ~ 36 周产检的注意事项

孕 33 ~ 36 周的产前检查除了常规项目外，医生会建议孕妈妈开始着手进行分娩前的准备工作。

分娩前的准备工作包括以下几点。

1. 心理准备：孕妈妈要以轻松的、顺其自然的心理状态，有准备地迎接分娩。

2. 知识准备：克服对分娩的恐惧心理，一个最好的办法是让孕妈妈自己了解分娩的全过程及可能出现的各种情况，孕妈妈对分娩的有关知识进行学习和训练。

3. 做好分娩地点的选择及物品准备：尽量去医疗设施好、服务水平高的医院待产。如果在家中分娩，首先联系好接生医生，要准备好临时产房的照明及取暖设备，以及分娩所需要的各种物品等。

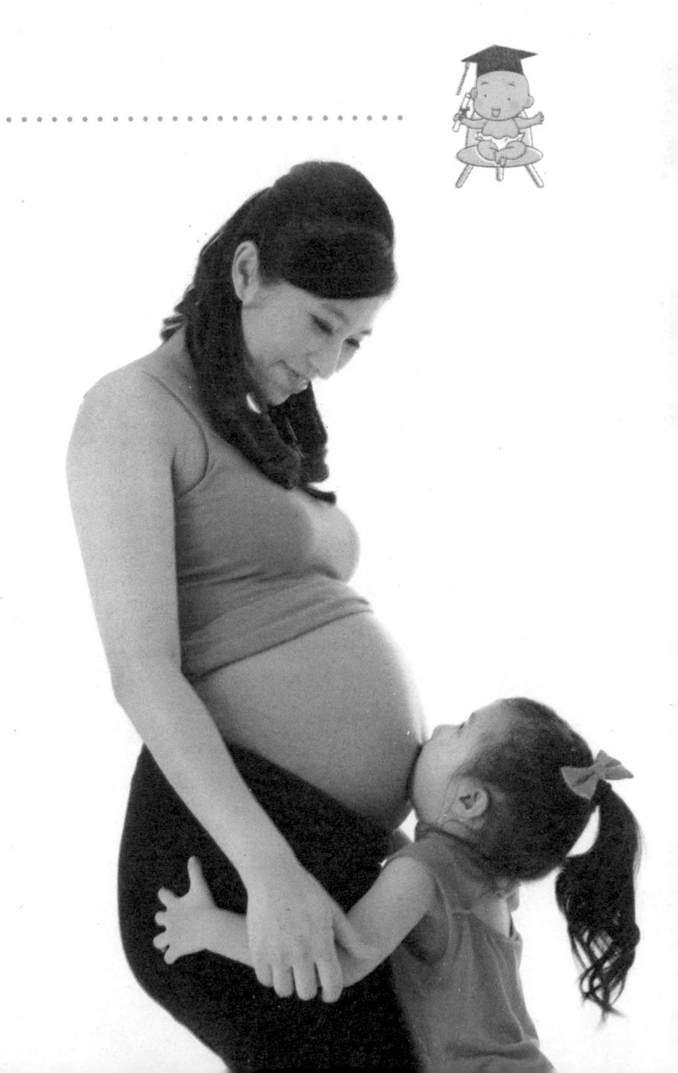

三十四、怀孕第34周

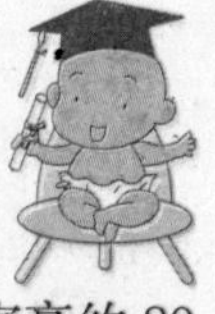

1. 胎儿发育与孕妈妈的变化

到了这周，胎儿身长约47厘米，体重在2300克左右，体形看起来比孕早期圆润了许多。皮下脂肪正在形成，这会帮助小宝贝在出生后调节体温。现在的胎儿看起来光滑多了，原本长满全身的胎毛逐渐消退。头部已经进入骨盆，为不久后的出生做着准备。指甲仍在生长，不过仍然不会超过指尖。呼吸系统、消化系统继续发育，越来越接近成熟。

子宫底在肚脐上约14厘米处，子宫高约30厘米。这时孕妈妈觉得盆腔、膀胱、直肠等部位有压迫感，甚至出现“针刺样”的感觉。如果是初产妇，这时候胎儿的头已经降入骨盆，紧紧地压在子宫颈上，而经产妇胎儿入盆的时间会较晚。此时孕妈妈的手、脚、腿等都会出现水肿的现象。

2. 孕妈妈不宜使用卫生护垫

不宜使用卫生护垫

很多医生都不推荐女性使用卫生护垫，主要原因是因为卫生护垫虽然吸水性较强，但是绝大多数卫生护垫都含有胶质等材料，所以透气性很差，潮湿后不易干燥，因而细菌很容易在上面滋生。由于女性会阴部位与卫生护垫是直接接触的，因此，污染的护垫很容易引发阴道炎。

怀孕期间，由于特殊的身体变化，孕妈妈患真菌等妇科炎症的概率比平时要高，如果再经常

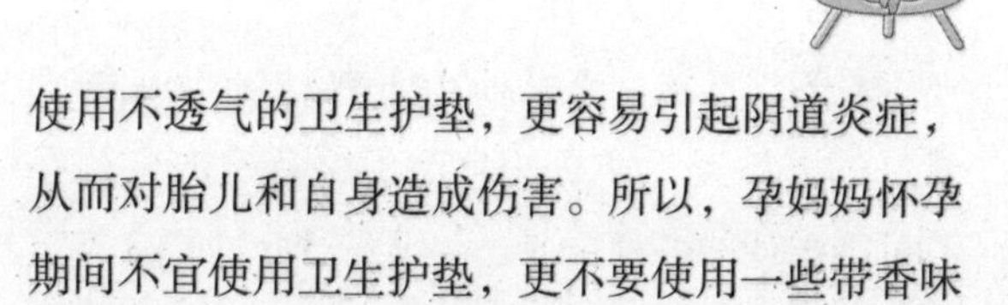

使用不透气的卫生护垫，更容易引起阴道炎症，从而对胎儿和自身造成伤害。所以，孕妈妈怀孕期间不宜使用卫生护垫，更不要使用一些带香味添加剂的护垫。

用日常清洁代替卫生护垫

孕妈妈平时应该保持内衣裤清洁透气，怀孕期间，应该比往常更加注重外阴部位的清洁。

孕妈妈最好每天用温和的温水清洁外阴，尽

量少用一些阴道洗液。

选择透气性好的棉质内裤，并勤洗勤更换。清洗内衣裤时，最好使用相对温和的洗衣皂，洗净后的衣物要在阳光下晾晒。

3. 几种补充维生素的蔬果餐

以下几款水果餐不仅可以帮助孕妈妈补充维生素，还具有美容养颜的功效。

小黄瓜汁

小黄瓜洗净，切碎，按照1 ：1的比例加水，用榨汁机榨成汁，以蜂蜜调服。

菠菜柳橙汁

菠菜用沸水焯过，柳橙（带皮）、胡萝卜与苹果切碎，按照1 ：1的比例加水，用榨汁机榨成汁。

炖木瓜

银耳用温水泡开。川贝 3 克与银耳一起小火炖 10 分钟，加入木瓜、冰糖，再烧沸即可。

怀孕小便笺

在孕期，孕妈妈不可以用维生素制剂完全代替蔬菜水果。蔬菜水果是多种维生素的集合体，而维生素制剂多是单一的。蔬菜水果中虽然还有一些不是维生素，但对人体的作用与维生素类似，如生物类黄酮、叶绿素等，所以蔬菜水果对健康的作用比维生素制剂更全面。

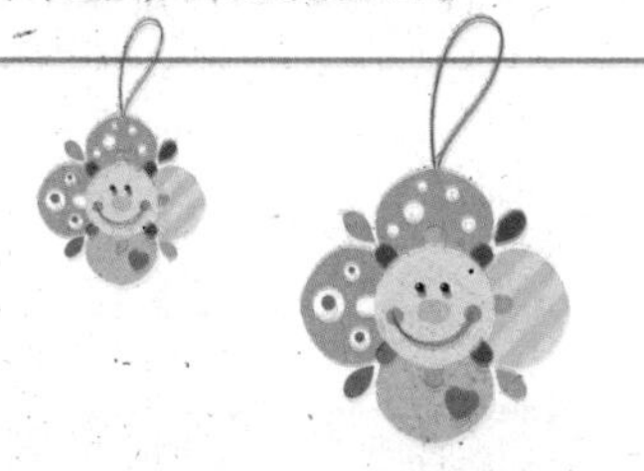

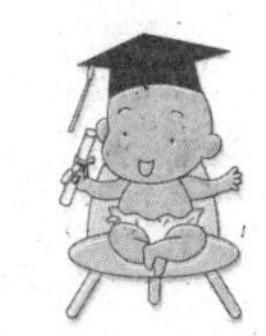

4. 孕妈妈易饿怎么办

随着胎儿头部入盆，胎体下降，“第二次妊娠反应”症状减轻，孕妈妈的食欲恢复而且变得特别容易饿，显得特别能吃。

“怎么会饿得这么快呢？”难免会有疑问，已经施行了几个月的营养胎教内容，如何坚持下去呢？

一般来说，只要不偏食，食物选配得当，在孕晚期中适当增加一些副食品的种类和数量，就能满足胎儿和母体自身营养储备的需要。

本阶段供给充足的蛋白质、卵磷脂和维生素，能使胎儿脑细胞数量增加，有利于胎儿的智力发育。孕妈妈的食量近期会明显增加，但因为腹部容量受限的因素，又会总是感觉到吃不饱、饿得快。应当多吃一些含蛋白质、矿物质和维生素丰富的食物，如牛奶、鸡蛋、动物肝脏、鱼类、豆制品、新鲜蔬菜和新鲜水果。此外，还要多吃富含铁、维生素 B_{12} 和叶酸的食物，如动物血、内脏和深色蔬菜等。

要尽量少吃过咸的食物，避免过量饮水，以防止妊高征的发生。

还要注意少吃高能量食物，避免自己过于肥胖和胎儿长得过大。

5. 知识胎教：闪光卡片——宝宝学拼音

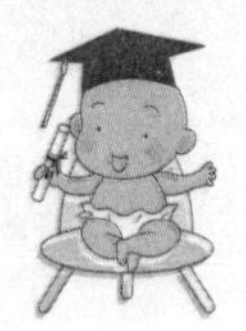

斯瑟蒂克说：“从怀孕第 5 个月开始，我就用事先准备好的‘闪光卡片’，教胎宝宝学习文字、数字和图形了，这些卡片都是在白纸上用鲜艳的颜色描绘出来的，这样会更加醒目。”

教 a 这个单韵母时，一边反复地发好这个音，一边用手指写笔画。这时最重要的是通过视觉将“a”的形状和颜色深深地印在脑海里。这样一来，发出的“a”这一字母信息，就会以最佳状态传递给胎儿，从而有利于胎儿用脑理解记忆。

汉语拼音学完了后，可以接着教声母和简单汉字，如“大”“小”“天”“儿”等。

6. 孕妈妈腹部瘙痒应对策略

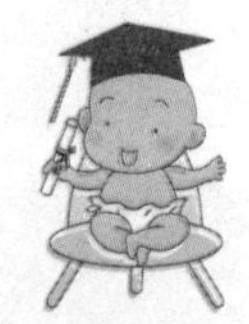

近期内，孕妈妈经常会觉得肚皮痒痒的，这是因为肚皮扩张造成的皮肤瘙痒，可以涂抹一些保湿乳液或按摩霜，来减轻、舒缓症状，还有抑制妊娠纹的作用。

如果痒到睡不着觉，发现从肚子到大腿，有慢慢形成的丘疹，或是一块一块大的斑块时，就必须请教医生，可能是患了痒疹。医生会开具处方，以止痒药或口服药作为治疗方法。

一般通过质量认证、性能较温和的保养品都可以选用。注意尽量选择针对孕妇设计的保养品，因为它多采用适合孕期和胎儿健康的配方。

如果孕妈妈属于易出现妊娠纹的体质，更要在孕期努力作好保养。只要感觉到皮肤有痒痒的、紧绷绷的不适感，就涂抹妊娠霜，需要勤快一些，有时候一天擦拭 2 ~ 3 次。此外，勤于按摩、使用托腹带、控制体重，在生产后会恢复得很好，不会留下妊娠纹的迹象。

三十五、怀孕第 35 周

1. 胎儿发育与孕妈妈的变化

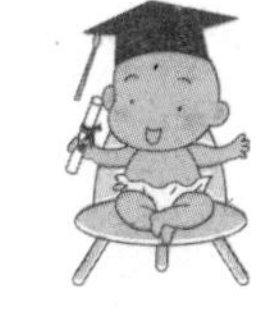

第 35 周，胎儿的身长约 48 厘米，体重在 2500 克左右。胎儿的身体呈圆形，皱纹减少，皮肤呈现出光泽。指甲仍然在生长，已经接近指尖。胃和肾脏的功能更加发达，能分泌少量的消化液，并开始向羊水中排尿。体温调节能力未发育完全，还要依赖温度恒定的羊水及自身的脂肪等来保持自身的体温。胎儿的头骨现在还很柔软，并未融为一体。这种构造让他的头部具有可塑性，既可以从产道中挤出来，又不会对自身造成伤害。

孕妈妈子宫底在肚脐上约 15 厘米处，子宫高约 31 厘米。体重比妊娠前增加了 10 ~ 12.5 千克。由于下降到骨盆的胎儿影响肠道的蠕动，孕妈妈经常会发生便秘和痔疮，另外，也可引起腹股沟疼痛、抽筋，行动更为艰辛。临近分娩时，孕妈妈会出现明显的情绪波动，自控能力差，易怒，易失眠等。

2. 怎样主观上摆脱对分娩的恐惧

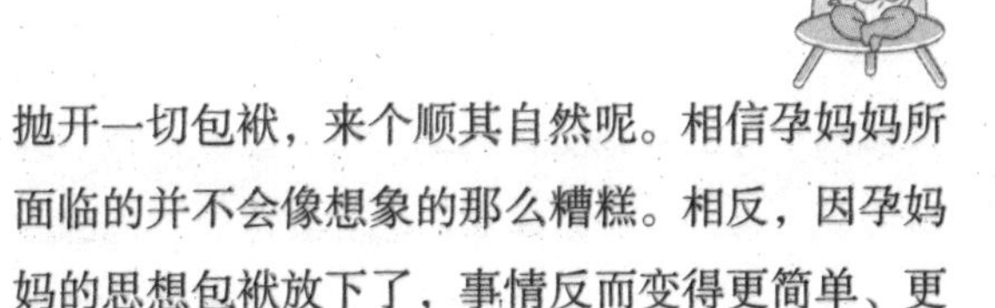

恐惧分娩的孕妈妈对分娩的了解不够，总是胡思乱想分娩带来的疼痛如何无法忍受或者有多危险，建议这些孕妈妈多了解相关的分娩知识，从主观上摆脱对分娩的恐惧心理，并理解分娩疼痛带来的巨大回馈——一个新生命的诞生。

同时，还可以这么做：

以顺其自然的态度对待分娩

无论如何，孕妈妈都得面对这一关，既然那么痛苦，那么勉强，也得面对，何不放松一些，抛开一切包袱，来个顺其自然呢。相信孕妈妈所面临的并不会像想象的那么糟糕。相反，因孕妈妈的思想包袱放下了，事情反而变得更简单、更顺利了。

提前熟悉环境

产前可以多去熟悉准备分娩医院的环境，多与医生交流，选择最适合自己的分娩方式，了解产程，并根据情况让医生指导分娩时怎样配合，如进行呼吸法练习等。

多与家人沟通

产前可以与家人讨论分娩的事情，将各种可能遇到的问题事先提出，并寻找出解决方法。

做好分娩前的物质准备

准备好分娩所需的物品，这样就不会临时手忙脚乱，也会帮助稳定情绪。

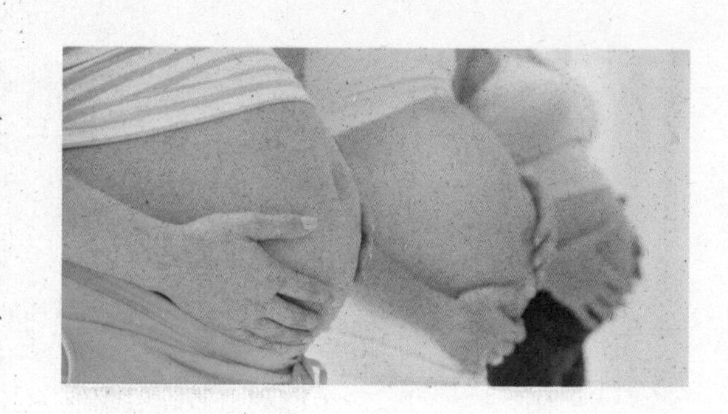

3. 孕晚期补充蛋白质的益处有哪些

正常女性平均每天蛋白质的需要量为60克。孕妈妈对蛋白质的需求是随着孕期的增长而增加的，在怀孕的早、中、晚期，孕妈妈每天应分别额外增加蛋白质5克、15克和20克。

孕晚期蛋白质摄入不足，会导致孕妈妈体力下降，产后身体恢复不良、乳汁稀少等问题，胎儿的生长也会被影响。因此，孕晚期孕妈妈应根据需要，合理摄入蛋白质，以供产后的乳汁分泌。

孕妈妈必须增加优质蛋白质的摄入量，即多食鱼、蛋、奶及豆类制品。相比较而言，动物性蛋白在人体内吸收利用率较高，而豆和豆制品等植物性蛋白吸收利用率较差。

有的孕妈妈害怕孕期蛋白质不够，所以选择补充蛋白质粉，其实如果孕妈妈身体健康、营养良好的话是不需要额外补充蛋白质粉的。过量食用蛋白质粉，可能会导致体重超标，不利于自然分娩，产后体形恢复也比较慢。只要日常注意多摄取一些富含蛋白质的食物即可满足身体需要。

4. 维生素制剂不宜常服

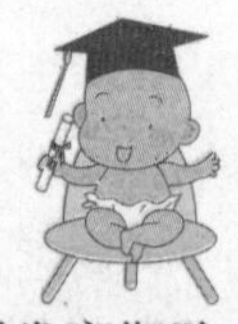

孕妈妈切勿盲目补充维生素制剂。过量的维生素会影响胎儿和孕妈妈的健康，比如维生素A可维持皮肤、黏膜等上皮细胞的完整性，促进机体的生长发育，但孕妈妈过量摄入会对发育期胎儿生长造成损害，出现畸形，如兔唇、脑积水和严重心脏缺陷等。

虽然孕妈妈应比一般人多服用维生素来保证母体和胎儿的需要，但不能没有限制地大量摄入，更不能以药代食，一般身体健康的孕妈妈并不需要额外补充维生素制剂。只要在日常生活中经常摄入富含有维生素的食物即可。

如果孕妈妈觉得自己有挑食、胃口不好等问题，担心维生素摄入不足影响到胎儿，可以去医院做检查，由专业医生决定是否需要补充维生素。

5. 美育胎教：民间刺绣

刺绣是针线在织物上绣制的各种装饰图案的总称。就是用针将丝线或其他纤维、纱线以一定图案和色彩在绣料上穿刺，以缝迹构成花纹的装饰织物。它是用针和线把人的设计和制作添加在任何存在的织物上的一种艺术。

刺绣是中国民间传统手工艺之一，在中国至少有两三千年历史。中国刺绣主要有苏绣、湘绣、蜀绣和粤绣四大门类。刺绣的技法有：错针绣、乱针绣、网绣、满地绣、锁丝、纳丝、纳锦、平金、影金、盘金、铺绒、刮绒、戳纱、洒线、挑花等等，刺绣的用途主要包括生活和艺术装饰，如服装、床上用品、台布、舞台、艺术品装饰。

6. 音乐胎教：《两只老虎》，快乐动起来

又到了准爸爸表现的时候了。孕妈妈哼唱着这首耳熟能详的儿歌，准爸爸滑稽地扮演着小老虎的角色，胎宝宝一定能感觉到自己生活的很快乐、很幸福呢！

两只老虎（词 / 佚名）

两只老虎，两只老虎，
跑得快，跑得快，
一只没有眼睛，
一只没有耳朵，
真奇怪，
真奇怪。

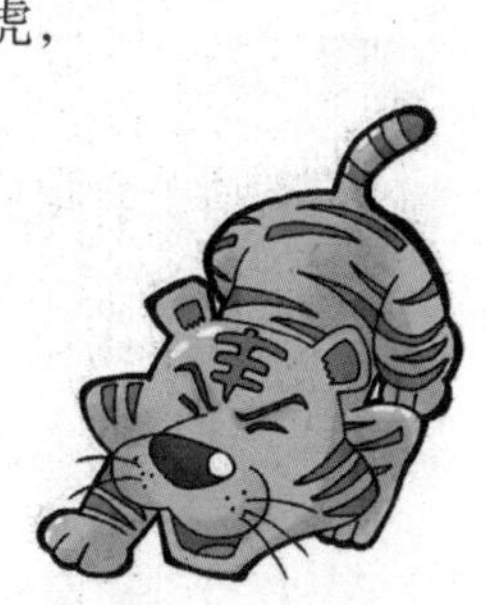

三十六、怀孕第36周

1. 胎儿发育与孕妈妈的变化

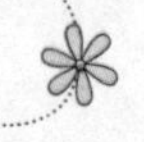

本周的胎儿大约2800克重，身长46 ~ 50厘米。指甲又长长了，可能会超过指尖。两个肾脏已发育完全，他的肝脏也已能够处理一些代谢废物，但由于肝脏酶系统发育未成熟，它代谢某些化学物质有一定程度的困难。此时的胎儿在孕妈妈腹中活动时，他的手肘、小脚丫和头部可能会清楚地在孕妈妈的腹部突现出来，因为此时的子宫壁和腹壁已变得很薄了。因此会有更多的光亮透射进子宫，这些光亮会让胎儿逐步建立起自己每日的活动周期。

孕妈妈子宫底在肚脐上约16厘米处，宫高约32厘米。孕妈妈会感觉身体逐渐沉重，小便频繁，阴道分泌物增多，有轻微的子宫收缩。从本周开始起，孕妈妈的体重不会明显增加，乳腺有时会分泌出乳汁。

2. 有助顺产的产前运动

为了迎接分娩，孕妈妈最好在孕产期之前14天开始练习分娩促进运动，这样将有助于顺产。

划腿运动

用手扶椅背，右腿固定，左腿做360度转动画圈，还原，换腿做。早晚各做5 ~ 6次。

腰部运动

用手扶椅背，慢吸气，同时手臂用力，脚尖立起，腰部挺直，然后慢慢呼气，手臂放松，脚还原。早晚各做5 ~ 6次。

抬腿运动

自然站立，将一条腿用力提至离地面45度，脚腕稍微向上翻。换腿，重复做。

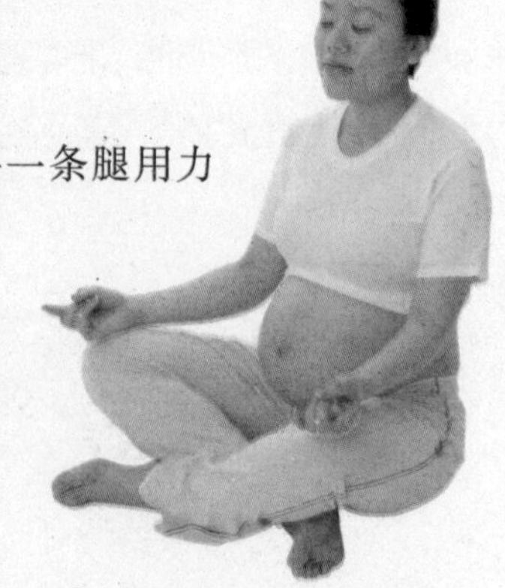

3. 准爸爸也会有产前焦虑症

准爸爸产前焦虑的原因

准爸爸作为家庭的支柱，面临着来自各方面的更大的压力，因此，在胎儿临产前，准爸爸也会因面临压力而产生焦虑情绪。情况严重的准爸爸还有可能会出现恶心、想吐等心理不适。准爸爸的焦虑情绪，很有可能会波及孕妈妈，对准爸爸正确处理各种事情和健康都很不利，胎儿也会连带着受到影响。

准爸爸一定要克服焦虑的情绪，尽量让自己在短期内调适过来，自信地完成角色转变。

缓解准爸爸产前焦虑的方法

以下缓解焦虑的办法，可供准爸爸参考：

把孩子的到来看成是一种乐趣，而不仅仅是责任和压力，用平和的心态去对待即将出生的胎儿，不要对孩子抱有很多高标准的期待。

不要熬夜，经常陪孕妈妈散步和做运动，准爸爸充沛的精力会使得自己更有自信，从而缓解焦虑情绪。

学会宣泄。感到紧张忧虑时可以找其他家人和朋友聊聊天，把自己的忧虑说出来，家人和朋友会让你精神放松，从而发现有些担心其实是没必要的。

不要太过担心孕妈妈的生产，不妨找个时间去医院实地查看一下，那样准爸爸就会发现之前所担心的场景，其实在孕妈妈生产时都是很少出现的。

把去医院的路线事先走一遍，估算好大致时间，那样在紧急情况下准爸爸就不会太过紧张。

怀孕后，孕妈妈会产生强烈的恐惧感、孤独感，随着临产期的接近，孕妈妈可能还会有“产前焦虑症”。家人可能都会把关注重点放在孕妈妈身上，而忽视了准爸爸其实也会产生产前焦虑。

4. 缓解胃灼热的饮食

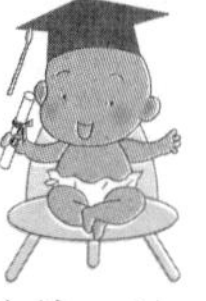

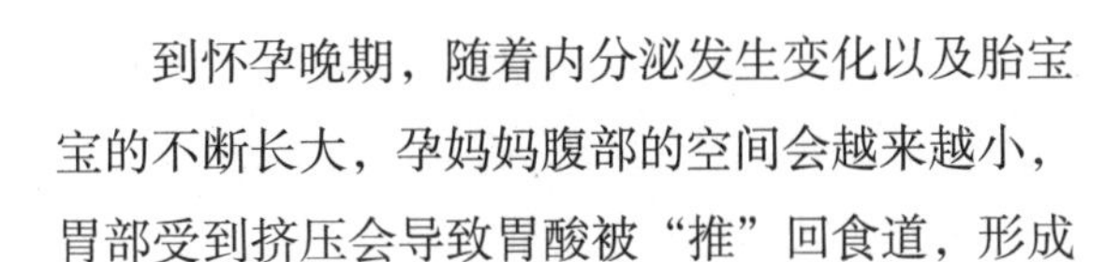

到怀孕晚期，随着内分泌发生变化以及胎宝宝的不断长大，孕妈妈腹部的空间会越来越小，胃部受到挤压会导致胃酸被“推”回食道，形成

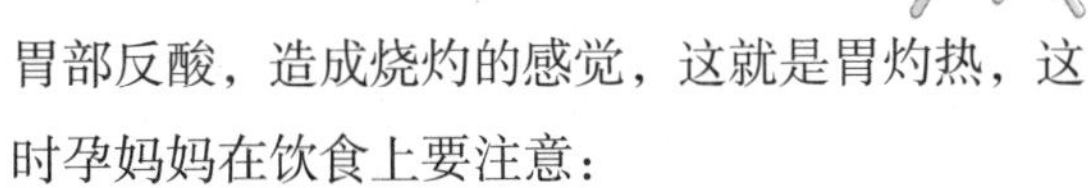

胃部反酸，造成烧灼的感觉，这就是胃灼热，这时孕妈妈在饮食上要注意：

1. 在发生胃灼热期间，应避免食用容易引起胃肠不适的饮料和食物，如碳酸饮料、巧克力、酸性食物、肉类熟食、薄荷类食品，味重、油炸或脂肪含量高的食品。

2. 白天应尽量少食多餐，不要使胃过度膨胀，减少胃酸的逆流。睡前2小时不要进食，饭后半小时至1小时内避免卧床。

3. 放慢吃饭的速度，细嚼慢咽。不要在吃饭时，大量喝水或饮料，以免胃胀。吃东西后嚼块口香糖，可刺激唾液分泌，有助于中和胃酸。

4. 孕妈妈临睡前喝一杯热牛奶，也有不错的效果。

5. 孕晚期不可常吃奶油蛋糕

蛋糕用的基本上都是植物奶油，而这些植物奶油是一种人造奶油，即反式脂肪酸。反式脂肪酸比饱和脂肪酸还要有害，偶尔吃一次问题不大，常吃危害将大大增加。

它会增加血液中低密度脂蛋白胆固醇（“坏”胆固醇）的含量，同时会减少可预防心血管疾病的高密度脂蛋白胆固醇（“好”胆固醇）的含量，增加患心血管疾病的危险。

它也会增加血液黏稠度，促使血栓形成，加快动脉粥样硬化，增加糖尿病及乳腺癌的发病率。

它还会影响胎儿的生长发育，并对中枢神经系统的发育造成不良影响，并诱发肿瘤、哮喘、过敏等疾病。

此外，为了增加蛋糕外观的吸引力，让色泽更漂亮、口感更细腻，蛋糕中常会存在色素超标、乳化剂超标的现象，这些添加剂的过量使用对健康都是有害的。

6. 知识胎教：《二十四节气歌》

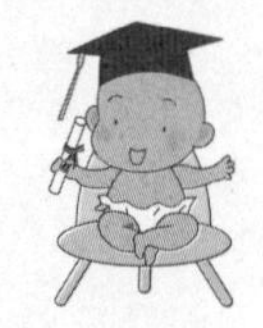

春雨惊春清谷天，夏满芒夏暑相连。秋处露秋寒霜降，冬雪雪冬小大寒。

每月两节不变更，最多相差一两天。上半年来六廿一，下半年是八廿三。

二十四节气

立春：2月3日至4日，谓春季开始之节气。

雨水：2月18日至19日，此时冬去春来，气温开始回升，空气湿度不断增大，但冷空气活动仍十分频繁，反映降水现象。

惊蛰：3 月 5 日（6 日），指的是冬天蛰伏土中的冬眠生物开始活动。惊蛰前后乍寒乍暖，气温和风的变化都较大。

春分：每年的 3 月 20 日（或 21 日），阳光直照赤道，昼夜几乎等长。我国广大地区越冬作物将进入春季生长阶段。

清明：每年 4 月 5 日（或 4 日），气温回升，天气逐渐转暖。

谷雨：4 月 20 日前后，雨水增多，利于谷类生长。

立夏：5 月 5 日或 6 日，万物生长，欣欣向荣。

小满：5 月 20 日或 21 日，麦类等夏熟作物此时颗粒开始饱满，但未成熟。

芒种：6 月 6 日前后，此时太阳移至黄经 75 度。麦类等有芒作物已经成熟，可以收藏种子。

夏至：6 月 22 日前后，日光直射北回归线，出现“日北至，日长至，日影短至”，故曰“夏至”。

小暑：7 月 7 日前后，入暑，标志着我国大部分地区进入炎热季节。

大暑：7 月 23 日前后，正值中伏前后。这一时期是我国广大地区一年中最炎热的时期，但也有反常年份，“大暑不热”，雨水偏多。

立秋：每年的 8 月 7 日或 8 日，草木开始结果，到了收获季节。

处暑：每年的 8 月 23 日或 24 日，“处”为结束的意思，至暑气即将结束，天气将变得凉爽了。由于正值秋收之际，降水十分宝贵。处是终止、躲藏的意思。处暑是表示炎热的暑天结束。

白露：每年的 9 月 7 日或 8 日，由于太阳直射点明显南移，各地气温下降很快，天气凉爽，晚上贴近地面的水气在草木上结成白色露珠，由此得名“白露”。

秋分：每年的 9 月 23 日或 24 日，日光直射点又回到赤道，形成昼夜等长。

寒露：每年的 10 月 8 日或 9 日。此时太阳直射点开始向南移动，北半球气温继续下降，天

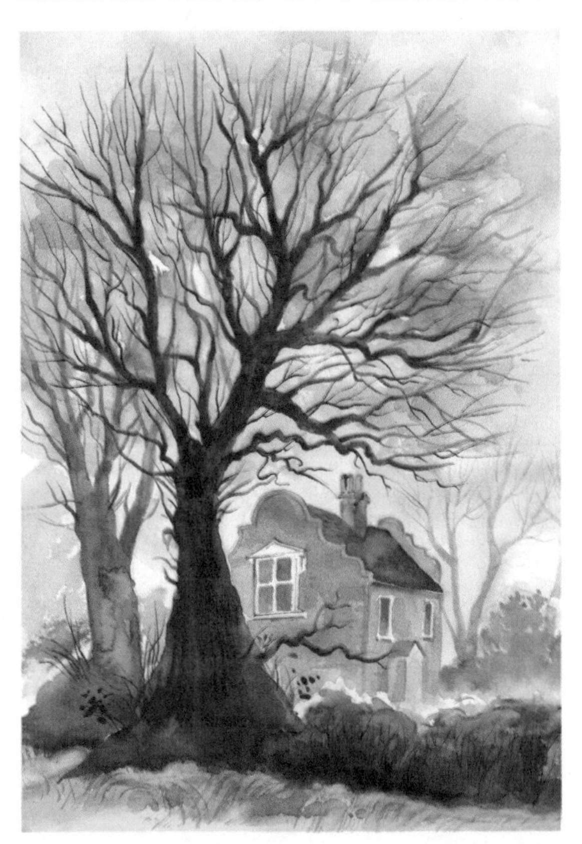

气更冷，露水有森森寒意，故名为“寒露风”。

霜降：每年的 10 月 23 日或 24 日，黄河流域初霜期一般在 10 月下旬，与“霜降”节令相吻合，霜对生长中的农作物危害很大。

立冬：每年的 11 月 7 日或 8 日，冬季开始。

小雪：每年的 11 月 22 日或 23 日，北方冷空气势力增强，气温迅速下降，降水出现雪花，但此时为初雪阶段，雪量小，次数不多，黄河流域多在“小雪”节气后降雪。

大雪：每年的 12 月 7 日或 8 日。此时太阳直射点快接近南回归线，北半球昼短夜长。

冬至：每年的 12 月 22 日或 23 日，此时太阳几乎直射南回归线，北半球则形成了“日南至、日短至、日影长至”，成为一年中白昼最短的一天。冬至以后北半球白昼渐长，气温持续下降，并进入年气温最低的“三九”。

小寒：每年的 1 月 5 日或 6 日，此时气候开始寒冷。

大寒：每年的 1 月 20 日或 21 日，数九严寒，一年中最寒冷的时候。

7. 学会识别真假分娩

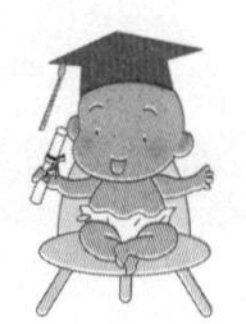

有的孕妈妈会时而出现分娩的假象，或子宫无规律的宫缩。一般来讲，真假分娩不易分辨。不过还是有一定的规律可循，假分娩宫缩无规律，且宫缩度不如真分娩剧烈。

下表是真假分娩之间的差别，供参考：

鉴别类型	假分娩	真分娩
宫缩时间	无规律，时间间隔不会越来越小	有固定的时间间隔，随着时间的推移，间隔越来越小，每次宫缩持续30～70秒
宫缩强度	通常比较弱，不会越来越强。有时会增强，但随后就减弱了	宫缩强度稳定增加
宫缩疼痛部位	通常只在前方疼痛	先从后背开始疼痛，而后转移至前方
运动后的反应	孕妈妈行走或休息片刻后，有时甚至换一下体位后都会停止宫缩	不管如何运动，宫缩照常进行

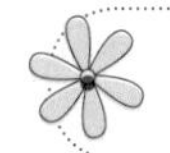

三十七、怀孕第 37 周

1. 胎儿发育与孕妈妈的变化

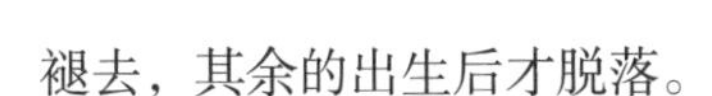

现在胎儿的重量为 3000 克左右，身长 51 厘米左右。不过这也因人而异，只要胎儿的体重超过 2500 克就算正常。通常从 B 超检查推算出来的胎儿体重，比仅从母腹大小判断出来的要准确一些。有时医生的判断与实际体重相差较多，但只要胎儿发育正常，不必太在意他的体重。此时由于胎儿几乎占满了整个子宫空间，所以活动频率有所下降，不过，仍可以感觉到他的大动作。胎儿在母腹中的位置在不断下降，部分胎毛已经褪去，其余的出生后才脱落。

由于宝宝在孕妈妈腹部的位置逐渐下降，孕妈妈会感到下腹部坠胀。随着体重的增加，孕妈妈的行动越来越不方便，有的孕妈妈甚至会时时有宝宝要出来的感觉。另外，有的孕妈妈还经常会有尿意，阴道分泌物也增多了。子宫可能还会出现收缩现象，如果每天反复出现数次，就是临产的征兆。

2. 孕 37 ~ 40 周孕妈妈身体反应

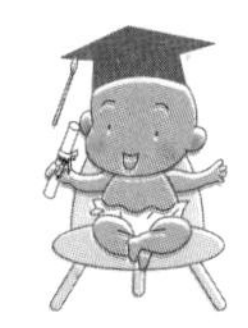

90% 以上初产妇，在预产期前 2 ~ 6 周，胎头先露部位会下降到骨盆入口平面以下，由此，先前那种胸腹憋闷的症状得以缓解，食欲会变好。子宫较宽，宫底降至脐与剑突之间。子宫变得柔软而富于弹性，在为胎儿的出生做准备，外阴分泌物会增多，有些人还会出现宫口提前张开的现象。要充分保持心神稳定，注意观察身体的细微变化。

时常会有腹部收缩性疼痛，如果属于不规则性的疼痛，就应当判定并非临产前的阵痛，而是身体为适应生产而出现的正常状况。

快到结束整个妊娠期，最后冲刺的时候了，不要以行动不便为借口，放纵自己海吃酣睡，适量运动有助于顺利分娩。

到安排家事的时候了，因为从现在起，随时可能突然发生临产征兆而住医院。

物质准备要做得充足一些，有备无患、有益无害。不要因为突发情况，使家人措手不及。

预产期前后两周左右，随时都可能临产，所以，应该把需要的东西准备好，临产做到“来之能走”，免得手忙脚乱。最好去产前检查的医院分娩，不要临时变动，否则，其他医院不了解情况，遇到意外会不利于处理。

3. 准爸爸应该提前学一点育儿知识

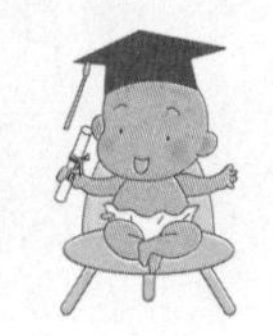

据不完全统计，准爸爸们自认为的那些育儿词汇的含义，70%是含有某种误解的，比如，很多准爸爸以为脐带是连接孕妈妈肚脐和胎儿肚脐的带子，而事实上脐带是将胎儿肚脐与胎盘相连的血管束，而孕妈妈的肚脐并没有与胎儿的任何内脏器官相连。

因此，在孕妈妈们努力学习孕期知识的同时，准爸爸们最好也能同样努力地学习一下，这样才不会在必要的时候出现差错，也有助于准爸爸合理地安排孕期时间和帮助孕妈妈。

准爸爸可以并同孕妈妈一起阅读一些孕产期保健及育婴方面的书籍，有条件的话还可以参加准爸爸学习班，了解相关的孕期保健及育儿新知识，学习一些基本的保健及婴儿护理方法，比如为婴儿洗澡、学习做婴儿辅食等。

孕妈妈产后的一个月内需要安心休养，可能无法全力照顾婴儿，准爸爸一定要提前做好心理准备，并安排好月子里的诸多繁杂事项。

4. 孕37～40周的饮食营养方案

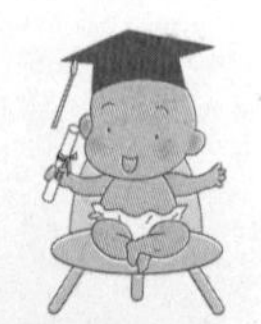

这个阶段孕妈妈应该吃一些富含蛋白质、糖类等能量较高的食品，为临产积聚能量。注意食物要易于消化，预防便秘和水肿。适当地吃些坚果、巧克力之类的食物，可增加体力，以应付随时可能来临的分娩。

除非有医生建议，孕妈妈在产前不要再补充各类维生素制剂，以免引起代谢紊乱。

为了缓解水肿、下肢肿胀的情况，孕妈妈应该多吃一些低盐食物及米粥、红豆汤、绿豆汤，来改善症状。

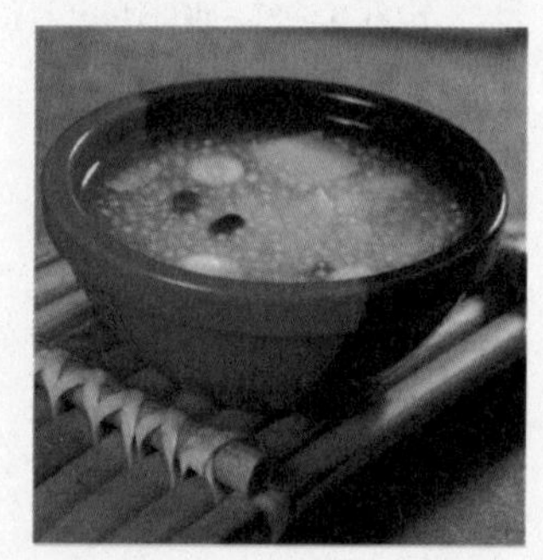

5. 孕 37 ~ 40 周重点补充维生素 B_1

充足的维生素 B_1 可以避免产程延长，降低分娩困难。如果维生素 B_1 不足，易引起孕妈妈倦怠、体乏，影响分娩时子宫收缩，使产程延长，分娩困难。因此，最后一个月里，孕妈妈要重点补充维生素 B_1，同时也必须补充各类维生素和足够的铁、钙及水溶性维生素。

营养专家推荐孕妈妈每日维生素 B_1 摄取量为 1.8 毫克，日常饮食中注意选择富含维生素 B_1 的食物即可满足需求。富含维生素 B_1 的食物有豆类、酵母、坚果、动物肝脏、肾、心及猪瘦肉和蛋类等，食用粳米、面粉时选择标准米面也可以满足需要。

6. 孕 37 ~ 40 周记得每周检查一次

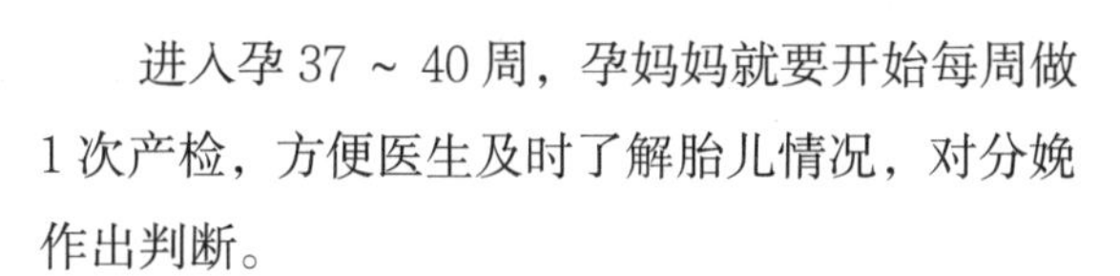

进入孕 37 ~ 40 周，孕妈妈就要开始每周做 1 次产检，方便医生及时了解胎儿情况，对分娩作出判断。

确认胎位是临产前很重要的一项检查，医生将根据胎位确定孕妈妈是自然分娩还是手术助产。

除了产检外，孕妈妈自己也要仔细注意胎动的情况，越是接近临产日，越是要注意。一般从怀孕第 28 周开始数胎动，直至分娩。正常状态下，12 小时胎动应在 20 次以上。

假如少于这个数目，或晚上 1 小时的胎动数少于 3 次，表明胎儿可能会有“情况”；12 小时胎动数少于 20 次，或晚上 1 小时内无胎动，表明胎儿在子宫内有可能缺氧；在最初感觉缺氧时，胎儿会在孕妈妈子宫里拼命挣扎，胎动数急剧上升，随着缺氧的继续，胎儿活动强度明显变得越来越弱，胎动数越来越少。这些都是危险的信号。

进入孕 10 月，胎儿的胎动频率和强度都会有所减弱，因为胎儿要为出生做准备。但是，如果胎动频率和强度明显减少，孕妈妈就应该引起注意，应立即去医院检查。

临产前，孕妈妈还要做一次全面检查，了解有关生产的知识，为顺利分娩做好充分准备。

三十八、怀孕第38周

1. 胎儿发育与孕妈妈的变化

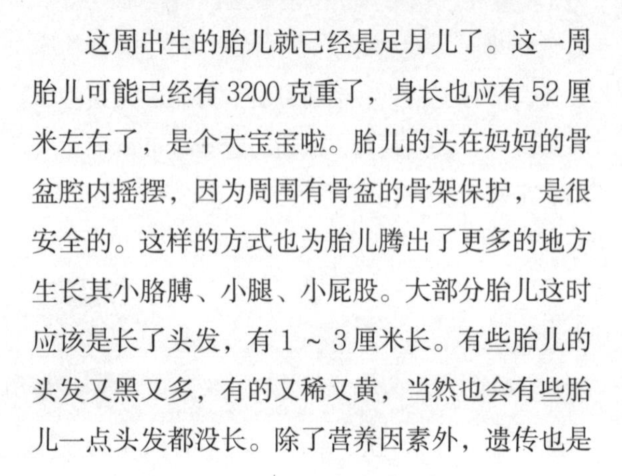

这周出生的胎儿就已经是足月儿了。这一周胎儿可能已经有3200克重了，身长也应有52厘米左右了，是个大宝宝啦。胎儿的头在妈妈的骨盆腔内摇摆，因为周围有骨盆的骨架保护，是很安全的。这样的方式也为胎儿腾出了更多的地方生长其小胳膊、小腿、小屁股。大部分胎儿这时应该是长了头发，有1～3厘米长。有些胎儿的头发又黑又多，有的又稀又黄，当然也会有些胎儿一点头发都没长。除了营养因素外，遗传也是重要原因之一。胎儿身上大部分白色的胎脂逐渐脱落、消失，皮肤变得光滑。这些物质及其他分泌物随着羊水一起被吞进胎儿肚子里，储存在他的肠道中，变成黑色的胎便，在他出生后的一两天内排出体外。

孕妈妈此期心情紧张、烦躁、焦急，身体会感到越来越沉重。由于胎头下降，孕妈妈胃部压迫感减轻，食欲好转。如果此周临产，孕妈妈还会出现临产的一些症状。

2. 做好迎接胎儿出生的身心准备

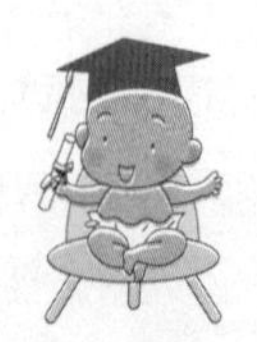

这个时期胎儿随时都会降临，孕妈妈和准爸爸应该一起为胎儿的出生做好各方面的准备，包括心理上和身体上的准备。

心理准备

准爸爸孕妈妈应该放松心情，对顺利分娩满怀信心，用愉快的心情迎接宝宝的诞生。

准爸爸孕妈妈要一起克服分娩恐惧。目前的医疗技术和生产环境可对分娩提供很安全的医疗和护理，医院的无痛分娩方式被证明确实可以大幅减轻产痛。因此孕妈妈只需要多给自己信心即可，千万不要给自己增加不必要的压力。准爸爸也不要过于担心孕妈妈，双方都应积极面对分娩时会正常出现的问题。

其实，分娩是一个正常的生理过程，孕妈妈对待分娩时的疼痛要有积极心态，不要因此而丧失了勇气和信心，也不必害怕、焦虑，可进行自我暗示和自我安慰。

身体准备

1. 保证充足的睡眠时间，分娩前午睡对分娩很有利。

2. 临产前绝对禁忌性生活，以免胎膜早破和产时感染。

3. 住院前应洗澡，如果到浴室去洗澡必须有人陪伴，避免滑倒及湿热的蒸汽引起昏厥。

4. 临产期间，应尽量找到适合陪伴孕妈妈的人，夜间最好有人陪住。

其他准备

现在应准备好分娩时所需要的物品，并把这些东西归纳整理好，放在孕妈妈和陪产人都知道的地方。如果有以音乐或书来放松的习惯，那么去医院时也要记得带上CD和书。

怀孕小便笺

如果有可能，带上照相机或是摄像机，记录下自己和胎儿最重要也最珍贵的时刻，留下宝宝出生后的第一张照片。

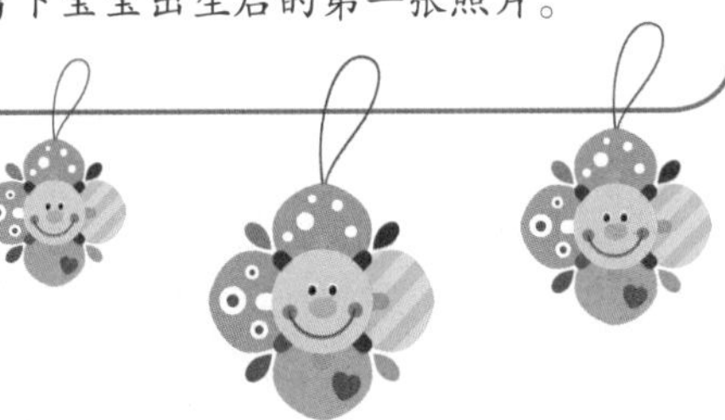

3. 为新生宝宝准备物品

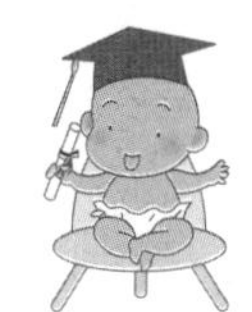

宝宝家居用品及玩具

婴儿床	可选择带围栏和床幔的床。围栏可防止宝宝跌伤；床幔可保护宝宝免受蚊虫叮咬。此外，宝宝成长速度快，最好选择较大一点的、可折叠组合的床，可以使用久一些。床单等床上用品选择棉、麻等天然材质的织物为好
音乐铃	会旋转摆动的音乐铃，色彩比较鲜艳，除了可以训练宝宝的视觉和听觉，还可以促进颈部活动
床头吊饰	摆设在婴儿床上，可吊挂可爱的玩偶或色彩鲜艳的气球（不要吹得太大，也不要让宝宝抓到，以免因气球爆裂，惊吓宝宝），伴随宝宝入睡
手摇铃	供宝宝把玩，训练听力及手部运动能力
布偶	摆放在婴儿床上或宝宝游戏间，以不起棉絮、不易弄脏的为宜
固齿玩具	供宝宝长牙时啃咬，可经常清洗、消毒

洗浴用品

婴儿澡盆	1个	塑料或树脂等安全无毒的材料
大小毛巾	2～3块	大毛巾用于包裹洗完澡的婴儿，小毛巾用于婴儿洗澡时擦拭身体
婴儿洗澡用的系列用品	浴液、无泪配方洗发露、爽身粉、乳液、棉球	新生宝宝皮肤稚嫩，对于清洁用品极为敏感，最好选择温和的婴儿配方产品；若非必要，也可以不用清洁用品，只用清水冲洗即可

衣物

内衣	4～6件	棉质；穿、脱方便，最好是前开口的和尚衫，或领口侧面开口的套头衫
弹性连衣裤	4～6件	棉质；前面开口，而且一直开到腿部的，穿脱时不用把孩子转过来，易于换尿布
羊毛衫或棉上衣	2～4件	棉质，易清洗；前面开口，或领口侧面开口，便于穿脱
袜子和毛线鞋	4双	夏天用棉线制品，冬天用毛线制品；袜口不要太紧，鞋面要高一些，以免紧绷孩子脚部，导致血液循环不畅
尿布	40块	新生儿最好用棉质的长方形尿布，满月后再用一次性尿布；可用纱布，或旧床单、旧内衣洗净、消毒后使用，商场有裁好的尿布出售
包巾（小毯子）	2条	腈纶棉或纯棉，根据气候选择不同的厚薄
围兜	2～3条	棉质；可用小毛巾代替，吃奶或流口水时使用
帽子	2～3顶	棉、麻材质；兼顾透气性、保暖性、安全性，软帽檐，无绳子、带子
外出服	1～2件	易清洗、穿脱方便；尽可能选择纽扣而非拉链的接合，以免拉链误伤宝宝

哺乳用品

奶瓶	大奶瓶3～5个，小奶瓶1个。分为玻璃和塑料材质两种，选择可以反复煮沸、耐热、易清洗的奶瓶；大奶瓶可供吃奶使用，小奶瓶可供喝水使用
奶嘴	分为奶瓶奶嘴和安抚奶嘴两种，外形上以接近乳头的为好；有破损应及时更换
奶瓶消毒锅	可以准备1个不锈钢锅用来煮沸、消毒奶瓶，也有蒸汽式消毒锅，使用更方便
奶粉	母乳是宝宝最佳的食物，若要选购奶粉最好详细阅读奶粉的适用年龄、成分及保存期限

宝宝外出用品

手推车	分为椅式和平躺式两种，新生宝宝脊椎发育未全，以平躺式手推车为宜；好的手推车有舒适的扶手、柔软的安全带、防震装置及安全锁
学步车	宝宝学走时使用，注意安全性能
背带	外出时可以把宝宝背在胸前或后背，便于亲子交流和照顾宝宝
摇篮	可以用于哄宝宝入睡，可根据需要和喜好选购

保健用品及药品

温度计	测量体温使用。市场有专门用于婴儿测量体温的非水银温度计，可方便读数，而且使用更安全
冷热敷袋	宝宝发生烫伤、跌打伤等意外时使用。一般没有破损流血的情况下，先冷敷，24小时后热敷
纱布、棉花棒	新生宝宝的脐带护理用
清凉油、绿药膏	蚊虫叮咬后擦抹
紫药水	皮外伤或口腔溃疡时使用，有收敛作用

4. 临产前吃些高蛋白、半流质的食物

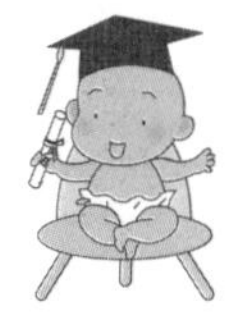

临产越来越近，为了帮助分娩，缓解紧张的心情，孕妈妈可以按照下面的原则吃些高蛋白、半流质的新鲜食物。

宜吃鸡蛋、牛奶、瘦肉、鱼虾和豆制品等，这些食物的营养价值和热量都比较高，适宜帮助孕妈妈补充热量。临产前也可吃一些巧克力，因为巧克力富含脂肪和糖，产热量高，尤其对于那些吃不下食物的临产孕妈妈非常适宜；但是，少吃一些即可，千万不要过度食用。

饮食要少而精，避免胃肠道充盈过度或胀气，以便顺利分娩。

宜进食半流质的食物，如面条、稀饭等。因为分娩过程中消耗水分较多，因此，临产前应吃含水分较多的软食。有些民间的习惯是在临产前让孕妈妈吃白糖（或红糖）荷包蛋或吃碗肉丝面、鸡蛋羹等。这些食物都是临产前较为适宜的饮食，可以食用。

但是一定要注意，不宜吃油腻的煎炸食品。

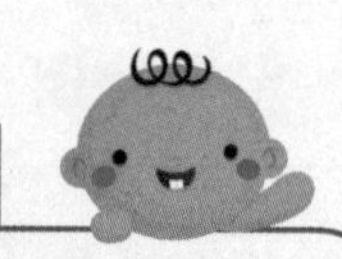

怀孕小便笺

有的医院可能在入院之后至生产之前的一段时间不让孕妈妈吃东西。因此，在阵痛开始时，孕妈妈可以事先吃点营养丰富又不增加胃肠负担的汤或粥再入院。

5. 准爸爸给孕妈妈准备临产食物

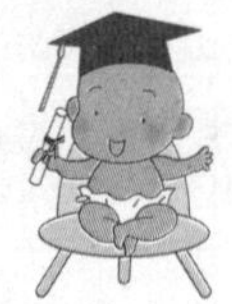

临产期间，由于宫缩的干扰及睡眠的不足，孕妈妈胃肠道分泌消化液的能力降低，蠕动功能也减弱，吃进的食物从胃排到肠里的时间（胃排空时间）也由平时的 4 小时增加至 6 小时左右，极易存食。因此，最好不吃不容易消化的油炸或肥肉类油性大的食物。

建议准爸爸给孕妈妈准备一些富于糖分、蛋白质、维生素、易消化的食物。根据孕妈妈自己的爱好，可选择蛋糕、面汤、稀饭、肉粥、藕粉、点心、牛奶、果汁、苹果、西瓜、橘子、香蕉、巧克力等多样食物。每日进食 4 ～ 5 次，少吃多餐。身体需要的水分可由果汁、水果、糖水及白开水补充。注意既不可过于饥渴，也不能暴饮暴食。

若孕妈妈发生恶心、呕吐、进食过少时，应及时报告医生。

在宫缩间歇期间，孕妈妈可以吃点巧克力，因为它营养丰富，含有大量的优质碳水化合物，而且能在很短时间内被人体消化吸收和利用，产生出大量的热能，供人体消耗。

6. 语言胎教：跟胎儿说说即将到来的世界

给胎儿讲一讲这个他马上就要见到的世界吧，相信他一定会很开心。

一起欣赏美丽的风景

准爸妈可以和胎儿一起欣赏美丽的风景，比如金色的朝阳、红色的晚霞、安静的公园、热闹的街市等。

准爸妈可以选择在不同的时间段站在窗前，一同欣赏，同时和胎儿描述一下自己所看到的景色。如“宝宝，现在是早晨，外面空气很清新，小鸟正在欢乐地唱歌。大家刚刚起床，收拾一下后爸爸妈妈会去上班，小朋友会去上学。宝宝以后也会和他们一样生活。”或者“宝宝，现在辛苦了一天的太阳已经落山了，城市的灯光已经亮起来，它们交相闪烁，映照着整个城市都很漂亮。以后爸爸妈妈会带宝宝去欣赏这里最漂亮的夜景，宝宝喜欢吗？”

通过这样的风景同赏，既可以舒缓准爸爸孕妈妈产前的焦虑情绪，也可以帮助胎儿进一步了解这个世界，让他对自己的出生充满期待和喜悦之情。

讲一讲自己为迎接宝宝的到来所做的准备工作

可以跟胎儿说一说现在爸爸妈妈为迎接他的到来所做的准备工作，如为他准备了漂亮的衣服，好玩的玩具，姥姥姥爷送了什么礼物，爷爷奶奶送了什么礼物等，让胎儿感受到自己对父母的重要性，感受到自己被亲人深深地爱着，期待着。

7. 音乐胎教：《维也纳森林故事》

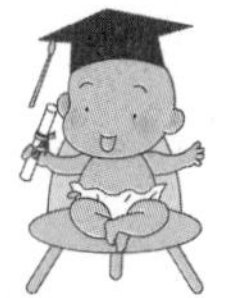

听一曲《维也纳森林故事》，宛如饮一杯自然之茶，身为孕妈妈的你，在假日的清晨，敞开你的心扉，迎接这美丽的森林吧。

怎样听这首曲子

在听这首曲子的时候，可以想象自己在春天的早晨，身处美丽的蓝色多瑙河畔，远处群山起伏，田野一望无际。晨曦透过大树茂密的叶子洒在挂满露珠的草地上，山边小溪波光粼粼。羊儿在草地上吃草，小鸟在林间婉转啼鸣，牧童吹着短笛，猎人吹响号角，马蹄“嗒嗒”……

8. 孕妈妈应注意异常宫缩

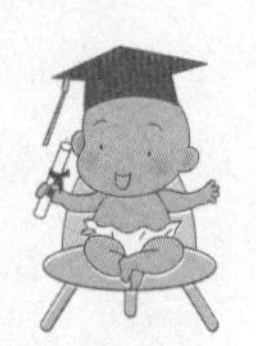

进入怀孕晚期，孕妈妈会有一些异常宫缩，面对这种情况不要慌张，应仔细辨别，采取相应的措施。

异常宫缩的2种情况

以下是常见的2种异常宫缩，孕妈妈要学会判断。

频繁宫缩

一般计算宫缩时，如果每小时宫缩次数在10次左右就属于比较频繁的。

假性阵痛

到了怀孕最后期，宫缩变得频繁，甚至10～20分钟就收缩1次，部分还呈现规律性，有时伴有阵痛，令孕妈妈感到很不舒服。这时候的宫缩，很难与进入待产的真正“阵痛”区分，必须到医院检查与进一步观察。

准确判断

一般情况下，到预产期只有伴有疼痛的宫缩，才是分娩的先兆。开始宫缩引起孕妈妈轻微的疼痛，一会儿过去了，然后宫缩像浪潮一样涌来，阵阵疼痛向下腹扩散，或有腰酸下腹排便感，这种宫缩是在为胎儿出生做准备。这时只要和医生配合，利用孕妈妈练习过的呼吸操配合宫缩，就能顺利度过分娩关。

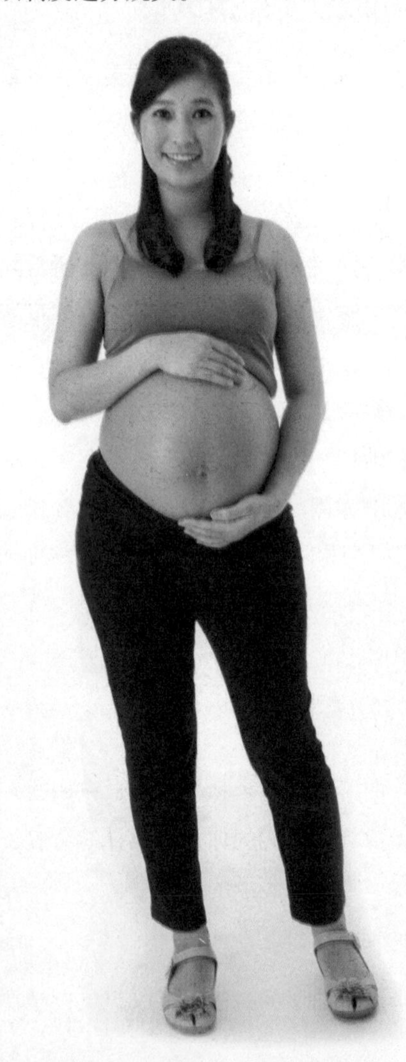

三十九、怀孕第 39 周

1. 胎儿发育与孕妈妈的变化

胎儿现在的体重应该已有 3200 ~ 3400 克。不过现在体重在 3500 克以上的新生儿很常见，有些甚至达到 4000 克以上，这跟营养状况的改善有很大关系。一般情况下男孩比女孩的平均体重略重一些。如果此时还未出生，胎儿现在还在妈妈腹内继续生长呢，这些脂肪储备有助于他出生后的体温调节。到此时为止，这个小家伙的身体各部位器官已发育完成啦！他小小的肺部是最后一个成熟的器官，要在出生后几个小时他才能建立起正常的呼吸模式。

随着胎头的下降，孕妈妈的尿频、便秘症状又加剧了。孕妈妈的体重、宫高等也都基本稳定。子宫和阴道变得更加柔软，阴道分泌物也增加，一般情况下，分泌物是白色的。一旦出现红色或茶色分泌物，就意味着要分娩了。

2. 做好临产前的准备

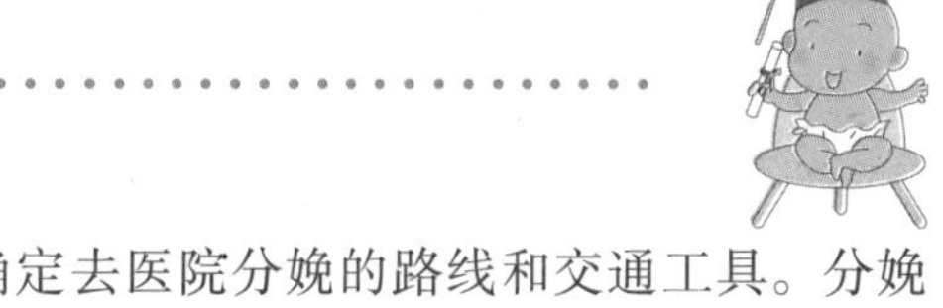

产期越来越近，准爸爸孕妈妈应该为临产做准备了，最好能够在产前就把所有的事情计划一下，能确定的要尽快确定，以免到时影响分娩。

确定床位与去医院的路线

联系好住院事宜，确定妇产科床位。有时医院妇产科床位会比较紧张，如果临产在即，却没有床位，孕妈妈和家里人都会很着急，影响到正常的分娩。所以务必提前联系好住院事宜，做到有备无患。

确定去医院分娩的路线和交通工具。分娩的时间很难预测，必须准备一个万全之策，准爸爸孕妈妈一定要事前就设计好前往医院的几种方案，以便在要紧关头孕妈妈能顺利平安地抵达医院。

按时做产检。孕晚期体检的次数会变得频繁，千万不要怕麻烦或者存有侥幸心理，而把产检看作可有可无的事，孕妈妈一定要坚持按时体检，关注每一次检查的结果，以便及时发现异常，及时解决。

准备好待产包。孕妈妈要把之前准备好的物品装包，放在随取随用的地方，方便入院后取用。

学习分娩知识。准爸妈都应当阅读孕产相关图书或参加产前培训班，全面客观地了解分娩，保持轻松和自信的状态，迎接宝宝的降生。

随身携带通信工具。孕晚期孕妈妈不要单独外出，如果一定要单独外出，通信工具一定要随身带，以防有紧急情况出现的时候及时与家人取得联系。

待产包的准备

待产包一定要提前做好准备，如果发生状况可以立刻拎包去医院。

待产包里不能少这些东西：

1. 现金。办住院手续时需要用的钱款。

2. 证件。包括夫妻双方的身份证、户口本，孕妈妈的产检手册、病历本等。

3. 卫生巾。日用、夜用的多准备几包，要勤更换。

4. 衣物。2～3套睡衣，方便更换；拖鞋1双；舒适的帽子1顶；防止乳汁渗漏乳垫2副；哺乳胸罩2个；一次性纸内裤1包。

5. 洗漱用品。包括牙刷、牙膏、毛巾、脸盆等。毛巾至少3条，洗脸、擦身、洗下身各1条；脸盆至少2个，洗脸、擦身各一个。

6. 日用品。饮水杯、饭盒等。

7. 食物。待产有时是漫长的，要准备些食物补充能量，可准备巧克力、果汁（配上弯曲的吸管，可以方便喝水）。

8. 宝宝用品。小衣服、小被子、小毛巾、纸尿裤、湿纸巾。

9. 哺乳用品。吸奶器、奶瓶、奶粉、奶嘴、奶瓶消毒锅、消毒钳、宝宝专用电暖水壶。

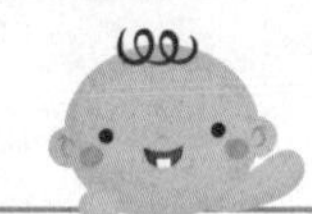

怀孕小便笺

在预产期前，应进行一次居室的大扫除，给产妇和新生儿创造一个清洁、舒适、安静的居住环境，尤其是在夏天，要注意通风，防治产妇中暑。

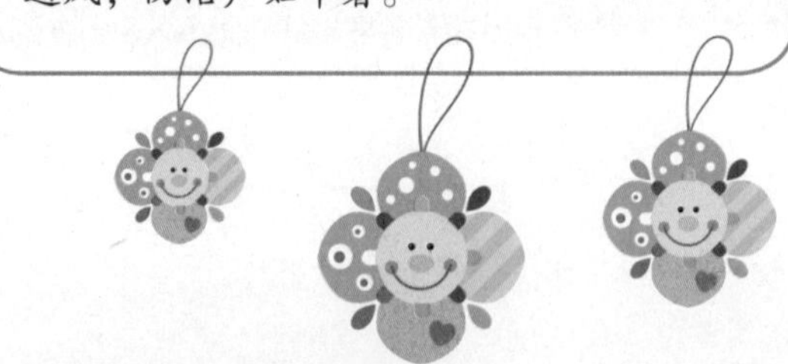

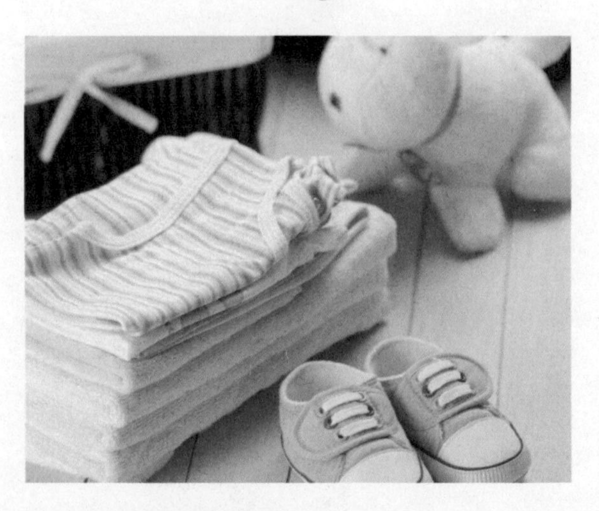

3. 产期临近孕妈妈身体出现的情况

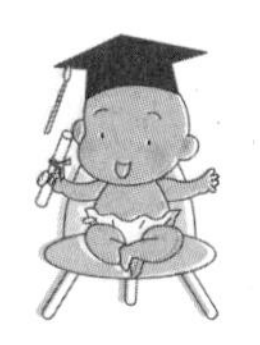

当孕妈妈身体出现以下一些情况时，就说明产期越来越近了。

呼吸顺畅、食欲增加

胀大的子宫开始下降，减轻了对横膈的压迫，孕妈妈会感到呼吸困难缓解，开始变得顺畅，胃的压迫感消失，食欲增加。

腹坠腰酸

胎头下降使骨盆受到的压力增加，腹坠腰酸的感觉会越来越明显。

大、小便次数增多

胎儿下降，压迫膀胱和直肠，小便之后仍有尿意，大便之后也不觉舒畅痛快。

体重增加停止

有些孕妈妈甚至会出现体重减轻现象，这标志着胎儿已经发育成熟。

假宫缩频繁

临产前，由于子宫下段受胎头下降所致的牵拉刺激，假宫缩的情况会越来越频繁，出现的时间无规律，程度也时强时弱。

见红

从阴道排出含有血液的黏液白带称为“见红”。孕妈妈如果出现见红，几小时内应去医院检查。

4. 临产前孕妈妈要注意的 5 个进食原则

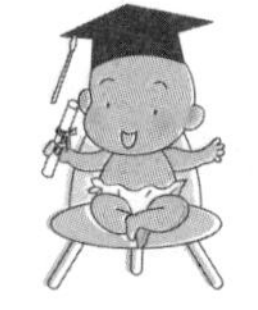

1. 找准时机，在宫缩间歇期进食。

2. 饮食应富含糖分、蛋白质、维生素，妈妈可根据自己的爱好，选择蛋糕、面汤、稀饭、肉粥、藕粉、点心、牛奶、果汁、苹果、西瓜、橘子、香蕉、巧克力等多样饮食。

3. 注意补充水分，多喝红糖水或含铁丰富的稀汤，如牛奶、猪肝汤、菠菜汤、鱼汤等，为分娩时将失去过多水分和血液做准备。

4. 以少量多餐的形式，增强营养的补充。避免暴饮暴食，以免加重了胃肠道的负担，还可以在生产中引起停食、消化不良、腹胀、呕吐，甚至更为严重的后果。

5. 饮食要清淡易消化，忌油腻，最好不吃不容易消化的油炸或肥肉类油性大的食物。

5. 抚摸胎教：爸爸的抚摸爱意更浓

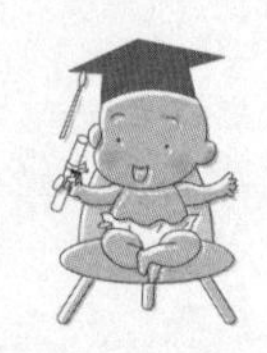

胎儿时期经常受到父母爱抚的孩子，性格会表现得比较沉稳、胸怀比较宽大，情绪中的不安全、过敏因素会明显减少。孕妈妈对胎儿的爱抚通常比较多，这里主要强调准爸爸应经常地爱抚胎儿，通过抚摸给胎儿传递父爱的坚实与强大。

准爸爸的抚摸可以让胎儿感受到更多的爱

胎儿很喜欢爸爸妈妈的抚摸，与孕妈妈温柔母性的抚摸不同，准爸爸宽厚的手掌与低沉的嗓音可以让胎儿感受到不一样的爱。准爸爸应经常性地通过轻轻地抚摸和胎儿展开互动。抚摸时，准爸爸可以和胎儿讲讲自己对他的期待、以后计划带他做什么、希望他能有什么样的性格，也可以和胎儿讲一讲自己和孕妈妈之间的趣事、共同的希望等。准爸爸温柔、贴心的抚摸与关注不仅能使胎儿喜悦、放松，也能使孕妈妈身心放松、精神愉快。

抚摸前应做的准备

孕妈妈排空小便，保持愉快的心态。

确保室内环境舒适，空气新鲜，温度适宜。

向医生咨询身体情况，以保证适合进行抚摸胎教。一般临近预产期或有临产征兆时不宜进行抚摸胎教，以免发生意外。

6. 了解一下什么是过期妊娠

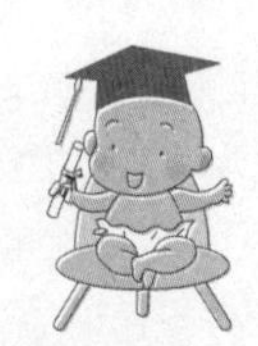

有的孕妈妈因预产期到了还不分娩，感到十分着急。其实这并不能算是异常情况。预产期是个大概的预定时间，适当的提前和推后是不必惊慌的。但是预产期超过两周就属于异常情况了，在医学上称作过期妊娠。一般情况下，在接近过期妊娠期限时，孕妈妈应住院听从医生处理。尽早采取措施把孩子生下来。到了预产期或过了预产期，还没出现分娩征兆，孕妈妈需要注意以下几点：

孕妈妈需要继续进行每周一次产检。并把自己在孕早期的检查（如B超、妊娠试验等）及胎动出现的时间、结果告诉医生，让医生给你再次核对孕周。

自己不要过于紧张，研究发现即使孕周准确，预产期后两周内分娩对母婴影响也不大，这段时间你需要注意胎动情况。胎动监护是妊娠晚期最好的自我监护手段，能反映宫内胎儿生存状况。

加强产前检查，缩短检查间隔时间，随时与检查医生取得联系，告知宫内胎动情况，同时 B 超随访羊水量。如果无异常，可在密切监护下继续妊娠。

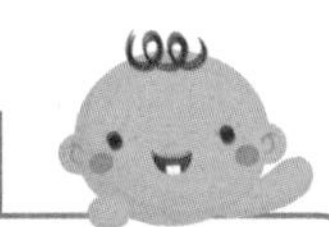

怀孕小便笺

实际上，过期妊娠不见得就有问题，但是孕妈妈焦虑紧张的情绪会给胎儿带来不好的影响。

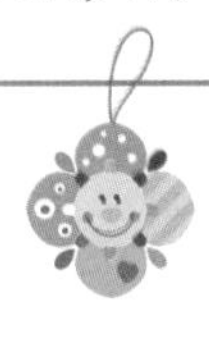

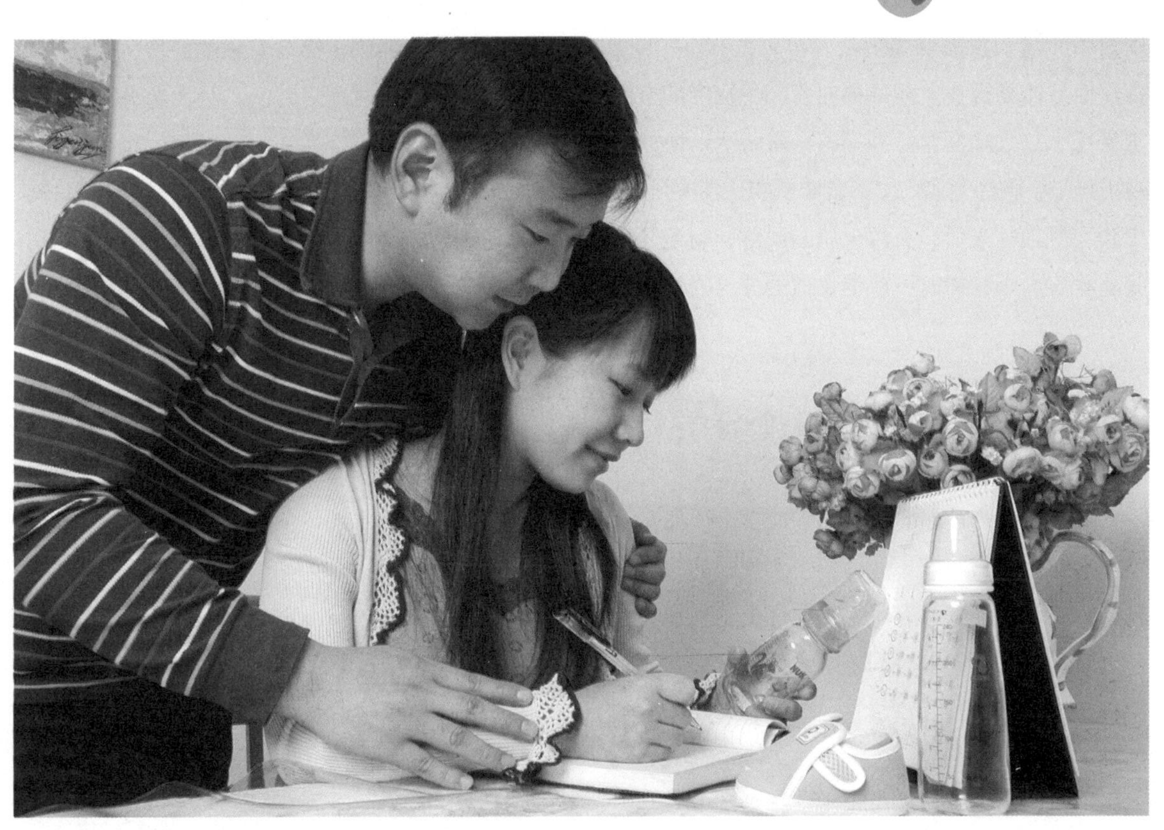

四十、怀孕第 40 周

1. 胎儿发育与孕妈妈的变化

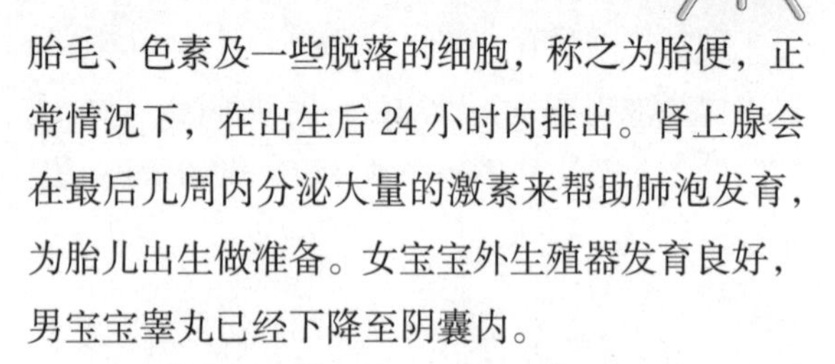

孕 40 周是大多数宝宝降生的时刻。不过真正能准确地在预产期出生的婴儿只有 5%，提前 2 周或推迟 2 周都是正常的。如果推迟 2 周后还没有临产迹象，那就需要采取催产等措施尽快生下宝宝，否则宝宝过熟也会有危险。怀孕第 40 周的胎儿身长没有明显变化，体重 3200 ~ 3400 克。他身体显得更大，并蜷曲着，子宫内的空间越来越小。大脑发育已经完善，眼睛活动协调，视力增加。胸廓饱满、皮下脂肪沉积、肢体强壮，皮肤变得柔软光滑，大部分胎脂脱落，胎毛几乎完全脱落。小肠中有一些消化道的分泌物，加上胎毛、色素及一些脱落的细胞，称之为胎便，正常情况下，在出生后 24 小时内排出。肾上腺会在最后几周内分泌大量的激素来帮助肺泡发育，为胎儿出生做准备。女宝宝外生殖器发育良好，男宝宝睾丸已经下降至阴囊内。

子宫底又回到了第 8 月末的高度，但子宫较 8 月末时宽（腹围亦变大）。绝大部分胎儿头部已经进入骨盆，胃部的压迫感减轻，饭量有所增加。下降的子宫压迫了膀胱，越来越感到尿频，一旦出现“宫缩”“见红”“破水”等情况时，要迅速赶往医院分娩。

2. 了解一下临产的 3 个征兆

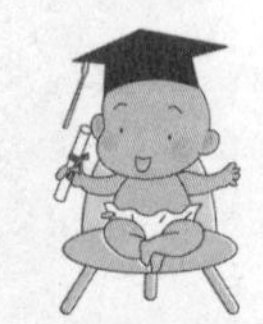

孕妈妈临产前一般会有明显的 3 个征兆：

宫缩：子宫收缩，一开始是不规则的，强度较弱，以后逐渐变得有规律，且强度越来越大，持续时间延长，间隔时间缩短。如果宫缩间隔时间在 5 ~ 10 分钟，每次持续 20 秒，就要考虑到医院进行检查。

破水：阴道突然流出水来，这是羊水，是因为羊膜破裂从阴道流出的，是一种无色的液体，即使用力憋尿也不能控制。

见红：当子宫颈慢慢张开时，阴道会排出少量带血的黏液。

出现上面 3 种情况，就可能是生产的征兆，孕妈妈应及时到医院等待分娩。

3. 胎头入盆的时间和感觉

一般情况下，在本月的第 1 周或者是第 2 周，胎儿的头部就能入盆了。不过，胎儿的入盆时间也因人而异，晚的可能会在 37 ~ 38 周入盆，还有的可能直到开始生产前都不会入盆。即使胎儿早早入盆，也不意味着孕妈妈就会提前生产。

胎头入盆时，由于胎头下降，压迫到了膀胱，妈妈会觉得尿意频繁，还会感到骨盆和耻骨联合处酸痛不适，不规则宫缩的次数也在增多。这些都表明胎儿在逐渐下降。

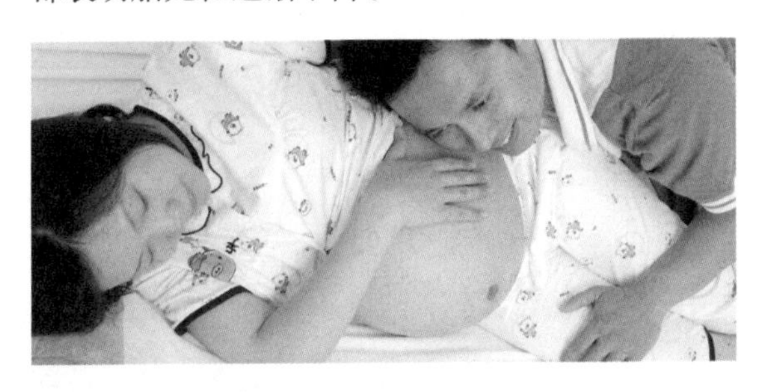

怀孕小便笺

如果孕妈妈身体素质很好，非常健康，腹部肌肉的弹性也非常好，孕妈妈可放松腹部上的肌肉，并尽量让腹部向前挺，减轻胎儿入盆的困难。如果孕妈妈需要长时间久坐，如上班族孕妈妈，建议不管什么时候，只要是坐下，就一定注意向前倾斜着就座，让膝盖低于臀部，这会有助于胎儿的背部转向孕妈妈的前面并向下移动。

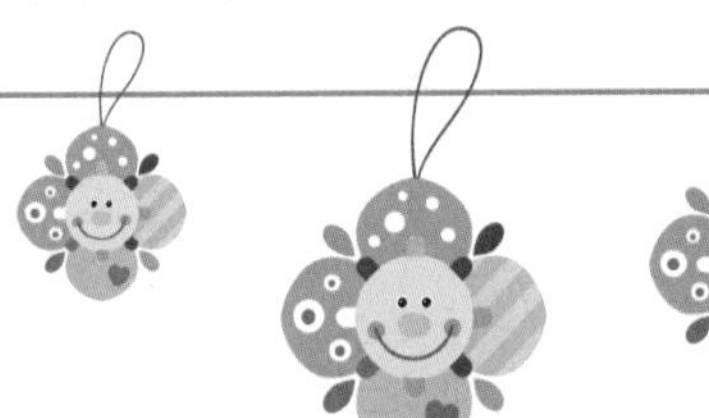

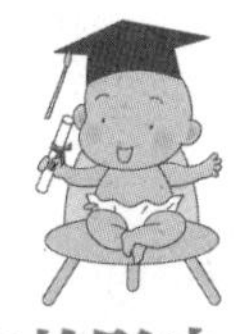

4. 凝血将军——维生素 K

维生素 K 有凝血功能，对形成凝血酶原等与凝血有关的蛋白质是必需的，维生素 K 缺乏时将会发生凝血障碍；维生素 K 在骨钙代谢中还发挥重要的作用，特别是与骨质疏松有密切的关系。

缺乏维生素 K 对妈妈和宝宝的影响

维生素 K 是正常凝血过程所必需的。维生素 K 缺乏与机体出血或出血不止有关。因此，维生素 K 有“止血功臣”的美称。它是经肠道吸收，在肝脏能生产出凝血酶原及一些凝血因子，而起凝血作用的。若维生素生 K 吸收不足，血液中凝血酶原减少，易引起凝血障碍，发生出血症，妊娠期如果缺乏维生素 K，其流产率增加，即使存活由于其体内凝血酶低下，易出血，或者引起胎儿先天性失明和智力发育障碍及死胎。

孕妈妈对维生素 K 的需求量

孕妈妈对维生素 K 适宜摄入量为每日 120 微克。

怎样补充维生素 K

绿色蔬菜是维生素 K 的最好膳食来源，例如菠菜、菜花、莴苣、萝卜等；某些烹调油，主要是豆油和菜籽油，也含有一定量的维生素 K。孕妈妈在离预产期一个月，尤其要注意每天多摄食富含维生素 K 的食物，必要时每天口服维生素 K1 毫克。

5. 语言胎教：告诉胎宝宝这个世界很美

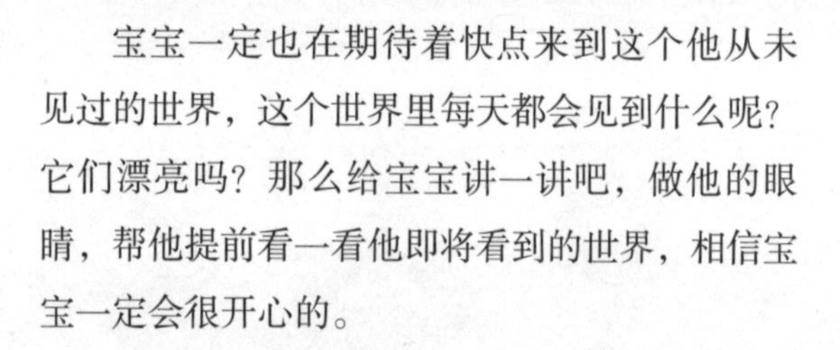

宝宝一定也在期待着快点来到这个他从未见过的世界，这个世界里每天都会见到什么呢？它们漂亮吗？那么给宝宝讲一讲吧，做他的眼睛，帮他提前看一看他即将看到的世界，相信宝宝一定会很开心的。

跟宝宝描述一下这个世界

描述一下美丽景色，比如，太阳公公是什么样子的，花儿草儿现在看起来怎样，天空是什么感觉，有没有漂亮的云朵做伴，天气好不好……

描述一下所见所闻，比如，路上的行人，公园里飞过的小鸟，街角的花店等，告诉宝宝它们是什么，在做什么等，不管是生机勃勃的大自然，还是人们快乐的话语，这些多姿多彩的片段都会在宝宝小小的大脑里留下些印痕，让他感受到世界的丰富和美丽，并充满期待。

6. 情绪胎教：期待宝宝的第一声啼哭

这个月，你的胎宝宝因为对你一直以来为他描述的这个世界太好奇，所以迫不及待地想要冲破阻碍，睁开眼睛看世界了。10 个月的等待，只为这“瓜熟蒂落”的一天。孕妈妈是不是迫不及待？与其在坐立不安中迎接胎宝宝，不如放松下来继续听听音乐吧。

总而言之，不要因为在这个时候停止你对他的良好信息的传递，时刻记住，你塑造了他，你将要奉献给这个世界的一定是最优秀的宝宝。

安静地等待，宝宝的第一声啼哭……

7.待产体检不可免

孕妈妈入院后，进入待产室等待分娩。

待产时，产科医生要查阅临产孕妈妈的产前检查纪录，了解妊娠期间的情况，然后询问病史。包括妊娠期间的情况、月经情况、婚育情况、既往身体健康情况、现在阵发性腹痛情况、阴道流血及流水情况，等等。并要进行全身性检查，包括内科检查和产科检查。

产科检查要测腹围、宫高，估计胎儿大小，测骨盆大小，观察骨盆形态，查宫颈口开大的程度，先露的高低，观察宫缩持续时间、强度，并要听胎心音。通过检查，医生对孕妈妈能否经阴道分娩会有大体的估计。

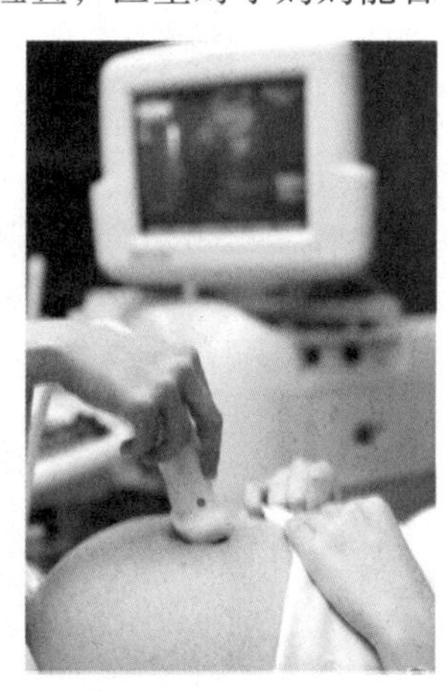

有些临产的孕妈妈因为阵痛和不适感，会对这些产科医生要求做的检查显示出不耐烦。但要知道，只有通过这些检查，医生才能防止和发现异常情况，采取相应措施，确保分娩顺利进行。所以，临产孕妈妈和家属在临产前和分娩过程中，一定要密切配合医生。医生在检查过程中发现的问题，处理意见会与新妈妈和家属说明，也期望得到新妈妈和家属的理解与合作。

待产体检，是产科医生为保障母子平安健康经历分娩而进行全面检查和对以往健康状况的了解，一定要密切配合医生。

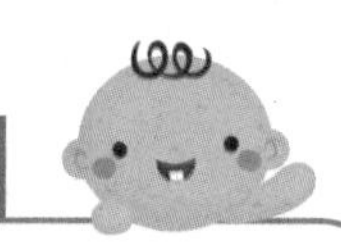

怀孕小便笺

分娩的状态因临产孕妈妈的体格、骨盆大小、临产孕妈妈肌肉伸张的情况、胎儿大小和位置而有所不同，只要孕妈妈做好充分的保养，就可以顺利生产，不必担心。

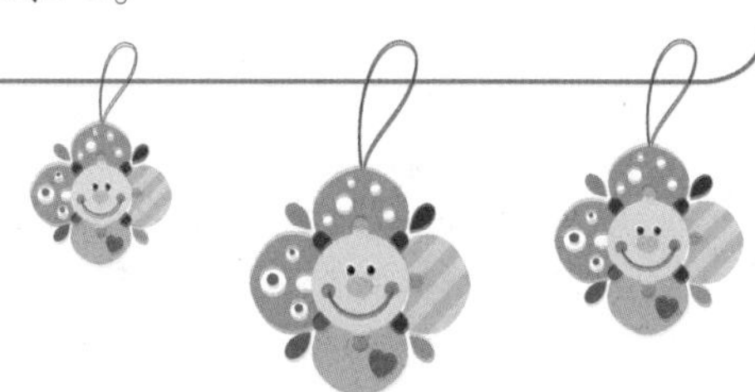

图书在版编目（CIP）数据

怀孕40周枕边书 / 艾贝母婴研究中心编著. -- 成都：四川科学技术出版社，2017.7
ISBN 978-7-5364-8761-1

Ⅰ. ①怀… Ⅱ. ①艾… Ⅲ. ①妊娠期－妇幼保健－基本知识 Ⅳ. ①R715.3

中国版本图书馆CIP数据核字(2017)第188714号

怀孕40周枕边书
HUAIYUN 40ZHOU ZHENBIANSHU

出 品 人：钱丹凝
编 著 者：艾贝母婴研究中心
责任编辑：税萌成　李　珉
封面设计：高　婷
责任出版：欧晓春
出版发行：四川科学技术出版社
地址：成都市槐树街2号　邮政编码：610031
官方微博：http://weibo.com/sckjcbs
官方微信公众号：sckjcbs
传真：028-87734037
成品尺寸：195mm×220mm
印　　张：10
字　　数：250千
印　　刷：天津市光明印务有限公司
版次/印次：2017年7月第1版　2017年7月第1次印刷
定　　价：34.80元

ISBN 978-7-5364-8761-1

本社发行部邮购组地址：四川省成都市槐树街2号
电话：028-87734035　邮政编码：610031

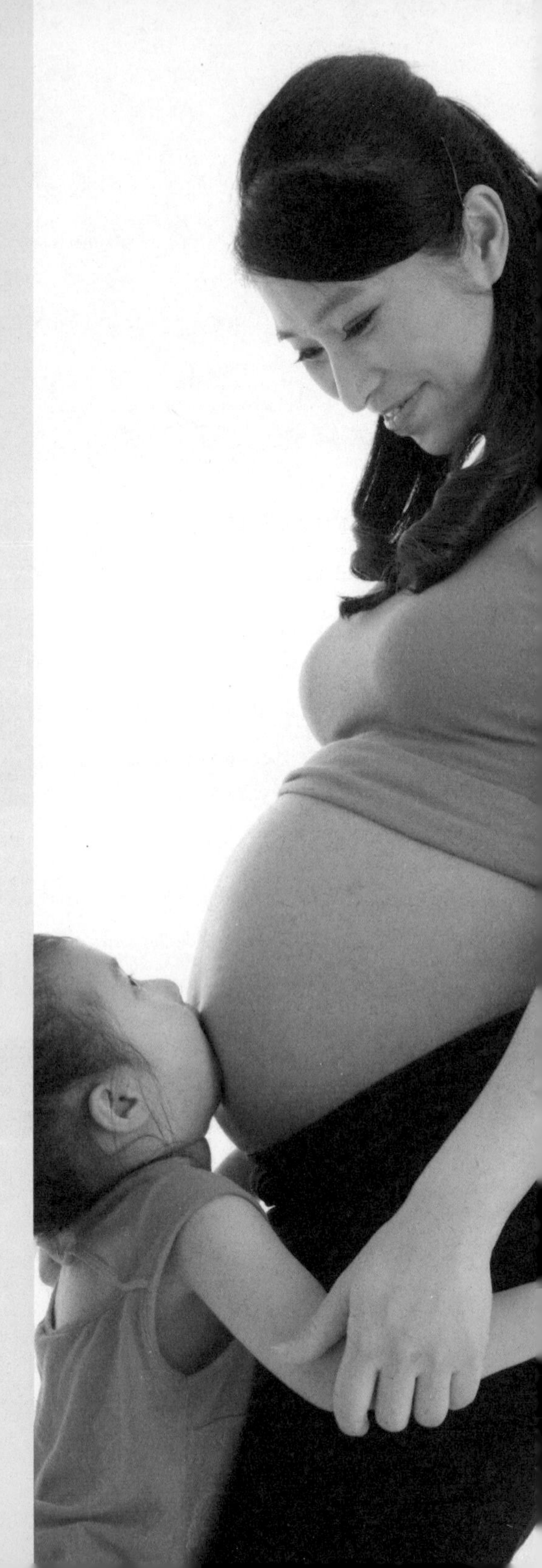